U0338964

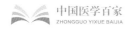
中国医学百家
ZHONGGUO YIXUE BAIJIA

# 微创技术在脊柱常见疾病治疗中的应用

WEICHUANG JISHU ZAI JIZHU CHANGJIAN
JIBING ZHILIAO ZHONG DE YINGYONG

主 编　班德翔

上海科学普及出版社

图书在版编目（ＣＩＰ）数据

微创技术在脊柱常见疾病治疗中的应用 / 班德翔主编 . -- 上海：
上海科学普及出版社，2024.6
（中国医学百家）
ISBN 978-7-5427-8743-9

Ⅰ . ①微… Ⅱ . ①班… Ⅲ . ①脊柱－显微外科手术 Ⅳ . ① R681.5

中国国家版本馆 CIP 数据核字（2024）第 099137 号

统　　筹　张善涛
责任编辑　陈星星

微创技术在脊柱常见疾病治疗中的应用
主 编　班德翔
上海科学普及出版社出版发行
（上海中山北路 832 号　邮政编码 200070）
http://www.pspsh.com

各地新华书店经销　廊坊市海涛印刷有限公司
开本 787×1092　1/16　印张 18.5　字数 360 000
2024 年 6 月第 1 版　2024 年 6 月第 1 次印刷
ISBN 978-7-5427-8743-9　定价：238.00 元
本书如有缺页、错装或坏损等严重质量问题
请向工厂联系调换
联系电话：0769-85252189

# 微创技术在脊柱常见疾病治疗中的应用

## 编委会

### 主　编

班德翔　天津医科大学总医院

### 副主编

秦　超　天津医科大学总医院

石召锋　天津医科大学总医院

# 主编简介

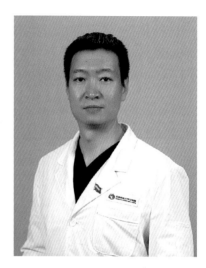

班德翔

中共党员，医学博士，副主任医师，硕士研究生导师。现任天津医科大学总医院骨科脊柱外科专业组组长。天津医科大学总医院新世纪人才。兼任中国医师协会骨科医师分会第五届委员会骨质疏松学组委员，中国康复医学会脊柱脊髓专业委员会专科委员，中华预防医学会脊柱疾病预防与控制专业委员会青年委员会委员。

擅长各种脊柱创伤及退变性疾病的微创及开放手术治疗，如单侧双通道内镜技术（UBE技术）治疗腰椎间盘突出、腰椎管狭窄、脊柱骨折的微创经皮内固定，骨质疏松性脊柱压缩骨折的微创治疗。颈椎间盘突出、颈椎管狭窄的前路及后路减压融合固定手术，退行性脊柱侧弯畸形的手术矫形，胸椎管狭窄后路减压固定术等。主持国家自然科学基金2项，发表SCI论文10余篇。

# 前言

　　脊柱外科微创技术是未来脊柱外科发展的方向。这些技术并不是横空出世，而是在前人漫长研究的基础上逐渐发展、不断完善起来的。我国的脊柱微创技术百家争鸣，其中脊柱内镜技术是以传统脊柱外科手术为基础，以安全为前提，以内镜下全可视化操作为基本方法的一系列手术方式。脊柱外科微创手术原理对于很多医生来说并不陌生，但是要想在临床工作中熟练操作，要经过一段时间的训练。为了使更多的医务工作者了解这些先进技术的发展，我们在参阅大量国内外指南、医学著作、相关文献的基础上特编此书。

　　本书共分为9章，分别介绍了脊柱外科基础、脊柱微创技术概述，重点讲述了颈椎疾病、脊柱损伤、腰椎间盘突出症、老年骨质疏松性椎体骨折、胸椎管狭窄症、脊柱肿瘤、脊柱结核及畸形的微创治疗。我凭借自己多年的临床经验，以理论加临床实践的形式对脊柱微创技术进行了深入浅出地介绍，个别章节还附有典型的临床案例，将脊柱微创手术进行充分地展示，将相关的影像检查及手术细节以图片的形式进行详细地描述，形象而生动，可以让读者更加容易理解和掌握。

　　该书的读者对象包括脊柱外科、骨科以及相关科室的医务工作者，同时也可以作为广大医学生工作和学习的参考工具书。

　　由于时间仓促，如有不妥之处，欢迎同行批评指正；同时，非常感谢所有的参编老师在繁忙的工作及学习之余编写本书，感谢各位领导对本书所付出的心血与支持。

编者

2024年2月

# 目录

# 第一章

# 脊柱外科基础

## 第一节 脊柱外科应用解剖

脊柱是身体的支柱，是由脊椎骨和椎间盘组成。前者占脊柱长度的3/4，后者占1/4；脊柱周围有坚强的韧带相连，还有很多肌肉附着，它不仅能负荷重力，缓冲震荡，而且参与组成胸、腹、盆壁，保护脊髓及神经根，也保护胸、腹、盆腔脏器。为了更好地研究脊柱相关疾病的发病原理，以及相关系统疾病的发生、发展与变化的机制，进一步探讨有效的防治方法，本章介绍一些脊柱的应用解剖知识。

### 一、脊椎骨及其附件

成年人脊柱由26块脊椎骨组成，即7块颈椎，12块胸椎，5块腰椎，1块骶骨（小儿为5块骶椎，成人融合成1块），1块尾骨（小儿为3~5块尾椎，成人亦融合成1块）。除第1、第2颈椎，骶骨及尾骨外，其余各椎骨的解剖结构大致相同，均由椎体、椎弓、关节突（上下各2个），横突（左右各1个）及棘突所组成。各椎骨上下由椎间盘及坚强的韧带相连接。

1. 椎体 呈扁圆形，其横径大于矢状径。腰椎椎体较大，胸椎次之，颈椎最小。椎体主要由松质骨构成，外包以薄层皮质骨，其上有多数小孔，营养血管由此进入。在椎体上下面边缘部有隆起的骨环，称为前环，椎间盘的软骨板位于其间。其中胸椎椎体后部有一对肋凹与肋骨头相接。

2. 椎弓 分为椎板和椎弓根。椎弓根位于椎体后外侧，其上下方均有切迹，称之椎骨上下切迹。椎板左右各一，和椎弓根相连，呈扁平状。椎弓和椎体后面联合形成椎孔。

3. 椎管 每一椎骨后都有椎孔，各椎骨之椎孔上下相连形成椎管。椎管内容纳脊髓。一般颈部及腰部椎管较宽，略呈三角形，以适应脊髓的颈膨大和腰膨大。椎管最宽部约在颈7、腰5平面。

4. 椎间孔　相邻两椎体的椎骨上下切迹之间构成椎间孔，呈卵圆形，左右各一，其纵径大于横径。脊神经根由此穿出，神经根及动脉由此进入椎管。颈椎椎间孔除颈6~7外，大小相同，腰椎椎间孔自上而下宽度逐渐减小。另外，枕骨与第1颈椎和第2颈椎间无椎间孔。

5. 关节突　每一椎体均有上下各一对关节突。上关节突主要起自椎弓根部上方，下关节突主要起自椎板下方。相邻椎骨的上下关节突联合构成关节突关节。颈椎关节突较短小，排列近水平位，有利于颈椎的前屈后伸运动。暴力作用易脱位，而较少骨折。胸腰段各关节突较长、较大，排列近垂直位，暴力造成关节突骨折较多于脱位。腰椎关节突排列，矢状位上由上向下逐渐变为斜位。

6. 横突　位于椎弓侧方，左右各一，颈椎横突较小，且横突的前部有肋突与其融合，其横突上均有一孔，称之为横突孔，椎动脉自下而上由此通过。胸椎横突较颈椎长，其横突上侧有一横突肋凹与肋结节相关联。腰椎横突较长，其中以腰3横突最长。

7. 棘突　系椎弓后部中央伸向后方或后下方之骨突起。但第1颈椎无棘突，第2颈椎棘突较宽大，第7颈椎棘突较长，其他颈椎棘突尖端分叉。颈、胸椎棘突向后下方倾斜较大，尤以中段胸椎明显，腰椎棘突则近水平位。

8. 第1、第2颈椎的结构特点　第1颈椎无椎体，也无棘突，全形呈环状又称寰椎，寰椎由前后弓和两个侧块组成。前弓短，前面中部有前结节，是两侧颈长肌的附着处。它的正中后面有一齿突凹，与第2颈椎的齿状突相关节。后弓较长，其后方凹与枕骨构成枕寰关节。头颅在此关节上可作前屈、后伸和左右侧屈运动。侧块下方有一对下关节突，与枢椎的上关节突相关节。后弓上面的两侧近侧块处，各有一沟，称椎动脉沟，侧块的内侧面有一粗糙的结节，为寰椎横韧带附着处。第2颈椎在椎体上方有一向上的突起叫齿状突，它伸入寰椎内，与寰椎前弓后面的关节面相接构成寰枢关节。齿状突为寰椎横韧带所固定，寰椎连同头部可围绕齿状突做左右旋转运动，所以第2颈椎也称枢椎。枢椎上关节面较大而向前倾斜，由椎体向外扩展至横突上面与寰椎下关节面构成寰枢关节。棘突长而粗大，是X线定位的良好标志。横突较小而向下外方下垂，便于头左右活动。

## 二、脊椎骨间的连接

椎间盘是椎体间的主要连接结构，协助韧带保持椎体互相紧密连接。自颈2至骶1，每2个椎骨间均有1个椎间盘，总数为23个，约占脊柱全长的1/4。每个椎间盘由纤维环、髓核及软骨板构成。

1. 纤维环　由纤维软骨组成。纤维在椎体间斜行排列呈同心环形。因为纤维的排列角度不同，相邻环的纤维相互交织成网状排列。纤维环前后浅层纤维分别与前纵韧带和后纵韧带的纤维融合在一起，深层的纤维附着于透明软骨上，周边部位的纤维跨过透明软骨板穿入椎体的骨质内，中央部的纤维与髓核的纤维融合。髓核内的纤维斜行走出附着于纤维软骨板上。因此，椎间盘与椎体连接牢固，在正常情况下不可能有滑动现象。

2. 髓核　是包围于纤维环与软骨板之间的胶状物，基质由黏蛋白组成，内含少量软骨细胞与成纤维细胞。髓核含水量很高，往往超过80%。其含水量因人而异，正常生理情况下，在负重时，椎间盘脱水而体积小；卧位解除重力时又吸收水分，体积增大。年龄越小髓核含水量越多，体积越大，20岁时发育成熟，髓核最厚，弹性最好。随着年龄的增加，髓核渐呈脱水状态，髓核内逐步为纤维组织和软骨细胞代替。在成年人，髓核与纤维环之间并无清楚界限。

3. 软骨板　构成椎间盘的上下壁，与椎体的松质骨相连接。软骨板与纤维环融合在一起，质较硬，并将胶状的髓核密封其中，所以在软骨板完整时，髓核不易突入椎体的松质骨内。在纤维环无损伤时，髓核不易向周围脱出。

### 三、脊柱的韧带

各椎骨之间由许多富有弹性和韧性的韧带连接，它们既能保证椎间活动的灵活性，又能维护椎间盘的紧密连接，使脊柱保持相当的稳定性。其韧带连接主要有：

1. 前纵韧带　起于枕骨的咽结节，向下经寰椎前结节及椎体的前面，止于第1或第2骶椎的前面，是人体最长最宽的韧带，由数组纤维组成，最浅层纤维跨过3～4个椎体，中层纤维跨过2～3个椎体，最深层纤维仅连接相邻两个椎体，它与椎间盘及椎体紧密相连。前纵韧带的主要功能是限制脊椎的过度仰伸运动。

2. 后纵韧带　位于椎管的前壁，起自第2颈椎，后上移行于覆膜，向下沿各椎体的后面至骶管。后纵韧带与椎体上下缘、椎间盘的后面紧密相连，但在椎体后方中部有裂隙。其中有椎体动静脉穿过。后纵韧带呈扇形，上窄下宽，两侧较中央部为弱，在压力作用下，髓核易从侧方突出。后纵韧带的主要功能是起连接作用及防止脊椎过度前屈。

3. 黄韧带　起于相邻上椎板的前下方，止于下椎板的后上部；稍斜行于椎板之间，呈扁平状，很坚韧，为黄色弹力纤维组织。此韧带在腰部最为发达，其前外侧可达椎间孔的下部。两侧黄韧带的内缘接近中线形成窄隙，有静脉通过。因弹性较强，当脊柱背伸时不皱褶，屈曲时不变形。但变性肥厚时，其弹性减弱，脊柱背伸时，可发生皱褶，产生脊髓受压症状。

4. 棘上韧带　各棘突后端以棘上韧带相连。棘上韧带起于枕外隆凸，止于骶中棘。此韧带在颈部最为粗厚，称为项韧带，由枕外隆凸至第7颈椎棘突。棘上韧带较强，保持脊柱免受过度屈曲损伤。但在腰骶交界处，此韧带较薄，有时甚至缺如，致使此处在解剖上较弱。

5. 棘间韧带及横突间韧带　韧带较短，分别位于相邻两棘突和横突之间。急性损伤使韧带发生断裂，慢性损伤使韧带关节囊松弛，从而会失去应有的韧性和弹性，影响脊椎结构的稳定性，导致椎体失稳。

## 四、脊柱的关节

1. 关节突关节　为上位椎骨的下关节突及下位椎体的上关节突所构成，属于滑膜关节，自颈2至骶1，每两个椎体间有两个关节突关节，左右各一。关节面覆有软骨，有一小关节腔，周围有关节囊包绕，其内层为滑膜，能分泌滑液，以利关节活动。滑膜外方有纤维层，其增厚部分称为韧带。颈椎第2～7椎体关节突关节面排列近水平位，利于颈椎屈伸及旋转，胸椎关节突关节面的排列近乎额状位，利于屈、伸及侧屈。腰椎关节突关节面的排列则为半额状位及半矢状位，其横切面近似弧状，对屈伸、侧屈及旋转均较灵活。如因损伤破坏关节的完整性及光滑性，即导致损伤性关节炎，该区域即发生疼痛。颈椎关节突关节的关节囊较宽大，活动范围较大，易发生关节脱位。腰椎关节突关节的关节囊较窄小，容易发生骨折，脱位较少。关节突关节的神经支配来自脊神经后支之分支。

2. 钩椎关节　第3～7颈椎椎体上面呈额状位方向的凹陷，在椎体两侧偏后方有嵴状突起，称为钩突。左右两侧的钩突呈臼状包绕上边的椎间盘，并与上位椎体侧方的斜坡对合，形成非滑膜性关节，称为钩椎关节（亦称骨膜关节、椎体半关节、神经弓椎体关节、Luschka关节）。此关节从左右增强了颈椎的稳定性，能防止椎间盘从侧后方突出。但因退变、磨损易发生骨质增生，导致椎间孔缩小。此关节骨赘可出现神经血管症状。当个别椎体因外伤或退变发生移位时，该关节两侧即不对称，可影响位于其侧方的椎动脉的血液循环，并可压迫其后方的脊神经根。

3. 胸椎的固有关节　①肋椎关节：各肋骨小头与胸椎体的连接。第1、第11、第12肋骨小头（有时包括第10肋）各与其相应的胸椎后外侧方的关节面相连接，而第2～9肋骨小头（有时包括第10肋）呈楔形，同时各以两个关节面分别与两个相邻胸椎相连接，各有滑膜腔，两者之间由关节囊内韧带隔开，两关节外有关节韧带包绕；②肋横突关节：由各肋骨结节与横突构成，均有滑膜腔。

### 五、脊柱的生理曲度

正常脊柱各段均有一定弧度，称为生理曲度。成人胸段及骶段均向后方，颈段及腰段均向前方，胸段、骶段后曲由于婴儿出生后即存在，称为原发曲度；颈段及腰段前曲是当幼儿能抬头及站立时方逐渐形成，称为继发曲度。

继发曲度的形成系因各椎体及椎间盘前宽后窄（但以椎间盘为主）所致。这种继发曲度使躯干的重力在站立时更容易向下传达，减少肌肉负担。腰椎前凸的程度有一定的个体差异，女性一般较男性大。正常情况下，腰椎前凸的顶部为第3和第4腰椎体前面，直立时从侧面观，脊柱的垂直轴应经过各段曲度交界处。

治疗脊柱疾患时需注意保留和维持脊柱生理曲度，否则可引起相应部位的慢性劳损性疼痛。正常颈椎、腰椎的曲度呈前凸，颈5后上缘为正常弧度顶点。颈椎侧位X线片上，弧度高度正常为（12±5）mm。测量方法是：椎体后缘的连线与齿状突后上缘到第7颈椎后下缘的连线之间的最大幅度。>17 mm者为曲度增大，<7 mm为曲度变直。颈椎病患者出现颈曲改变者非常多见。颈曲的消失、变直、反张、成角、中断、滑移及骨质增生都是颈椎内外平衡代偿性改变的表现。腰3后缘为腰曲正常弧度顶点，自此顶点至胸椎体后下角至骶1的后上角连线的距离正常应为1.8～2.2 cm。另外，腰椎的前凸指数（骶1后上角至胸12后下角向下的垂线）正常范围应在2.5 cm以内。骨盆的前倾角对于脊柱曲度的稳定性亦较重要，如前倾角>30°就会发生腰椎前凸或形成病理性凹背。

### 六、脊髓

1. 脊髓的外部形态  脊髓位于椎管中央，呈扁圆柱状，全长40～50 cm。其上端较大，在枕骨大孔处和延髓相接，下端由第12胸椎以下逐渐变细，呈圆锥状，故称脊髓圆锥。圆锥的尖端伸出一条细长的索条，称为终丝，其周围有腰骶神经根伴行，称为马尾。在胚胎3个月以前，脊髓占据整个椎管；胚胎3个月后，因脊髓生长速度较椎管慢，其上端与脑过渡的地方是固定的，脊髓逐渐上移。新生儿脊髓末端相当于第3腰椎水平；成年时，脊髓末端的位置相当于第1腰椎体的下缘或第2腰椎椎体的上缘。脊髓全长粗细不等，有颈、腰两处膨大。颈膨大位于颈髓第3节段至胸髓第2节段，在颈髓第6节处最粗；腰膨大位于胸髓第9节段至脊髓下端，以第12胸椎处最粗。

2. 脊髓节段与椎骨的关系  与每对脊神经相连的一段脊髓称为一个脊髓节段。其中脊髓颈段8节、胸段12节、腰段5节、骶段5节、尾段1节。因脊髓和脊柱的长度不等，脊髓节段的位置并不与其相同序数的椎骨相对应。其椎骨和脊髓节的关系自上而下逐步远离。为便于记忆，可粗略归纳为：上颈段脊髓节段与椎骨序数相一致；中下颈段和上胸段脊髓节较相应椎骨序数相差为1，在中胸段相差为2，在下胸部相差为3，腰节位于胸椎第10～12处，骶尾节位于第1腰椎处。例如，第5颈节位于第4颈椎水平处，第5胸节位于第3胸椎水平，第11胸节位于第8胸椎水平。脊髓各节段与椎骨的对应关系，对病变的定位诊断具有重要意义。

## 七、脊髓的被膜

脊髓包有3层被膜，从外向内为硬脊膜、蛛网膜和软脊膜。

1. 硬脊膜　由致密结缔组织构成，它松松地包绕脊髓，形成一长圆筒状的硬脊膜囊。硬脊膜上方附在枕骨大孔的周缘，并与硬脑膜延续，下端形成一盲端，终于第3骶椎平面。硬脊膜在椎间孔处包绕脊神经，续为脊神经的外鞘，并与孔内的骨膜融合。硬脊膜和椎管骨膜之间的腔隙叫硬膜外腔，内含疏松结缔组织、淋巴管、大量硬膜外脂肪和静脉丛。硬脊膜与蛛网膜之间为硬脊膜下腔。此间隙较窄，其中仅有少量浆液，一些部位有小静脉、齿状韧带的突起、脊神经根。

2. 蛛网膜　为半透明的薄膜，表面光滑，由松散的胶原纤维、弹性纤维和网状纤维组成，与上方脑蛛网膜直接延续，其内面有许多小梁跨过蛛网膜下腔与软脊膜相连。蛛网膜与软脊膜间是宽阔的蛛网膜下腔，内含透明的脑脊液，并有脊髓血管通过。蛛网膜下腔下部、自脊髓末端到第2骶椎水平处特别扩大，称为终池，终于第2骶椎水平，内有马尾。故常在此处进行腰椎穿刺。蛛网膜也包裹脊神经根，达脊神经节处续为脊神经外膜。

3. 软脊膜　柔软而富于血管，紧覆于脊髓，不易与脊髓实质分开，并供给其营养，在脊髓前面深入前正中沟内。软脊膜紧贴神经根，与神经根共同通过蛛网膜下腔与硬脊膜相接。它在脊髓的侧面，折褶成一对锯齿状的结构，称为齿状韧带，其内缘附着于脊髓的侧面，介于脊髓前根、后根之间；外缘以齿状突起跨过蛛网膜下腔，顶着蛛网膜附着于硬脊膜的内面。齿状韧带几乎占脊髓全长，有固定脊髓的作用。

## 八、脊髓的内部结构

在脊髓的横切面上，中间呈"H"形的灰色区域称为灰质，周围的白色区域称为白质。灰质中心有一小孔，称中央管，上通第4脑室，下方在圆锥内形成一小膨大，即终室。40岁以上，中央管大多数已闭合。

脊髓不同平面由于灰质内细胞及白质内纤维数目不同，其面积及灰质、白质比例亦不同。颈、腰的灰质有臂丛和腰丛发出，显得较大；胸髓的灰质发出的胸神经较小，其灰质亦小。脊髓由上而下，与脑之间的长纤维数目逐渐减少，故其白质亦逐渐减少。

1. 灰质 亦称灰白质，呈左右对称的蝴蝶形或"H"形。脊髓灰质向后突出的部分称后柱（后角），向前突出的部分称前柱（前角）。两者之间的区域为中间带（灰质联合）。在胸段和腰上部前柱的根部还有一向外突出的部分称侧柱（侧角）。

灰质主要由神经细胞组成。前角内含有大小不等的运动神经元（大型的运动细胞和小型的运动细胞）。其轴突穿过脊髓构成脊神经前根，通过脊神经分布于骨骼肌。颈部脊髓的前角细胞特别发达，这里的前角细胞发出的纤维支配上肢肌内，与人类手的精巧活动有关。

侧角主要存在于第1胸节至第3腰节，其中间外侧核的轴突为交感神经的节前纤维，参与前根组成，支配内脏活动。其中间内侧核与后根的纤维有联系，与内脏的感觉有关系。后角和中间带内有大量中间神经元（前角内也有许多中间神经元），它们主要接受后根纤维的传入冲动和白质中下行束纤维传来的冲动。在后角的底部，有小脑本体感受径路的第2级神经元细胞体，构成背核。

后角的中央有固有核，它是脊髓反射弧的组成部分，在相当程度上保证完成各种复杂的反射活动。后角的尖端胶质内含有小型的神经细胞（感觉细胞），是痛觉和温度觉的第2级神经元细胞（第1级神经元细胞在脊神经节内）。

2. 白质 主要由纵行的有髓神经纤维构成。纵行纤维有上行（感觉）纤维和下行（运动）纤维，按其部位分为前索、侧索和后索三部分。三个索中，最邻近灰质的白质称为固有束。后索位于后正中沟与后外侧沟之间。不同脊髓节段灰白质比例主要由脊神经根来的上行神经纤维束组成，传导本体感觉和精细感觉。在中胸段以上又由后中间沟分为内侧的薄束和外侧的模束，中胸段以下全是薄束。侧索位于脊髓的侧部，前外侧沟和后外侧沟之间，由于前外侧沟不很明显，所以前索和侧索不易明确区分。侧索由上行传导束和下行传导束组成。上行神经传导束主要有脊髓丘脑束（痛觉、温度觉和粗触觉的传导束）和脊髓小脑束（本体感觉传导束和无意识的调节运动）。下行神经传导束主要有皮质脊髓侧束，亦称椎体束（随意运动）、红核脊髓束（调节姿势）和网状脊髓束等。前索位于脊髓的前部，前外侧沟的内侧，主要由下行纤维束组成。如皮质脊髓前束（运动）、顶盖脊髓束（视听反射）、内侧纵束（联络眼肌诸神经核和项肌神经核，以形成肌肉共济活动和姿势反射）和前庭脊髓束（身体平衡反射）等。

# 第二节 脊柱的血管与神经

## 一、脊柱的血液供应

1. 动脉 脊髓的动脉有三组。①脊髓前动脉：是左右椎动脉在即将汇合成脑基底动脉前的各自分支，沿前下方走向，在近髓腹侧汇合成的一条血管，沿脊髓前正中裂纵行，供脊髓前2/3的血液，脊髓边缘部由软脊膜的穿通支供应；②脊髓后动脉：有的直接来源于椎动脉，有的则来自小脑后下动脉，左右不汇合，沿后外侧沟下行，与后根动脉共同供血于后索和侧索的浅部及灰质后柱的大部。脊髓的前后动脉，仅供应颈部中上段脊髓，通常止于第4或第5颈节。三条动脉在下行时靠根动脉（脊神经的前后根动脉）来加强。根动脉是椎间动脉（节段动脉）中间支的分支，其大小差别很大，有的仅供应脊神经和脊膜，故不是所有的根动脉与脊髓前、后动脉相通连并供应脊髓；③椎间动脉（节段动脉）：发自颈深动脉、椎动脉、肋间动脉、腰动脉和骶正中动脉，在颈部是来自颈深动脉和椎动脉，故椎动脉是颈脊髓的主要供血者，这就是椎动脉型颈椎病既有脑干症状，又有颈髓缺血表现的解剖学基础。

2. 静脉 脊髓的静脉分布大致与动脉相似。前根静脉和后根静脉接收脊髓表面静脉丛的血液回流。后根静脉，在脊髓后方中部和后外侧沟部上下分支与相应分支吻合，形成一条脊髓后正中静脉和左右各一条脊髓后外侧静脉。前根静脉，在脊髓前方上下分支，与相应分支吻合成脊髓前正中静脉和左右脊髓前外侧静脉，环绕脊髓，有静脉丛和静脉窦，与各纵行的静脉干吻合通连。后根静脉接受脊髓后索、后柱和一部分侧索的静脉血。前根静脉接受前索和前柱内侧部的静脉血。前柱外侧部、侧柱和侧索的静脉血，则回流到静脉窦。脊髓的静脉血，通过椎间静脉进入椎静脉甚至进入颈深静脉。颈椎病可因脊髓静脉受压造成血液回流受阻。

## 二、脊神经

### （一）脊神经的组成

脊神经共31对，即颈神经8对、胸神经12对、腰神经5对、骶神经5对和尾神经1对，其中第1颈神经由第1颈椎和枕骨之间出椎管。第2～7颈神经从同序数上位椎间孔穿出。第8颈神经由第7颈椎与第1胸椎之间的椎间孔穿出。全部胸神经和腰神经均在同序数椎骨的下位椎间孔出椎管。第1至第4骶神经均以前后支分别由相应的骶前、后孔离开骶管。

第5骶神经和尾神经共同由骶管裂孔穿出。当脊神经离开椎管的部位（椎间孔）有骨质、韧带的增生性变化或椎间盘脱出时，均可压迫脊神经。脊神经均由前后根在椎间孔或骶管处合成，前后根位于椎管内，于椎间孔处汇合后称脊神经。前根出自脊髓前外侧沟，主要为躯体运动纤维，但在第1胸神经至第3腰神经和第2~4骶神经的前根内尚含有内脏运动纤维。其主要功能是将中枢运动兴奋传导至肌肉。后根于后外侧沟进入脊髓，由感觉（包括躯体感觉和内脏感觉）纤维组成，一般较前根粗，并于椎间孔处（骶尾神经根后根于椎管内）有一个膨大的脊神经节。其主要功能是将外周的刺激传入中枢。

**（二）脊神经的分支概况**

脊神经出椎管后，即分为前支和后支，都属混合神经，它们除含有前后根两种纤维外，还含有来自椎旁节的交感神经纤维，是运动、感觉和内脏活动的混合神经。

1. 脊神经后支　除第2颈神经外一般较前支细，分布区域也较前支小，节段性却比前支明显。脊神经后支自本体发出后，于椎间关节外侧，在相邻横突之间（骶神经后支穿骶后孔）后行。大部分后支还分为内侧支（一般为感觉纤维）和外侧支（主要为运动纤维），分布于枕项、背、腰和臀（一部分）等部的皮肤及项、背两处的深层肌肉。①项神经后支：一般项神经后支（除项1外）分为内侧的皮支和外侧的肌支。第1项神经的后支称为枕下神经，纯属运动性，经椎动脉与寰椎弓之间向后，支配椎枕肌。第2~3颈神经的后支是所有脊神经后支中最大最长者，支配最长肌、夹肌、半棘肌等。其内侧支经斜方肌的一孔隙，出现在颈枕部皮下即枕大神经，分布在枕项及耳上的皮肤。因枕大神经长、粗而浅，故受压迫的机会最多，这是颈椎病经现枕大神经损伤的原因。头面部的皮肤感觉，除三叉神经的支配外，其余部位均系颈神经支配。故颈椎病易出现头痛及耳面部痛。其他颈神经后支都分为内侧支和外侧支，分布于颈、项、枕部皮肤，支配颈项部的半棘肌，最长肌、夹肌等。②胸神经后支：上位6条胸神经后支的内侧支是皮支，沿胸椎棘突两旁穿出到皮下；外侧支为肌支，分布于背部深肌。下位6条胸神经后支的内侧支则为肌支；外侧支为皮支，在胸部竖脊肌的外侧缘穿到皮下。③腰、骶神经后支：腰、骶神经后支也分为内外侧支，其中上3条腰神经后支的外侧支在竖脊肌外侧缘、髂嵴上方穿至皮下，越髂嵴向下，分布于臀上部的皮肤，故称臀上皮神经。上3条骶神经后支的外侧支叫臀中皮神经，穿过肌肉分布于臀部内侧的皮肤。

2. 脊神经前支　其根部都发出一条脊膜支，经椎间孔返回到椎管内，分布于硬脊膜，亦称窦椎神经。第1胸神经至第3腰神经前支与交感神经干之间有两条交通支，即灰白交通支。而其余脊神经前支与交感神经干只有一条交通支，即灰交通支。

各脊神经前支除胸神经外，一般均与邻近的前支吻合成神经丛，如颈丛、臂丛、腰丛和骶丛等。由这些神经丛发出的脊神经都包含了来自2~4个或更多的前根纤维。结果几个前根的纤维可共同支配一块肌肉；相反，几块肌肉也可受同一个前根纤维支配。

（1）颈丛：由上位4个颈神经前支所构成。位于胸锁乳突肌的深面，颈部深层肌肉的浅面，与颈前支、交感神经、副神经、舌下神经等有联系。从颈丛发出5支以感觉为主的皮神经，即枕小神经（颈2～3）、耳大神经（颈2～3）、颈皮神经（颈2～3）、锁骨上神经（颈3～4）和脑神经。

（2）臂丛：臂丛由第5、第6、第7、第8颈神经前支和第1胸神经前支的大部分组成。这些神经从前斜角肌与中斜角肌之间走出，集聚成丛，行走于锁骨下动脉上方。其中第5、第6颈神经合为上干，第7颈神经单独成为中干，第8颈神经和第1胸神经合成下干。每干在锁骨上方又各分前后两股。各股于腋窝内围绕腋动脉，又合成三束。其中三个干的后股于腋动脉后方合成后束，上干和中干的前股在腋动脉外侧合为外侧束，下干的前股于腋动脉的内侧自成内侧束。

臂丛神经主要有：肩胛背神经（颈3～5）、胸长神经（颈5～7）、肩胛上神经（颈5～6）、肩胛下神经（颈5～7）、锁骨下神经（颈5～6）、胸前神经（颈5～8）、胸背神经（颈7～8）、臂内侧皮神经（颈8、胸1）、前臂内侧皮神经（颈8、胸1）、尺神经（颈7～8、胸1）、正中神经（颈7～8、胸1）、肌皮神经（颈5～6）、桡神经（颈5～8、胸1）、腋神经（颈5～7）。

（3）肋间神经：胸神经前支共12对，除第1和第12对胸神经前支的一部分分别参加臂丛和腰丛外，其余都不形成神经丛。不成丛的第1～12对胸神经前支均位于相应的肋间隙内，故称肋间神经。上6对肋间神经均达各肋间隙前端，只分布于胸壁，下6对肋间神经则越过肋弓进入腹壁，行于腹内斜肌和腹横肌之间，分布于胸腹壁，因此胸壁下部的病变可反射性地引起腹痛。肋间神经在其行程中可发出分支，支配胸壁深层的肌肉（肋间内、外肌等）和腹壁肌肉。此外尚有分支分布于胸腹膜壁层。

（4）腰丛：腰丛由第1、第2、第3腰神经前支的全部和第4腰神经前支的一部分构成，约有半数的人尚有肋下神经参加。腰丛位于腰大肌后方，横突的前方。腰丛除发出短小的肌支分布到髂腰肌和腰方肌等肌外，尚发出较大的分支，包括髂腹下神经（胸12、腰1）、髂腹股沟神经（腰1）、生殖股神经（腰1～2）、股外侧皮神经（腰2～3）、股神经（腰2～4）、闭孔神经（腰2～4）。

（5）骶丛：由腰骶干（由第4腰神经前支的一部分和第5腰神经前支合成）、全部骶神经和尾神经的前支组成，位于盆腔后外侧壁、梨状肌的前面。骶丛的分支分布于盆壁、臀部、会阴部、股后部以及小腿和足的肌肉和皮肤。其主要分支有：臀上神经（腰4～5、骶1）、臀下神经（腰5、骶1～2）、阴部神经（骶2～4）、尾骨神经（骶4～5）、股后皮神经（骶1～3）、坐骨神经（腰4～5、骶1～3），其中坐骨神经是全身最长最粗的神经。其分支主要为胫神经（腰4～5、骶1～3）、腓总神经（腰4～5、骶1～2）。

# 第三节 脊柱生物力学与运动学

## 一、脊柱生物力学

脊柱自身的力学特性及脊柱非生理范围的运动，是造成脊椎错位、引起脊柱相关疾病的重要原因。脊柱相关疾病的治疗手法和器械也是通过不同方式的外力刺激，通过其变形效应和速度效应而起到治疗作用。

脊柱是一个力学的结构，它有以下基本的生物力学功能：首先，将头和躯干的重力及弯矩传递给骨盆；其次，保证机体这三部分间充分的生理活动；最后，也是最重要的，保护脊髓免遭外力损伤。

脊柱各椎体间由椎间盘相连，椎板和椎弓根由双侧关节突关节相连。其上下椎体、椎间盘、辅助韧带及关节囊构成功能性脊柱单元（functional spinal unit，FSU），多个FSU组成脊柱整体结构。椎管作为纵贯脊柱全长的骨性管腔，其对脊髓起到了容纳和保护的作用。椎管内肿瘤本身和开放手术治疗，均可导致脊柱骨性结构完整性和稳定性遭到破坏，导致其生物力学发生改变。1984年，Ferguson等人提出"三柱理论"：椎体、椎间盘前2/3和前纵韧带为前柱；椎体、椎间盘后1/3和后纵韧带为中柱；关节突关节、关节囊、棘上韧带、棘间韧带和黄韧带为后柱。若要维持脊柱稳定性，在椎体运动单元结构完整的基础上，还需静力性结构的完整和动力学结构的正常。静力学结构的完整可以使弹性模量较高的椎体、关节突、关节囊、椎间盘以及相应韧带组织等，在脊柱承受外力时变形量小，如关节突关节在脊柱扭转时有一定的对抗的作用；脊柱的大部分张力负荷由其韧带承载，在高载荷情况下，不仅可以保持脊柱的姿势，还能够吸收能量、限制脊柱移位。动力学结构则是通过附着在脊柱周围的肌肉组织，在神经的调控下主动收缩，在脊柱受力时增强其稳定性，如脊柱的运动和稳定性，是通过附着在脊柱上的主动肌与拮抗肌协调配合来控制的。

除了经典的"三柱理论"，也有学者认为脊柱后方张力带在维持脊柱稳定性中起了重要作用。后方张力带主要结构为后方韧带复合体（posterior ligament complex，PLC），由棘上韧带（supraspinous ligament，SSL）、棘间韧带（interspinous ligament，ISL）、黄韧带（ligamentum flavum，LF）和双侧的小关节囊（capsules of facet joint，CFJ）组成。多项研究通过逐级切除后方张力带结构，进行生物力学试验证明后方张力带对维持脊柱的稳定有重要的作用。如Gillespie等人实验证实，腰椎在屈曲运动中其所承受的19%~36%的应力由棘间韧带与棘上韧带承担，其中75%由棘间韧带承担，而切断棘间韧带与棘上韧带之间的纤维连接后，与之对应的椎体运动范围较前增大。Wilke等人在实验中，切除了脊柱双侧关节囊、棘间韧带和棘上韧带，脊柱在侧弯和旋转运动时其活动范围较正常时分别上升了18%和8%。Heuer等人切除了腰椎单节段的棘间韧带和后纵韧带，脊柱的前屈阻力显著降低，在旋转运动时脊柱前凸角较之前增加2倍。因此后方张力带是维系脊柱稳定的重要因素，对维持脊柱各结构的完整性有重要的意义。

### （一）与生物力学有关的解剖特点

脊柱由7块颈椎、12块胸椎、5块腰椎、5块骶椎融合在一起的骶骨和3~4块尾椎融合在一起的尾骨，通过椎间盘和强健的韧带连接在一起。从正面看，它是正直的、对称的，个别人有轻度的向右侧弯，这可能是由于主动脉的位置或右手活动较多所致。从侧方看，有4个生理弯度，即颈曲向前、胸曲向后、腰曲向前、骶曲向后，这些正常的生理弯度增加了脊柱承载的适应性及吸收冲击的能力，同时也有利于维持椎间关节的强度及稳定性。

最早关于人类椎骨生物力学的研究大约是一百年前Messerer对椎体强度的测试。从那时起，人们对椎骨力学性能的认识不断深入，大部分研究集中在椎体的力学性能上。

1．椎体

（1）皮质骨：一般认为椎体是脊柱的主要负载成分，但椎体的主要负载部分是皮质骨还是松质骨曾引起了很长时间的争论。20~40岁，椎体强度的降低率很高，40岁以后，强度改变不大。40岁以前，皮质骨承载45%的载荷而松质骨承载55%。40岁以后，皮质骨承载65%的载荷而松质骨承载35%。这种强度的消长说明，随着年龄的改变，椎体的韧性在不断降低而脆性在不断提高。这可能是老年人骨质疏松、椎体容易发生压缩骨折的主要原因。

（2）松质骨：在对椎体松质骨强度测试中，其载荷变形曲线显示了三种破坏形式。Ⅰ型：显示最大载荷以后强度降低（占13%）；Ⅱ型：显示在最大载荷以后可以维持其强度（占49%）；Ⅲ型：显示在断裂点以后强度升高（占38%）。后来的实验又证明，椎体的松质骨核可以承受很大的压缩载荷，在断裂前其变形率可高达9.5%，而相应的皮质骨壳的变形还不足2%。这说明椎体损伤首先发生皮质骨断裂，而不是松质骨的显微骨折。

（3）终板：在脊柱的正常生理活动中承受着很大的压力。在脊柱运动节段（完整的椎间盘及其上下椎体）的疲劳试验中，有1/3的标本发生终板断裂伴髓核突出，而且这种断裂多发生在年龄比较小的标本上。终板的断裂有3种形式，即中心型、周围型及全板断裂型。中心型在没有退变的椎间盘中最多见，周围型多见于有退变的椎间盘，全板断裂多发生于高载荷时。

2. 椎弓　到目前为止，还没有将椎弓做成分离体的研究。有结果显示，大部分断裂发生在椎弓根。椎弓根的强度与性别及椎间盘的蜕变与否关系不大，但随着年龄的增长而减退。近年来，由于椎弓根钉技术的发展，对椎弓根的结构与强度的研究备受重视。

3. 关节突　在一个完整的脊柱运动节段加载试验中，关节突关节大约承担18%的载荷。在脊柱从后伸到前屈的全过程中，关节突关节承担的载荷从33%降到0。在极度前屈时，关节突不承担载荷但关节囊韧带受拉。在扭转试验中发现，椎间盘、前后纵韧带与关节突关节囊、韧带各承担45%的扭转载荷，余下的10%则由椎间韧带承担。这一承载特点在设计不同脊椎治疗方法时有重要参考价值，针对不同治疗目的而选择相应的体位可收到事半功倍的效果。

**（二）椎间盘的生物力学特点**

椎间盘在相邻椎体间起着缓冲垫的作用，在各种不同的载荷下，它产生相应的变形，来吸收冲击、稳定脊柱。在分析椎间盘受力特点时，尤其应注意载荷的频率与时间，这方面问题在很长一段时间没有引起人们的注意。

1. 受压的特性　椎间盘在受压的时候，主要表现为纤维环向四周膨出，即使在很高的载荷下，去除载荷后产生永久变形时，也没有出现哪一个特殊方向的纤维破裂。在脊柱的运动节段承受压缩试验中，首先发生破坏的是椎体而不是椎间盘。这说明，临床上的椎间盘突出不只是由于受压，更主要的原因是椎间盘内的应力分布不均匀。

2. 受拉的特性　在脊柱前屈、后伸或侧弯活动中，椎间盘的纤维环承受轴向张应力。在围绕脊柱纵轴的旋转活动中也产生与轴线呈45°角的张应力。即使在脊柱受压时，也有一部分椎间盘承受张应力。因此可以认为，在所有的不同方向和载荷条件下，椎间盘都承受张应力。对椎间盘的强度测试证明，椎体前后部位的椎间盘强度比两侧的高，中间的髓核强度最低。椎间盘的纤维环在不同的方向上也表现出不同的强度，沿纤维走行方向的强度是水平方向强度的3倍。了解这一点对脊柱损伤发病机制的分析，确定合理的治疗方法是很有意义的。

3. 受弯的特性　弯曲及扭转暴力是椎间盘损伤的主要原因。有人在实践中发现，脊柱在矢状、额状或其他垂直平面内弯曲6°～8°时并不发生椎间盘的损伤，但是去除后纵韧带后，弯曲15°时椎间盘就发生破坏。另外在受弯时，椎间盘发生膨出，前屈时向前膨出，后伸时向后膨出。在脊柱侧弯时，椎间盘向凹侧面膨出。有人通过造影证实，在脊柱的屈伸活动中，髓核并不改变其形状及位置。这一结果可以用来解释卧平板床或轻度屈曲脊柱作为治疗和预防椎间盘源性腰疼的机制。

4.受扭的特性 在脊柱的运动节段轴向受扭的实验中发现，扭矩和转角变形之间的关系曲线呈"S"形，明显地分为3个部分，初始部分为0°～3°变形，只要很小的扭矩即可产生。中间部分为3°～12°的扭转，这部分扭矩和转角之间存在着线性关系。最后部分，扭转20°左右发生断裂。一般地说，较大的椎间盘能够承受较大的扭矩，圆形的椎间盘比椭圆形的承受强度高。从脊柱整体结构看，由于颈、胸、腰段椎骨的关节突排列方向各异，各节段的椎间盘受扭的强度和范围也有很大差别。由此进一步考虑不同节段脊柱的矫正方法之间的区别与联系，要求我们必须注意手法或其他外力的作用方向以适应从颈到腰关节突关节的排列方向。

5.受剪的特性 椎间盘的水平剪切强度大约为260 N/mm²，这一数值很有临床意义。它说明单纯的剪切暴力很少造成纤维环破裂。纤维环的破裂多由于弯曲、扭转和拉伸的综合作用所致，在临床造成脊柱损伤的外力中很少有纯粹的剪切暴力。

6.松弛和蠕变 椎间盘在承担载荷时有松弛和蠕变现象。在三种不同载荷下观察70分钟的结果发现，较大的载荷产生较大的变形及较快的蠕变率。蠕变的特点与椎间盘的退变程度有关，没有退变的椎间盘蠕变很慢，显示出动弹性性质。退变的椎间盘则相反。这表明退变的椎间盘吸收冲击的能力减退，也不能将冲击均匀地分布到软骨终板。椎间盘的这一力学特性提示，对于不同年龄的椎间盘源性腰痛患者进行牵引治疗的时间是有不同要求的。

7.滞后 椎间盘和脊柱的运动节段均属于黏弹性体，有滞后性能。这种结构在循环加载卸载时伴有能量损失现象。当一个人跳起或落下时，冲击能量通过脚由椎间盘和椎体以滞后的方式吸收。这可以看作是一种保护机制。滞后与施加的载荷、年龄及椎间盘所处位置有关。载荷越大，滞后越大；年轻人的滞后大，中年以后的滞后小；下腰部椎间盘比胸腰段及上腰部椎间盘的滞后大。同一椎间盘在第二次加载后的滞后比第一次加载时下降，这表明，反复的冲击载荷对椎间盘有损害。汽车驾驶员的腰椎间盘脱出发病率高，可能就是由于反复承受轴向震动的原因。

8.疲劳的耐受 在体的椎间盘的疲劳耐受能力尚不知道，在离体的脊柱运动节段疲劳试验看到，施加一个很小的轴向持续载荷，向前反复屈曲5°，屈曲200次时椎间盘出现破坏迹象，屈曲1000次时完全破坏。这一力学特性可以解释为什么有些工作环境容易发生脊柱退行性改变，比如长途驾驶的汽车司机，就相当于一个长期反复的脊柱疲劳试验。

9.椎间盘内压 无论是离体的还是在体的椎间盘内压测试都是很困难的。Nachemson等人首先利用髓核的液态性作为载荷的传导体，用一个脊柱运动节段来做离体的测试，发现髓核内压与轴向加载有直接关系。他们的实验方法是将一个微型压力传感器装在一个特制的针尖上，当针刺入髓核后，压力便通过传感器反映出来。后来，他又利用这一方法做了在体的椎间盘内压力测试。

10. 自动封闭现象　由于椎间盘缺乏直接的血液供应，一旦发生损伤，就需要通过一种特殊的方式——"自动封闭"来修复。在椎间盘的三种损伤类型的轴向加载试验中观察到，单纯纤维环损伤的标本第1次加载的载荷-变形曲线与纤维环完整者不同，但加载2~3次以后其载荷-变形曲线接近正常情况。这种现象在受扭或受剪时是否存在，在体内是否也存在这种自动封闭现象，还需要进一步研究。

### （三）脊柱韧带的生物力学特点

脊柱的韧带有不同的功能。首先，保证准确的生理运动及固定相邻椎体的位置姿势；其次，限制过度的活动以保护脊髓；最后，在快速高载荷的创伤环境中保护脊髓。这些不仅需要韧带限制椎体的位移，而且需要吸收突然施加的大量能量。

1. 前纵韧带和后纵韧带　前纵韧带和后纵韧带是人体内两条最长的韧带，对于稳定椎体起着重要的作用。单纯的屈伸活动不能撕裂它们，其力学强度随着年龄的增长而降低，同时吸收能量的能力也下降。前纵韧带的强度是后纵韧带的两倍，但两者的材料性质完全相同。

2. 黄韧带　黄韧带主要由弹性纤维构成，可以允许较大范围的活动而不发生永久变形。这一点有很重要的临床意义，当脊柱从完全屈曲突然变成完全背伸时，高弹性的黄韧带可以减少脊髓的损伤。

3. 韧带的生物力学功能　前纵韧带、后纵韧带和黄韧带具有相同的生物力学性能，它们的载荷-变形曲线均为非线性，随着载荷的增加而坡度变陡。韧带在脊柱的功能活动中起着两种相当不同的作用：以最小的抵抗及能量的消耗保证脊柱在功能范围内的一些和缓运动，而在创伤环境中则为脊髓提供最大的保护。

## 二、脊柱的运动

脊柱是人体的中轴，无论是静态姿势的维持还是剧烈运动的完成，均需要脊柱的参与。对脊柱运动生物力学的了解，有助于脊柱临床问题的分析、疾病的处理、X线片的评价，也有助于对脊柱稳定性、脊柱创伤、脊柱畸形、脊柱融合及其他外科方法的理解。

1. 运动　是不考虑外力作用的刚体运动现象的研究。

2. 坐标系统　建立坐标系有利于精确地描述脊柱的运动，我们采用直角坐标系来描述人体在空间的方向和位置。

3. 运动节段　脊柱的运动节段系指上下椎体及其相连的软组织，运动一般是相对于下位椎体而言。

4. 旋转　旋转是指某一物体所有的质点都围绕一个轴线运动，或是某些物体绕一固定轴运动并发生角位移。转轴可以位于物体的外部或内部。

5. 平移　某物体在运动时，所有质点相对一固定点在同一时间内其运动方向不变。

6. 自由度　决定一物体的空间中的位置所需要的独立坐标数，称为该物体的自由度数。椎体在三维直角坐标系中沿三个坐标轴的平动和绕三个坐标轴的转动有6个自由度。

7. 运动范围（ROM）　运动范围是指平动和转动的生理极限。平动用米或英寸表示，转动用角度表示。运动范围可以用于表示6个自由度中的任何一个。

8. 耦合运动　耦合运动是指一个物体围绕或沿着一个轴平移或转动的同时，也围绕另一个轴平移或转动。

9. 运动方式　系指人体的几何中心在其运动范围内的轨迹形状。

10. 瞬时旋转轴（IAR）　对于一个在平面上运动的刚体，任一瞬间，它的内部必有一条线或这条线的假想延伸线不发生运动，瞬时旋转轴就是这条线。平面运动完全由瞬时旋转轴的位置及围绕它旋转的数量所决定。

11. 运动的螺旋轴（HAM）　刚体在三维空间的瞬时运动可用一个简化的螺旋运动来解释。它是在围绕和沿着同一轴旋转和平移基础上叠加而成的。它与围绕X、Y、Z轴旋转的三个力的合力方向一致。对于一个给定的空间运动刚体，这个轴的位置平移和旋转的量可以完全精确地解释三维空间的运动。

**（一）枕-寰-枢椎复合体**

1. 运动范围　枕寰关节和寰枢关节在矢状面参与屈伸活动的范围基本相同，侧屈活动发生在枕寰关节，而轴向旋转则主要发生在寰枢关节。枕寰关节的解剖结构限制了轴向旋转，它们作为一个单元在Y轴上运动。枕骨的拱形关节面与寰椎的杯状关节面在矢状面形成了一个拱状或杯状结构。临床上可以利用枕寰关节缺乏轴向旋转的特点，进行枕-寰-枢椎复合体损伤的X线检查。将X线片置于头的一侧，用这种方法可以不考虑颈和肩的位置而拍一张真正的寰椎侧位X线片，因为这种位置下头和寰椎之间除非有脱位，否则不会有旋转。寰枢椎之间的轴向旋转范围很大，大约有47°。颈部50%的旋转发生在寰枢椎之间，其余的旋转发生在下位颈椎的关节间。通常是最初旋转的45°发生在寰枢椎之间，然后是下位颈椎参与旋转。寰枢椎之间的广泛旋转有时引起头晕、恶心、耳鸣、视力障碍等症状。当头向一侧倾斜的同时再向相反方向做轴向旋转时，寰椎向枢椎的侧前方移动，穿行于这两个椎体之间的动脉被牵拉变窄。总之，头在三维空间的旋转是通过枕-寰-枢三个运动单位完成的：屈伸活动（Qx）发生在枕寰和寰枢，轴向旋转

（Qy）发生在寰枢，侧屈活动（Qz）发生在枕寰。

2.耦合特征　普遍认为，在寰枢椎之间存在着很明确的搞合力，即当寰椎旋转时常伴随着椎骨的位移。

3.瞬时旋转轴　枕寰运动的水平轴通过乳突的中心，矢状轴位于齿状突尖端上方2~3cm的点，轴向旋转的轴心位于齿状突的中心部位。这些结果只是粗略的观察，还需要进一步研究。

4.解剖单位的功能　在枕寰关节，屈伸运动可通过检查齿状突与椎管前缘的接触来确定，伸直则受覆膜限制，轴向旋转则受寰枢椎间的黄韧带限制。

### （二）下位颈椎

枢椎是枕-寰-枢复合体与下位椎体间的重要过渡节段（在三维坐标系的运动轴）。下位椎骨的运动较枕-寰-枢复合体的差别较大。

1.运动范围　颈椎的大部分屈伸活动发生在中间部位，最大的运动范围发生在颈5和颈6之间。这可能是颈5~6容易发生颈椎病的一个原因。侧屈和轴向旋转范围越向下部，颈椎活动范围越小。椎间盘的退变对运动范围的影响不大。下位颈椎在矢状面（2轴）上的最大平移在"生理载荷"条件下，从离体标本上直接测得的平均值为2mm，最大2.7mm。同样的标本用X线测得的数值为3.5mm。

2.运动方式　一个椎骨的运动方式由其解剖结构及生理特点来确定。例如：椎骨的位置由全屈至全伸的过程中，整个脊柱有其共同的特点，但不同的节段也各有其不同点。运动是由平移和旋转的结合来完成的，通常用"角顶"来描述颈曲在全伸至全屈过程中的弧度改变。这个弧度在颈2最平坦，颈6最尖，颈7次之。其他椎骨相差不多。颈曲随着椎间盘的退变而逐渐变直。这种改变有统计学意义，其运动包含了很强的力的耦合。

3.耦合特征　下位颈椎的力的耦合作用有重要的临床意义。这种耦合表现在脊柱侧弯时，棘突向侧弯的相反方向移动。即向左侧弯时棘突移向右侧，向右侧弯时棘突移向左侧。这种耦合作用对了解脊柱侧弯及某些脊柱损伤和治疗是有意义的。例如，一个暴力损伤使椎间关节超过了它的正常运动范围就可能产生脱位，这种力的耦合作用就起到了产生轴向旋转和侧方弯曲的作用，造成一侧关节突脱位。不同节段的椎骨的轴向旋转及侧方弯曲程度是不同的，在颈2每3°侧方弯曲就伴有2°的轴向旋转。在颈7每7.5°侧方弯曲则伴有1°的轴向旋转。从颈2到颈7是一个从上到下逐渐降低的趋势。

4.瞬时旋转轴　下位椎骨的瞬时旋转轴与相邻椎骨的位置、椎体的中心、椎间盘和髓核有关。有人认为颈2的瞬时旋转轴位于下位椎体的后下缘，而颈6的瞬时旋转轴位于下位椎体的前上缘。也有人认为每个椎骨都有很多瞬时旋转中心。到目前为止，还没有一个定量的研究。

5. 解剖单位的功能 离体标本实验显示，无论椎骨前后侧的解剖结构是否完整，都没发生明显的异常活动。纤维环的强度和方向及其与椎体、软骨终板的坚韧附着，有力地限制了椎骨在水平方向的平移。这点在脊柱的临床稳定方面有非常重要的作用。屈伸运动范围主要受椎间盘的刚度和几何形状影响。例如，在侧屈活动时，椎间盘越高，前后径越小，其活动范围越大。同样，如果分析侧弯，若椎间盘左右径小，则侧方活动范围大。另外，椎间盘越硬，活动范围越小。当运动面的直径较小时，椎骨之间的撞击也相对小，活动范围可能大些。在颈部脊柱，活动范围最大部位的椎间盘，其矢状面和冠状面的直径均比胸、腰段小。除椎间盘外，其他韧带的刚度，特别是黄韧带，在颈椎的活动中也起到了有意义的作用。钩突在6~9岁开始发育，到18岁发育成熟，在颈椎的运动方式方面起着重要作用，它可以限制椎骨向后平移和侧弯。另外，它还有屈伸活动的导向机制。

### （三）胸脊柱

胸段脊柱的运动受胸骨和肋骨组成的胸廓约束，其活动范围较颈椎和腰椎小。稳定性相对较高。

1. 活动范围 上位胸椎为4°，中间部分为6°，下位（胸11~12和胸12~腰1）每个节段为12°。在冠状面的侧屈活动范围，上位胸椎6°，下位两个节段分别为8°和9°。在水平面（轴向旋转），上半部胸椎为8°~9°的活动范围，下位3个运动节段每个椎间隙的活动范围为2°，这组数据与活体的测量结果完全吻合。

2. 运动方式 胸椎在矢状面的运动方式与颈椎相似，用来描述颈椎运动的拱形角度也同样适用于描述胸椎在矢状面和冠状面的运动方式（方向相反）。在矢状面的运动（屈伸）弧度相当小，比较平，上位胸椎和下位胸椎的运动方式没有大变化。在冠状面上的运动弧也相当平缓，没有超过矢状面的活动。但上位胸椎与下位胸椎的活动有改变。从胸1~胸12的活动角度趋向增加。

3. 耦合特征 胸椎有许多不同的耦合方式，有些具有重要的临床意义。颈、胸椎共同的耦合特征是侧方弯曲和轴向旋转的耦合。上下位胸椎的侧方弯曲与轴向旋转的耦合明显不同，上位胸椎这两种运动明显地耦合，但不及颈椎明显，中段次之，下段又次之。

4. 解剖单位的功能 各种胸椎的解剖单位在胸脊柱运动学中的作用都有过研究，在所有后部附件都切除的标本中，后伸活动增加，这是由于棘突及椎间关节限制了后伸的范围。这一事实支持后部附件有负重功能的说法。

### （四）腰脊柱

腰段脊柱的位置处于躯干运动的中心，其运动范围和稳定要求均较高，临床出现的问题也较多，也是近年来脊柱运动研究的热点。

1. 运动范围　腰椎可以完成屈伸、侧弯及轴向旋转。屈伸活动在腰椎一般是自上而下逐渐增加，腰骶关节在矢状面的运动比其他节段明显地大。侧弯在每个节段大致相同，特别是腰骶关节，它的侧弯活动相对得小些。轴向旋转也很相近，但腰骶关节例外，腰4～5和腰5骶1椎间盘承担着最高的载荷和最大的运动量，所以在临床上容易出问题。

2. 耦合特征　腰椎有几种力的耦合方式，有趣的耦合是在"Y"轴（轴向）的旋转和平移。最强有力的耦合是侧弯（绕"Z"轴旋转）与屈伸（绕"X"轴的旋转）。与颈胸部脊柱不同的是轴向旋转伴侧弯时，棘突偏向侧弯的相同方向。

3. 瞬时旋转轴　对腰椎在矢状面（屈伸）的旋转轴有过许多研究，其结果相对比较集中在椎间盘的前缘附近。在侧弯活动中，如果向左侧弯，轴心落在椎间盘的右侧；向右侧弯，轴心落在椎间盘的左侧。当椎间盘发生退变时，旋转轴心的位置则比较离散。目前对于瞬时旋转轴心的测量虽然还没有用于临床，但从理论意义上讲，一旦测试技术过关，将对于预测椎间盘退变、椎体失稳及韧带结构的生理特点都有重要意义。除此之外，准确地确定瞬时旋转轴心，也有助于预测不同损伤力矢量对脊柱运动单位的影响及各种脊柱融合术的效果。

4. 解剖单位的功能　腰椎的椎间关节限制了向前方的平移，允许矢状面和冠状面旋转，对轴向旋转活动也有限制作用。一般腰椎运动节段的脱位是沿着椎间关节的方向的。

## 三、脊柱损伤的生物力学

脊柱损伤涉及了比较复杂的生物力学问题，需要从骨科、神经科和放射科几个方面合作，对患者的损伤机制、解剖结构和稳定性等方面进行估计。迅速采取急救措施，如保持呼吸道通畅、止血、抗休克和对损伤部位的固定，对患者的排尿、生命体征及神经系统的症状进行观察，选择安全、可靠的方法处理骨折脱位及脊髓损伤。

### （一）损伤机制

明确损伤机制是了解脊柱损伤的首要问题。分析脊柱的损伤机制有助于选择复位方法及治疗各种损伤。传统研究认为，脊柱的损伤有屈曲型、伸直型、旋转型、侧弯型和压缩型，但在脊柱运动学和运动节段受力分析的研究中显示，这些传统的关于脊柱运动的理论并不能透彻地阐明脊柱的力学和损伤机制。传统的屈伸并不是单一的运动。它包含着两种运动方式，即在一个平面内的平移和旋转。所以，只用一种位移评价损伤机制就显得过于简单了。一个运动节段的6个自由度中的任何一个都有伴随的力或弯矩，运动学的研究表明，耦合形式在脊柱的大部分区域都是固有的，发生损伤时，不同运动节段在三维空间的方向改变了这些耦合的类型。分析作用力的关键是确定旋转的瞬时中心。瞬时中心指示了运动节段在受力时发生变形的特点。例如，垂直的力作用在旋转中心的前方引起屈曲，同一个力作用在旋转中心的后方则发生过伸。所以，在分析损伤机制时，必须考虑受累运动节段的6个自由度及其在不同力作用下瞬时中心的改变，然后分析作用力和力矩的特点。一般来讲，在日常生活的损伤中，相对于垂直的直角坐标系中的三轴之一（X、Y、Z轴），作用力都有一些倾角。比如，临床上习惯的用法是矢状面发生的损伤最多，即伸直型和屈曲型损伤。飞机起飞损伤几乎是垂直作用力，在矢状面相对于Y轴只有很微小的偏心矩。即使这样，由于脊柱的生理曲度不同，脊柱的不同节段发生的损伤类型也不尽相同。日常生活中的屈伸损伤包括挥鞭损伤、双侧关节突关节脱位及"绞型骨折"。力依其作用比例及数值而发生极大的变化。由于骨—韧带复合体在刚度和能量吸收方面的差异，运动节段的骨—韧带复合体的断裂点可能是这些力的作用比例、方向和数值的函数。这一事实可以解释在文献中关于骨和韧带哪部分先断裂的争论，例如关于齿状突骨折和齿状突横韧带断裂的争论。尽管还没有具体的实验研究证明究竟是骨还是韧带先断裂，但在人体内这种现象到处都有，对于一个既定的部位，它的一部分结构肯定要比另一部分结构强大，所以在受到同一损伤暴力时，各部分的断裂点不同。对脊柱各个节段的正常运动学进行深入了解是非常必要的。例如，颈部脊柱在Y轴平面的旋转明显地大于腰部脊柱，因为腰椎的关节突关节的排列方向不允许其在Y轴上有大范围的运动。如果在Y轴上的旋转力超过正常限度，腰段脊柱将发生关节突关节撕裂、骨折或后部附件的损伤。脊柱有一些部位的损伤有一定的特征，最典型的例子是胸腰段，这个部位的损伤因素在很大程度上是由于从胸椎到腰椎刚度的突然增高而引起的应力集中，这主要是由于关节突关节的排列方向发生突然改变而引起的。从胸椎关节突的排列方向到腰椎关节突的排列方向，关节面在Y轴上几乎发生了90°的旋转。许多研究表明，这一部位的脊柱骨折脱位发病率最高。还有人认为，脊柱骨折发病率有两个峰值，最高峰值是胸椎的中段，胸腰段次之。其原因是这两个部位相对强硬，在发生断裂前吸收能量的能力差，加之在这一部位存在比较大的弯矩。

**（二）脊髓损伤**

这部分讨论脊髓损伤后病理解剖改变的情况。主要围绕三个问题：①机械冲击后脊髓发生哪些变化；②什么时候发生这些变化；③怎样处理这些变化造成的后遗症。

1. 病理改变　脊髓损伤后主要的病理变化是神经细胞、脊髓纤维和灰质内出血，白质水肿。灰质出血程度与挫伤暴力有关。

2. 急性期改变　实验表明，猫的脊髓内在静脉损伤可导致截瘫，实验性损伤后15分钟，灰质的灌注能力下降，1小时后已经不能再灌注。同时，位于白质内的主要感觉和运动传导路线也受到损伤。这就是脊髓挫伤后功能丧失的主要病因。脊髓损伤后，白质的灌注下降并且在约1小时后开始稳定，但在伤后24小时开始回升（可逆性截瘫）或继续下降（不可逆性外伤性截瘫）。这种白质内的血流降低是由于血管痉挛或继发于创伤后的局部血肿压迫引起的。有人从实验中发现，猫的脊髓在伤后的第1个8小时呈离心性进行性水肿，伤后1小时，水肿开始发生在灰质；4小时，波及相邻的白质；8小时，整个挫伤的脊髓完全水肿。如同所期望的，损伤的暴力与损伤程度之间有密切关系。

3. 致伤暴力与损伤程度　1911年，Allen第一次用定量的方法造成脊髓损伤。他发现，约从10 cm高垂直向下用30 g质量的重物打击到狗的胸脊髓上，可发生暂时性截瘫，如果打击的高度提高到14 cm，继续用30 g质量，将发生永久性截瘫。打击后的第4小时，发现有髓腔内出血和水肿。近期的文献中，在猫的脊髓损伤及致伤暴力大小之间建立了关系式（用脉冲的方法测量），其定量研究脊髓损伤的方法是用一个小气囊放在硬膜外腔，再施加定量的压力。这些研究是由Tarlov及其合作者完成的。他们观察到，随着气球的变形，脊髓在原损伤部位的病理变化开始向周围扩展。这一观察的意义在于，它可能解释经常在临床发现的脊髓损伤的范围往往比脊柱的损伤范围要广。脊髓的过伸损伤可能还有另外的临床意义，Dohrmann及其同事用猴子的实验证明，一个可逆性的创伤性截瘫可在伤后1～2周自动恢复，这是一种中心性的局部出血，没有在灰质内形成大的血肿。它提示，脊髓损伤的恢复至少有一部分依赖原始损伤的部位和范围，一般地讲，中心性脊髓综合征的临床预后都比较好。在某些病例，恢复可能与同侧的循环有关，Kamiya用压迫狗的颈髓前方的方法进行实验，证实在脊髓前动脉、中央动脉和中央管附近的纵向血管丛之间有丰富的代偿性循环。

4. 治疗的作用　用什么样的方法能够防止与脊髓损伤有关的病理改变，Richardson和Nakamura使用局部压迫的方法造成了脊髓内水肿而没有血肿。有趣的是，他们能够用局部降温结合类固醇的方法使轻度损伤的电镜改变恢复。White和他的合作者则指出在伤后6～8小时，脊髓损伤的病理改变已经出现，再用局部降温的方法没有意义。他们观察到，在伤后4小时之内，应用局部降温的方法，动物可以恢复大部分的感觉和运动功能。但是如果在伤后8小时还不采用，则没有恢复的希望。有人主张，在伤后3小时内立即应用局部降温和类固醇疗法。也有人报道，伤后采用高压氧舱治疗可以促进功能恢复。Black和Markowitz观察到，打击猴子的硬脊膜造成脊髓损伤后，再应用类固醇治疗，能够促进功能的恢复。他们还注意到，切除1个椎骨的椎板与切除3个椎骨的椎板相比较，脊髓恢复的速度是相同的。与脊髓损伤有关的主要问题是，原始的病理解剖改变是出血和水肿，其严重程度与致伤力的大小有关。出血通常位于灰质中央，主要由于平滑肌静脉壁撕裂。开始，损伤靠近中央，然后向四周扩散，波及白质并且导致大部分的临床损伤。有时，在受冲击部位有血肿浸润，用类固醇、局部降温、高压氧或其他方法在动物实验中已经显示出能够减轻或缓解出血及并发的神经损伤，物理疗法应尽可能早地应用，最迟不超过伤后4小时。椎板切除及任何其他的实验性治疗均不能使临床的成功率得到提高。

### （三）颈椎损伤

为了清楚地表达脊柱损伤的发病机制，我们首先引入"主要损伤力矢量（MIV）"的概念。任何损伤都是由一系列复杂的力和力矩通过不同的方式作用于机体，最后传达到发生损伤的脊柱运动节段。把各损伤力矢量加以合成得出最主要的损伤力矢量并且用MIV加以表示，配合三维的直角坐标系统来表示作用力的方向。

1. 颈部骨折

（1）寰椎骨折：寰椎常见的骨折是后弓骨折和粉碎骨折（即所谓的杰弗逊骨折）。一般认为后弓骨折是由于后弓寰椎弯曲后凸，骨折在后部发生，受到垂直压缩所致。损伤时头颅MIV可在矢状面绕力轴呈负弯矩能发生绕X轴向逆时针方向的旋转，枢椎的侧块在损伤时起支点的作用，寰椎的前弓被侧块支住、卡住或锁住，同时后弓向骶尾方向移位，使寰椎上面的骨质发生撕裂，这个部位是寰椎结构最薄弱的部位。总之，造成这种损伤的主要暴力是拉伸和压缩，有意义的伴发损伤是弯曲。

（2）枢椎骨折：枢椎骨折有3种情况：齿状突骨折、齿状突与枢椎连接部骨折及齿状突基底部骨折。齿状突骨折的发病机制有几种，如绞刑骨折和过伸暴力，寰椎的前环传递能量，造成齿状突骨折。更直接的力矢是由前向后（沿负Z轴），寰椎的前环传递给齿状突，头部的冲击通过寰椎的前环将力传递到齿状突，以剪切的方式造成齿状突骨折。这种损伤也可能发生在伸直损伤（沿正Z轴），在这种情况下，完整的寰枢横韧带的强度足够将力传递给齿状突造成骨折。

绞刑骨折（创伤性枢椎前移）是指第2颈椎的前侧部分与后侧附件分离，骨折发生在侧块的前部，也可能发生在椎弓根，还可能伴发其他部位损伤如颈3椎体骨折。其神经损伤的范围从神经根刺激到完全截瘫，也可能没有神经损伤。可能发生椎间盘完全破裂、颈2脱位。类似的损伤有车祸及跳水损伤。就绳子系在颌下所发生的损伤容易判断，这是一种过伸损伤。

（3）颈椎压缩骨折：颈椎压缩骨折有几种类型，包括单纯椎体压缩骨折、垂直压缩骨折、粉碎骨折或"泪滴"样骨折脱位。一般认为这些损伤属于屈曲损伤。力矢的主分量沿着Y轴向前方，基本作用于前侧的椎体上。骨折的类型因力对于椎体解剖结构作用的大小、方向、作用部位而变化。单纯压缩骨折、小的畸形表明损伤暴力小，方向沿中线的轴向作用于椎体。中心型压缩骨折可能是由于同样的机制，但作用力比前者大得多，加之纤维环像个模子，穿过软骨终板进入椎体。粉碎型椎体压缩骨折可能是由一个大的垂直力作用于椎体，常伴有严重的脊髓损伤。下位颈椎骨折脱位系由较大的损伤暴力造成。在矢状面发生的损伤较多。在X轴上存在一个强大的弯矩，造成屈曲型或伸直型损伤。

2. 颈部脱位

（1）外伤性脱位：①枕-寰椎脱位是一种少见的致命损伤，一个强大的力沿着Z轴向前打击头颅，在枕-寰关节之间形成剪切载荷，撕破关节囊，导致脱位；②寰-枢椎脱位及半脱位：创伤性寰-枢椎关系失常可能由于寰椎向前或向后脱位，也可能由于寰椎在枢椎上旋转造成半脱位。当寰椎向前脱位时，主要损伤力矢量（MIV）基本上是沿着正Z轴，导致异常的向前平移和脱位。这种损伤常伴有明显的屈曲（绕X轴旋转）。主要损伤力矢量大小与骨强度之间的均衡除可造成齿状突骨折，还可导致脱位。当发生向后方脱位时，造成平移和旋转的主要损伤力矢量的合力方向与前脱位方向相反。旋转造成的半脱位的损伤力矢量不是直接沿着Z轴，而是远离中心的围绕Y轴的扭转暴力。

（2）"自发性"脱位："自发性"寰-枢椎半脱位的根本原因是寰-枢椎的局部解剖结构不良，不能承担正常或稍高于正常的力而造成。寰椎横韧带是最常见的"弱联系"，它可能被拉断或从骨的附着点处撕脱。枢椎垂直半脱位可继发于类风湿关节炎。这种在Y轴上的平移是由于反复的重力载荷作用于寰-枢椎关节面上，使齿状突向枕骨大孔方向突出。这种半脱位还可能继发于结核、Paget病及成骨不全等骨的疾病。关节突关节脱位可发生在一侧，也可两侧同时发生。单侧脱位是由于生理性的侧弯与轴向旋转耦合，棘突向脊柱生理弯曲的突侧移动，一侧关节突向下方移位，另一侧向上方移动并且发生脱位。双侧关节突关节脱位见于屈曲损伤，主要损伤力矢量为一个矢状面的屈曲弯矩，后侧的附件承受拉伸载荷，上位椎骨的下关节突向上（正Y轴）向前（正Z轴）骑跨在下位椎骨的上关节突上。

（四）胸腰椎损伤

1. 软骨终板破裂　软骨终板破裂有3种类型：①软骨终板中央破裂；②软骨终板边缘破裂并伴有小块椎体皮质骨撕脱骨折；③椎体骨折伴整个软骨终板横形断裂。有些患者可能伴发纤维环拉伸断裂软骨终板挤入椎体。在实验条件，向脊柱的运动节段缓慢施加垂直载荷，可能发生纤维环膨出和软骨终板垂直移位。当施加的载荷超过软骨终板的最大容许应力时，终板发生断裂。继续施加载荷，原始的裂纹向不同方向扩展，逐渐碎裂，破裂的纤维环和软骨终板向松质骨内移位。所以，软骨终板破裂是由于垂直的压缩载荷作用于椎体，其类型取决于损伤力矢量的大小和方向、椎体的力学特性及个体差异。

2. 弹射损伤 飞行员在紧急情况下跳伞常发生椎体压缩骨折和软骨终板破裂,这种损伤的机制是由于飞行员从座位上被弹射出机舱后产生的加速度。损伤的主要影响因素有以下几点:加速度的大小及上升的时间,座椅的硬度及减振性能、座椅的结构设计,脊柱在损伤时的特殊体位(弯曲、过伸、直立),飞行员的训练及应变能力。

3. 压缩骨折 这是胸腰段脊柱最常见的损伤,表现为椎体不同程度的楔形变,损伤机制主要是由于轴向的垂直力(Y轴)和矢状面的弯矩(围绕X轴),或者是这两种力的结合。

4. 侧方楔形骨折 造成这种损伤的主要力矢量是侧方弯曲,伴有某些屈曲。可能有单侧关节突骨折,受压侧可能还伴有附件和椎板骨折,受拉侧可能伴有横突骨折。

5. 单纯后侧附件骨折 这类损伤包括后纵韧带以后的任何骨折,多由于过度屈曲和轴向旋转造成。这种损伤容易漏诊,所以要做详细的检查,拍出比较好的X线片才能做出准确的判断。

6. 安全带损伤 这种损伤也发生于快速的加速度,当乘客在座席上坐好、系好安全带,在高速行驶过程中突然刹车,就会在腰段脊柱的中上部分产生一个过屈的力矢,可能发生单纯韧带损伤,也可能伴发骨折和脱位。

## 四、肌肉的生物力学

肌肉在神经的控制下通过自身主动收缩而造成人体的机械运动,它不但可以被动地承载,而且能主动地做功。人体的肌肉有三类:骨骼肌、平滑肌和心肌,前者只有由中枢神经系统经运动神经纤维传来的动作电位到达时兴奋和收缩才得以发生,故又称随意肌。而后二者则不受此神经支配,有其自动的节律性。骨骼肌是人体的主要构成材料,约占人体重量的40%,肌肉不但为脊柱的运动提供动力,而且也是脊柱稳定的重要因素。临床脊柱相关疾病治疗手法接触的主要是骨骼肌。从某种意义上讲,治疗手法的主要对象是肌肉。

### (一)肌肉的力学特性

1. 非线性 线性关系指受力与变形成比例增加或减小。比如用力增加1kg,弹簧的长度增加1cm,用力增加2kg,弹簧的长度增加2cm,以此类推。非线性则不成比例。例如按压体表软组织,初始用力1kg,凹陷深度增加5mm,继续加力到2kg,凹陷深度增加到8mm,而不是10mm,力继续增加到3kg,凹陷深度可能只到9mm,而不是15mm。肌肉的力学特性是典型的非线性性质。

2. 各向异性 各向同性指物体内每个点各个方向物理性质相同。比如,流动的水和固体的钢铁。而各向异性是指物体内每个点各个方向物理性质不相同。例如,肌肉收缩时，纵向长度发生变化的同时横向粗细也发生变化，但这两种变化不成比例。人体组织大都属于各向异性物体。

3. 黏弹性　弹性是指物体受力变形，撤除外力后恢复原状。黏性是指流动的物质受力时变形的难易程度。比如，血液在血管里流动时，结度大流动慢，黏度小流动快。黏弹性是指物体既有弹性又有黏性，变形性与加载速度有关。例如肌肉，加载速度快显得硬，加载速度慢显得软。

### （二）肌肉的结构与肌力

1. 肌肉的解剖截面与生理截面　肌肉在运动系统中的作用表现为肌肉的收缩力，它有使肌肉两端彼此接近的趋势。一块肌肉的全部肌纤维收缩力的合力就是这块肌肉的拉力。这个合力应有一定的大小、方向和作用点。它们与肌纤维的数量、排列位置和走向有关。

肌肉力的大小与肌纤维的数量成正比。一块肌肉的纵轴垂直的横断面叫做解剖横断面；一块肌肉所有纤维垂直的断面叫做生理横断面。肌肉的大小与生理横断面的面积成正比。在相同状态下，体积或质量相同的两块肌肉相比较，肌纤维平均长度短，生理横断面积大者，肌肉的力量也大。

2. 梭状肌　梭状肌的肌纤维与肌肉的纵轴近似平行排列，其生理横断面与解剖横断面相同，梭状肌力的方向沿着肌肉的纵轴，作用点位于肌肉的抵止点。

3. 羽状肌　羽状肌的肌纤维是对称的平行排列，肌力的方向沿着肌肉的纵轴，作用点位于纵轴上的抵止点。半羽状肌的肌纤维是平行排列的，与肌腱成一定角度，其肌力方向与肌纤维平行，作用点位于抵止面的中心。这两种肌肉的生理横断面比解剖横断面大得多，所以肌力比梭形肌大。

4. 扇形肌　扇形肌的肌纤维相交于一点，其生理横断面与解剖横断面不一致，把每条肌纤维的拉力相加，可以确定扇形肌力的方向是位于扇形角的平分线，作用点位于抵止面的中心。

在体积相同的条件下，扇形肌、羽状肌的肌力比梭状肌的肌力大得多。然而，肌纤维短，收缩的幅度就小，因而产生的肢体运动就不灵活。所以，前者多分布在运动力量大的下肢，而后者则多分布于运动灵巧的上肢。这些特点也是功能适应的结果。

### （三）肌肉的稳定分量与转动分量

当肌肉力的作用线位于某一基本平面时，可以将肌肉力分解为这样两个垂直分量：一个沿着骨轴线作用；另一个垂直骨轴线，沿骨轴线作用的力指向关节中心，起稳定关节的作用，因而称其为稳固分量。垂直于骨轴线作用的分量使关节产生运动，因而称其为转动分量。

1. 速度杠杆　这类肌肉的纤维是平行排列，肌纤维与肌肉的长轴平行或近似平行，包括许多呈带状、梭状的肌肉如胸锁乳突肌、菱形肌、腹直肌、肱二头肌、半腱肌等，这类肌肉一般都跨过两个关节，肌纤维较长但数目较少，主要参与一些动作的启动，起速度杠杆的作用。常发生急性牵拉性损伤。

2. 力量杠杆　这类肌肉的纤维是倾斜排列，肌纤维与肌肉的长轴倾斜排列，状如羽毛，故称羽状肌或半羽状肌，或呈扇形而称为扇形肌。如趾长伸肌、腓骨长肌、臀大肌等。这类肌肉主要功能是负重、维持姿势、稳定肢体，一般跨过一个关节，起力量杠杆的作用。常发生慢性劳损性损伤或静力性损伤。

3. 肌肉力学的临床意义　肌肉与一般软组织不同，在神经的控制下，通过自身的主动收缩而产生人体的运动。它不但可以被动地承载，而且能主动地做功。而两者都要伴有化学能量的消耗。肌肉收缩的速度越是缓慢，维持收缩的力量也就越小，产生的机械功率也就相应地减少。

一块肌肉对一次适宜刺激产生一次单收缩，也就是一次短暂的收缩期后随即舒张。收缩的过程取决于被试肌肉的种类。在同一类肌肉则取决于温度，温度每升高10℃，反应速度增加2~3倍。

肌肉受激发时发生张力改变，如果肌张力与外部阻力相等，而肌肉的长度不变，这种收缩状态称为等长收缩。

肌肉收缩时只是长度的缩短而张力保持不变，这是在肌肉收缩时所承受的负荷小于肌肉收缩力的情况下产生的，可使物体产生位移而做功。这种收缩状态称为等张收缩。

根据肌肉的不同结构特点和功能要求，临床可以设计出各种的运动疗法，用于疾病的预防、治疗和康复。

## 五、脊柱的平衡

脊柱相关疾病经常波及脊柱平衡问题。包括静力平衡和动力平衡两个基本问题。脊柱平衡不但对手法治疗的作用和机制有理论意义，对功能训练和康复更有指导价值。

### （一）静力平衡

对人体静力平衡规律的研究来源于大量的解剖观察、生理实验和临床实践。应用静力平衡规律不但可以确定人体所受的外力作用，而且可以确定人体自身的肌肉力量及其对脊柱运动的影响，帮助理解临床症状、体征和设计合理治疗方法及康复器具。

静力学是研究物体在力系的作用下平衡规律，涉及"物体""力系"和"平衡"等概念。

1. 质点和刚体　物体是客观存在的物质实体，任何物体都有一定的大小。但是，如果一个物体的大小和其他的量相比很小而可以忽略不计时，可以把这个物体看作一个几何点。在力学中，把具有一定质量的几何点叫做质点。

任何物体受到力的作用后，都或多或少产生变形。但是如果在所讨论的问题中变形可以忽略不计，那么这个物体可以认为是不变形的物体，在力学中把在力作用下而不变形的物体称为刚体。临床分析骨骼受力时便把骨视为刚体。

2. 力系　在力学中，把作用在物体上的若干力的集合称为力系。如人体关节运动时要受到肌肉的牵拉和骨端的支撑等诸多力的作用。按照力的作用线的情况，力系可以分为以下几类：各力作用线相交于一点的力系称为汇交力系或共点力系。共点力系中所有力的作用线都位于同一平面内的叫平面共点力系，否则，称为空间共点力系。各力作用线互相平行的力系称为平行力系。各力作用线既不平行又不汇交于一点的力系称为一般力系。平行力系和一般力系又都可分为平面和空间两类。若两个力系在同样条件下作用于同一物体产生相同的效应，则称这两个力系为等效力系。

3. 平衡　物体相对于地面处于静止或匀速直线运动状态称为物体的平衡状态，简称为物体的平衡。如人躺在床上或站在匀速上升的电梯里，都是处于平衡状态。但应指出，这种平衡是相对的、有条件的，当平衡条件发生变化时，就可能产生不平衡。

4. 力的可传性　力作用于物体时，它的作用点在物体上的位置是确定的，在研究力的运动效应时，力的作用点可以沿其作用线任意移动而不会改变它的运动效应，这就是力的可传性。但是对于力的变形效应来说，力不具有可传性。

5. 力的平衡　物体只受两个力或三个力的作用而平衡，称为二力平衡或三力平衡，是物体平衡的最简单情形。二力平衡的充分必要条件是二力的大小相等、方向相反、作用线相同。如果物体受三个力的作用而平衡，且其中两个力的作用线相交于一点，那么这三个力的作用线必在同一平面，并都汇交于一点，且三个力矢量组成封闭的力三角形。这就是三力平衡的必要条件。

**（二）脊柱的功能适应**

千百万年的物竞天择、自然淘汰使一切生物对其生活环境实现了结构和功能的优化适应。骨骼的功能适应是用来描述如下能力的：活体骨不断地进行着生长、加强和再吸收过程，这一过程称为骨的重建。活体骨重建的目标是：骨使其总的结构适应于其载荷环境的变化。重建过程的时间尺度是月或年的量级。骨骼不仅在某些不变的外力环境下显示出其承载的优越性，在外力环境发生变化时，通过内部调整也能以有利的新结构形式来适应新的外部环境。椎骨的不规则形状恰恰说明了脊柱在功能要求方面比一般长骨更加复杂。

1. 脊柱承担的载荷形式

（1）拉伸：脊柱两端有一对大小相等、方向相反、作用线与脊柱的轴线重合的外力称为拉伸载荷，如常见的撕脱骨折。

（2）压缩：脊柱两端有一对大小相等、方向相对、作用线与脊柱的轴线重合的外力称为压缩载荷，如常见的椎体压缩骨折。

（3）剪切：脊柱受到一对垂直于轴线，大小相等、方向相反、作用线平行的外力称为剪切载荷，如临床常见的切割伤。

（4）扭转：脊柱受到一对垂直于轴线平面内大小相等、转向相反的外力偶作用称为扭转载荷，如颈椎和腰椎常用的定点旋转复位，作用在脊柱上的就是一种扭转载荷。

（5）弯曲：脊柱受到垂直于轴线方向的外力或力偶作用称为弯曲载荷，常见的仰卧起坐、四点弯曲、燕飞式背伸肌肉训练等，都是作用在脊柱上的弯曲载荷。

2．应力集中与空间极化效应　脊柱的结构受着三种因素控制：遗传、激素活性及载荷。1892年德国医学博士Julius Wolff提出了关于骨变化的定律：骨功能的每一改变都有与数学法则一致的内部结构和外部形态的变化。这一定律同样适用于脊柱。1964年H. M. Frost提出了代谢途径、生长因子和空间极化效应三者对骨细胞活性的调节作用，尤其是后者虽然没有引起广泛的关注，但大量的事实足以让我们深思。物体内部材料抵抗变形的内力在力学上称为应力。它的大小与外力相等而方向相反。人体各种组织器官在承受外力时同样也产生应力，根据应力的方向可归纳为压应力、拉应力和剪应力。当某个方向的应力远远大于其他方向或其他方向为零应力时，称为应力集中。在空间极化效应的作用下，为了适应功能需要，应力集中的部位要动员各种生长因素机制来加强局部的结构。在人体颈肩腰臀四肢关节的骨突部位，这些应力集中点上常见的骨质增生、筋膜肥厚、肌肉肥大等正是这种空间极化效应的佐证。以最常见的椎体唇样增生为例，发生的部位都在负重和活动范围相对较大的颈腰段脊柱，而且增生的骨质呈非常明显的方向性生长。

# 第四节　脊柱外科物理检查

正确、熟练地进行物理检查，可以及时发现甚至确定脊柱疾病，是临床矫形外科医师必须要掌握好的一项极其重要的基本功。

脊柱外科的物理检查应有全身性系统检查的整体观念作为基础，在脊柱检查之前应先做其他部位的检查。脊柱的理学检查不仅是了解患病部位，已获得的阳性体征结合病史作综合分析，还常能帮助认识脊柱疾患的性质，如功能性或器质性、原发性或继发性、病理演变阶段等，并可解释它与身体其他部位病变的关系，以利于拟定治疗方案。

脊柱局部检查是为了了解脊柱畸形的形态与功能变化、疼痛部位与特征。检查时应包括站立、坐位、卧位下的视诊、触诊和叩诊，以及脊柱运动功能、特殊检查等。但要根据患者具体情况进行检查，不正确的检查方法和不恰当的体位都有可能影响检查结果，导致错误判断和不良后果，应予以重视。

## 一、脊柱形态的检查

患者只穿内裤，赤脚站立，检查部位面对光源。

### （一）躯干的匀称性

1. 腰背部观察　可用笔绘出骨突轮廓。观察内容：①自颈到骶部每一个棘突的连线是否呈一直线；②两肩、肩胛角、髂嵴是否等高、对称；③双侧股骨大粗隆突出部是否对称；④两腰胁部曲线是否匀称；⑤双侧臀皱襞、腘窝皱纹是否对称；⑥腰骶部菱形区是否对称；⑦骨盆有无倾斜；⑧椎旁软组织有无肿胀、包块及挛缩、代偿性肥大；⑨皮肤有无异常毛发斑、皮肤凹陷、色素沉着斑、中线肿瘤及皮下结节等。

2. 胸腹部观察　①胸廓有无异常突起、塌陷或不对称，如鸡胸、扁平胸；②腹部是否平坦，是否有皮肤内凹。

### （二）脊柱的力线

1. 站立位的背部检查观察内容　①自枕骨结节向地面作垂线，此线应通过骶骨中线，也正经过全脊柱棘突连线。②脊柱侧弯患者，侧凸最大部位为原发性侧凸，其上下较小且方向相反的是继发性侧凸。可根据力线绘出侧弯程度，并记录偏左或偏右的距离；③令脊柱侧弯患者做前屈试验，患者站立，双足并拢，膝伸直，腰前屈，双手并齐，双臂下垂，可见一侧背部隆起的"剃刀背"畸形；④可用双手从颔枕部托起头部提起患者，以观察脊柱侧弯的伸展性。

2. 站立位侧面检查　①自乳突向地面做垂线，脊柱力线相继通过肩峰、髋部大粗隆、膝外侧及外踝，脊柱呈生理性颈椎前弓、胸椎后弓、腰椎前弓、骶尾后弓；②正常骨盆的横轴，由耻骨联合至髂后上棘的连线形成，与地面呈30°向前倾斜。在驼背、下腰椎滑脱、髋屈曲畸形等情况下，骨盆横轴的倾斜会发生适应性变化，必然引起脊柱形态的变化。③注意脊柱各段弯度的加大、变平直或反凸。脊柱长段呈弧形隆起称圆弓后凸。常见于正常婴幼儿、佝偻病、青年胸椎骨软骨病、老年骨质疏松症。而局限的椎体隆起称角状后凸，常见于脊柱结核，也见于脊柱肿瘤及屈曲压缩骨折。

患者双足并拢，双膝伸直站立，前屈弯腰，双臂下垂、对掌。检查者观察患者的胸腰背部，是否两侧不对称。

3. 坐位检查　坐位时脊柱不受骨盆和下肢病变的影响。①下肢长短不均衡的患者，站立时出现脊柱侧凸和髋屈曲畸形，坐位检查此畸形应当消失，如已不能消失表示脊柱及其椎旁软组织已有继发性结构性改变；②坐位时作腰部屈曲、侧弯或旋转，引起的疼痛与站立位相同，证明病变在腰椎或腰骶关节，如不能引起站立位时的作动作的疼痛则病变可能在骶髂关节。

4. 俯卧位检查　①正常腰椎呈自然前弓曲度，腰椎结核、腰椎间盘突出症、强直性脊柱炎时，自然前弓消失，常伴有保护性腰肌痉挛及畸形；②俯卧时，正常情况下肌肉松弛，易找到压痛点。

5. 仰卧位检查　①注意双髋、膝能否伸直，有无腰下空虚；②下腹及髂窝是否对称，有无膨隆、包块及压痛。

## 二、脊柱疼痛检查

1. 压痛点　根据患者指点的痛区，确定压痛的解剖学部位，才能进一步了解病变所在的组织及其性质，也是提出X线检查投照部位的依据。

系统检查棘突、棘间、横突、小关节、项肌、骶棘肌、腰三角、髂嵴、臀肌起点。浅压痛多表示病变在浅层结构，而深压痛对诊断脊柱本身的病变更有意义。

以1%普鲁卡因做局部压痛点封闭，根据注射部位、注射后疼痛消失与否、对脊柱运动的影响，来鉴别和判断病损组织部位情况，可起到诊断和治疗的双重作用。

2. 叩击痛　当椎体有病损时，指压局部浅层结构常无疼痛，但用手掌平放在该部或头顶，拳击手背，传导力达到深部椎体病损处时即可产生该部位的疼痛。而腰肌劳损时拳击时反而有舒适感。

## 三、脊柱各部位运动功能检查

脊柱运动分为前屈、后伸、左右侧屈、左右旋转。其运动幅度在颈、腰段有差异，亦可因年龄、职业、个体而有所不同，一般胸椎活动度不大，可以忽略不计，而骶椎则无活动。现将颈腰椎一般正常活动范围介绍如下：

1. 颈椎前屈35°～45°，后伸35°～45°，侧屈约45°，旋转60°～80°。

2. 腰椎前屈约90°，后伸20°～30°，侧屈20°～30°，旋转约30°。

## 四、脊柱特殊检查

1. 颈部特殊检查

（1）屈颈旋转试验：嘱患者颈前屈位做左右旋转运动，发生颈后正中部痛为阳性，表示颈椎小关节不稳。

（2）椎间孔挤压试验：检查者双手十指交叉，用手掌抱住患者头顶，使患者颈椎左右偏斜或旋转，同时手掌向头顶加压，若出现一侧上肢放射痛或麻木即为阳性。常见于颈椎间盘突出症或颈椎病。

（3）臂丛牵拉试验：将患者患侧上肢与头部做相反方向牵拉，出现本侧上肢放射痛及麻木为阳性。常见于神经根型颈椎病。

（4）Adson试验：对颈肋、胸廓出口综合征的诊断有意义。患者端坐，双手放在膝上，检查者先扪其双侧桡动脉搏动情况，嘱患者仰颈，同时做深吸气，再将头转向健侧，屏住气。此时患侧桡动脉搏动若明显减弱或消失，而健侧桡动脉如初，即为阳性。有时患侧手部皮肤还可出现发凉、麻木感，甚至发绀。

（5）挺胸试验：嘱患者站立位挺胸，双上肢后伸，如桡动脉搏动减弱或消失，手麻木、刺痛为阳性。提示臂丛或锁骨下动脉在锁骨与第一肋骨间受到挤压。见于颈肋、胸廓出口综合征。

2．腰椎特殊检查

（1）俯卧举腿试验：正常儿童俯卧时，举腿上抬，腰部呈自然弯曲。在腰椎病变时，腰部僵硬，腰椎结核者甚至可见腰椎角形后突畸形。

（2）拾物试验：患者站立位，只能屈双髋双膝拾起身边地上之物，因腰椎病变而表现腰挺直、艰难痛苦的姿势，为阳性。严重者甚至不能低头俯视地上之物。

（3）骶髂关节分离试验：患者仰卧，患侧屈膝并外展外旋髋关节，使同侧足外踝置于对侧膝上，如"4"字样。检查者一手压住健侧骨盆，另一手将患侧膝部下压，如出现患侧骶髂关节痛为阳性。

（4）仰卧挺腹试验：患者仰卧，两上肢置于身旁，以枕部及足跟为支持点，挺起腹部使其离开检查台，令患者咳嗽、用力、屏气或压迫其颈静脉，引起患侧腰腿放射痛为阳性。亦存在于腰椎管内神经根受刺激病变。

（5）单髋后伸试验：俯卧，检查者一手压住患侧臀部，一手提起同侧下肢，上抬使髋过伸，使骨盆产生扭转，出现骶髂关节痛为阳性。

（6）直腿抬高及加强试验：患者平卧，双腿伸直，先做健肢抬高以资比较。患肢抬高到一定程度，由于牵扯坐骨神经并使之遭受挤压，引起根性放射痛为阳性，记录抬高的角度；在上述基础上，稍降低抬高角度至刚好无痛；然后使足背伸，而产生放射痛为加强试验阳性。

## 五、脊柱神经功能检查

### （一）感觉检查

1. 浅感觉

（1）触觉：嘱患者闭目，以棉絮轻轻触及皮肤，如有触觉异常，在感觉记录力上标明其范同。

（2）痛觉：以针尖用相同力量刺皮肤，测定痛觉，检查应自上而下、双侧对比，测出感觉过敏、减退及丧失区并做好记录。

（3）温度觉：以盛有45%左右温水和冷水的试管，分别贴在患者皮肤上，测其冷热感觉并做好记录。

2. 深感觉

（1）位置觉：患者闭目，检查者被动屈伸关节，让患者说出关节所处位置。

（2）震动觉：应先向患者解释检查方法和可得到的感觉，然后震动音叉，将音叉末端放在骨突上，检查有无震动感。

（3）实体感觉：嘱患者闭目，用手触摸分辨物体的大小、方圆、硬度。

### （二）运动（肌力）检查

运动检查主要以肌力检查为主，肌力检查临床常用手法肌力检查，其检查方法为在特定姿势下令患者做标准动作，一般是固定关节及其近端肢体，使远端肢体在垂直面上做由下而上的运动，通过触摸肌腹、观察肌肉对抗肢体自身策略及由检查用手法施加的阻力而完成动作的能力来评定肌力（表1-1）。

表1-1　肌力分级标准（Code分类）

| 分级 | 测试结果 |
| --- | --- |
| 5级 | 正常肌力 |
| 4级 | 能对抗一定的阻力作关节运动 |
| 3级 | 能抗地心引力但不能对抗附加阻力 |
| 2级 | 只在无地心引力下产生关节运动 |
| 1级 | 有肌纤维收缩而无关节运动 |
| 0级 | 无肌纤维收缩 |

### （三）反射检查

1. 生理反射

（1）浅反射：是刺激体表感受器所引起的反射。腹壁反射（上$T_7 \sim T_9$、中$T_9 \sim T_{11}$、下$T_{11} \sim L_1$）、提睾反射（$L_1 \sim L_2$）、肛门反射（$S_5$）。

（2）深反射：是刺激肌肉肌腱、关节内的本体感受器所产生的反射。肱二头肌反射（$C_6$）、肱三头肌反射（$C_7$）、桡骨膜反射（$C_7 \sim C_8$）、膝腱反射（$L_2 \sim L_3$）、跟腱反射（$S_1$）。

2．病理反射　是指锥体束病损或其上下行传导束受阻时，失去了脑干和脊髓的抑制功能，而释放出的踝和趾背伸的反射作用。如Babinski征、Charddock征、Oppenheim征、Gordon征、Conda征。髌阵挛、踝阵挛意义与深反射亢进相同。而Hoffman征则为上肢椎体束征，较多见于颈髓病变。

### （四）神经营养障碍及肌萎缩

神经损伤后其支配区的皮肤，在早期血管扩张温度增高，到后期血管收缩皮温降低，皮肤萎缩发亮、变薄，汗腺停止分泌而表现皮肤干燥。其支配的肌群也会失去肌张力发生萎缩，如$L_5$神经根损害者胫前肌群萎缩，$S_1$神经根损害则腓肠肌萎缩。

### （五）自主神经系统异常的检查

1．询问病史　详细了解症状特点，特别是询问与自主神经系统有关的病史。系统了解内脏器官的功能状况，出汗情况，病程和加重与减轻的诱发因素。如食欲减退、腹胀、大小便异常等。重点了解心血管系统、呼吸系统、消化系统、泌尿生殖系统、体温调节、外分泌腺功能状况。

2．查体

（1）血压、心率和体温：血压、心率应在平卧状态和站立1分钟后分别测量。

（2）皮肤和黏膜：观察四肢皮肤的温度、颜色、出汗、营养状况和肿胀、毛发生长与指甲情况。

（3）瞳孔反射及眼结膜有无充血。

3．辅助检查

（1）发汗试验：是确定自主神经系统损害部位与范围的重要手段。根据其不同的刺激发汗模式和记录发汗反应的手段，已经建立了多种方法，但常用的方法有四种：周围自主神经性体表电位（PASP）、硅橡胶印痕法、发汗轴突反射定量试验（QSART）和体温调节发汗试验（TST）。

（2）发汗轴突反射定量试验（QSART）：正常情况下，刺激后有1~2分钟回到基线。QSART反应正常提示支配汗腺的交感神经节后纤维功能正常。如ACh离子渗透导入成功但无汗腺分泌反应，提示该纤维功能丧失。由于调控轴突反射的节段可能较短，故QSART仅反映轴突远端的功能。一般交感神经节前纤维和中枢病变的QSART反应正常，但长期的节前纤维损害后可引起跨突触损害而影响节后纤维，此时QSART也可出现异常。

（3）体温调节发汗试验（TST）：是一种评价与发汗有关的中枢和周围交感神经系统功能的检测方法。它采用一些特殊设备控制人体周围环境的温度和湿度以及患者的皮肤温度，在患者可忍受的范围内加温，使其达到最大的发汗效应。然后观察事先敷于体表的茜素、淀粉及碳酸钠（分别为50g、100g和50g）指示剂的变色反应，这种混合粉干燥时为淡青红色，遇汗变湿后呈紫色。记录加热后的环境温度、患者口腔温度、发汗反应的范围、估算未出现发汗反应的百分比（TST%）。

TST的意义：正常人的TST后汗腺分泌受性别、年龄的影响。男性汗腺分泌较多且多呈全身型，女性则多表现为全身分布，但四肢近端及身体的下半部出汗较少。老年人出汗相对较少，且四肢近端及身体的下半部出汗较少。70岁以上老年女性可出现无汗症。

TST无汗的分布形式，有助于确定自主神经损害的部位。下丘脑病变时无汗为全身性，脊髓或交感神经链损害为阶段性，周围神经病变则为局限分布。结合临床TST有助于诊断多种神经系统病变，如原发性自主神经衰竭、各种原因引起的周围神经病、脊髓病变、交感神经切除术后和原发性无汗症等。TST还可以检测自主神经损害的程度，用于监测疾病的进展与恢复情况。

（4）汗印痕试验：采用化学显色、塑料或硅橡胶影印和放大照相技术观察汗腺分泌的定量方法为汗印痕试验。它可观察常温下汗腺的自发分泌，也可观察激发后的汗腺分泌的范围和汗滴的数量。

在常温下除手掌和脚掌外，人体其他部位的汗腺常不能分泌可观察的汗液。因此，要通过观察汗液的分泌状况来了解汗腺的交感神经功能，常需用采取适当的措施激发汗腺的分泌。常用的方法有：全身或局部加热、运动诱发皮下组织的神经电刺激、皮内注射或离子导入胆碱药物。毛果芸香碱和乙酰甲胆碱激发汗腺的分泌的作用较ACh更为持久，毛果芸香碱的作用稍强于乙酰甲胆碱。

在适当条件下，加热和胆碱能药物激发分泌的汗腺数目差不多，但其意义不同。热激发汗腺的分泌在于评价体温调节反射整个通路的功能，包括热传入系统、下丘脑、交感神经节、交感神经传入纤维和汗腺；而胆碱能药物激发汗腺分泌则评价汗腺运动神经的节后纤维及其所支配的汗腺。这两种方法结合起来，用化学显色、塑料或硅橡胶影印和放大照相技术可以检测汗腺分泌异常是由于节前还是节后损害。

一般常规检查习惯选择手背及足背第1距骨表面皮肤，因为该部位易于离子渗透倒入毛果芸香碱，且是周围神经病的易损部位。正常人手背部具有分泌活动的汗腺为每平方厘米311个，足背为255个左右。根据报道，年龄、性别和种族对正常值的影响无统计学意义。

4. 性功能异常的电生理学检查 正常性功能需要复杂的神经网络的协调活动来完成。无论是中枢神经系统还是周围神经系统的疾病均可引起性功能障碍。常见的疾病有：颞叶病变、脊髓病变、多系统变性、马尾病变、骶或会阴神经损伤以及自主神经病。当然也有不少功能性疾病。目前对女性性功能的电生理学检查手段较少，电生理学检查主要用于男性阳痿患者的阴茎勃起功能的检查。

（1）球海绵体反射：是指轻触或挤压阴茎龟头引起球海绵体肌收缩。多年来一直认为检查该反射是检测阴茎勃起功能的有效手段。其方法是采用一环状电极或手持式双极电极刺激阴茎背神经，然后采用同心圆电极记录球海绵体肌的肌电图，观察诱发反应的潜伏期。球海绵体反射有快慢两个时相，快相发生在刺激后35秒，慢相发生于刺激后70毫秒。目前研究发现该检查缺乏敏感性和特异性。

（2）会阴皮层诱发电位：电刺激会阴神经后记录皮层反应电位也可用于阳痿研究。采用与检查球海绵体反射相同的刺激电极，刺激频率为1.5～4.7 Hz，刺激强度为无任何不适合的刺激值的2.5倍。记录电极置于Cz点后2 cm处，记录参考电极置于Fz点。会阴皮层诱发电位的波形及潜伏期与胫神经刺激后的诱发电位惊人地相似。

会阴皮层诱发电位和球海绵体反射对于鉴别功能性阳痿与脊髓损害性阳痿具有非常重要意义。会阴皮层诱发电位主要用于检测骶髓以上脊髓的病变，球海绵体反射主要用于检测骶髓节段性病变。Kirkeby等人发现29例多发性硬化具有阳痿症状的患者中26例会阴皮层诱发电位潜伏期延长。其他学者也报道脊髓其他病变患者会阴皮层诱发电位潜伏期延长。

（3）括约肌肌电图：对于阳痿诊断的适应证很有限，但对疑有多系统变性的患者具有较高的诊断价值。绝大多数多系统变性患者具有勃起功能减退症状，有些甚至出现于其他神经系统症状之前1～2年。支配括约肌的脊髓前角细胞位于骶段脊髓内形成一致密核，称为Onuf核。病理研究发现多系统变性患者Onuf核中前角细胞选择性丢失，引起肛门括约肌及尿道括约肌的失神经改变。大多数男性患者阳痿症状出现于膀胱症状之前。

多系统变性患者肛门括约肌及尿道括约肌的运动单位时限延长，常超过20毫秒（正常值<8毫秒）。括约肌肌电图检查对于鉴别具有锥体外系症状和膀胱功能紊乱的原发性Parkinson病与多系统变性具有重要意义，原发性Parkinson病患者括约肌肌电图运动单位时限正常，其假阳性极少。

（4）海绵体肌电图：将标准的同心圆电极经皮肤或黏膜插入海绵体内，用2～100 Hz电刺激，阴茎在弛缓状态下可记录到峰电位。在视觉性电刺激诱发勃起动作后其活动降低，这提示阴茎勃起时海绵体平滑肌收缩停止，以便充血。使用冰刺激后，峰电位恢复。有人采用这一技术检测了一些因骨盆手术或外伤及糖尿病所致的神经源性阳痿患者，发现在视觉性刺激下海绵体仍有集束肌电活动。

5. 心率的检查　正常心率的维持受三种因素的影响：①支配心脏的自主神经包括交感神经和副交感神经；②体液调节因素；③心脏自身起搏功能。交感神经的作用为加快心率，而副交感神经的作用为减慢心率。正常情况下，两者之间处于动态平衡状态，但两者间如何达到这一平衡的机制较复杂。例如，人平卧时副交感神经活动占优势，交感神经活动较少，故心率较慢；轻微活动时副交感神经活动受抑制心率加快，活动剧烈时交感神经活动增强，心率进一步加快。清醒状态下，交感神经和副交感神经均活动，而在睡眠状态下除快速眼动期有交感神经活动外只有副交感神经活动。因此，观察心率的变化规律有助于了解自主神经功能。

正常心率变化较大，而且影响因素多，简单进行心率计数并不能反映自主神经功能，因此需要进行一些心血管发射试验来激发心率的改变。一个好的试验必须满足以下标准：①无论对受试者还是操作者都应简单易行；②重复性好；③能明确区分正常与异常结果。以下几个试验均符合以上标准：

（1）Valsalva试验：用于区别阻塞性及感染性中耳病变，现在已广泛用于检测自主神经功能。该试验简单易行，只需要克服阻力（40mmHg）吹气10~20秒。为了诱发血流动力学改变，用力呼气至少持续7秒，一般为15秒，同时记录心电图。

Valsalva动作的正常血流动力学改变分为4期。第1期：随着胸内压的增高，在开始2~3秒血压增高，而心率常减慢；第2期：随着胸内压的进一步增高，静脉回流减少，此时心输出量减少、血压降低，血压降低导致心率持续加快和周围血管收缩；第3期：检测随着胸内压解除，肺静脉血容量增加导致心输出量进一步减少、血压降低，心率发射性加快3~4次/分；第4期：胸内压恢复正常，心输出量增加，血压反弹性上升，出现反射性心率缓慢和周围血管舒张，最后血流动力学恢复至正常状态。

药物试验表明副交感神经阻断剂阿托品可消除Valsalva动作引起的心率改变，而交感神经阻断剂则对心率无影响。血压的增高只有联合使用 $\alpha$-受体和 $\beta$-受体阻断剂后才能消除。自主神经损害患者由于发射弧破坏，尽管压力感受器能正常地接受刺激，但不能做出正常反应，血压在心输出量下降时缓慢而持续降低，随着胸内压的解除血压逐渐恢复正常但缺少反弹，心率则始终保持基本不变。

由于测量动态血压需要进行动脉插管，现多不采用。现广泛采用心电图以Valsalva比率（VR）来评价自主神经功能。Valsalva比率为第二、第三期中最长R-R间期与最短R-R间期的比值。正常人在第二期因反射性心动过速其R-R间期缩短，第三期因反射性心动过缓R-R间期延长，VR＞1.2。自主神经损害的患者VR降低。该试验简单可靠，但明显心力衰竭的患者因回心静脉血量持续增高其压力感受器在Valsalva动作时往往不能被激活，故可出现VR降低。此外，糖尿病患者如已出现视网膜病变应尽量避免该试验，因为理论上该试验可诱发视网膜出血。

（2）深呼吸中心率变化：观察深呼吸中心率的变化了解自主神经功能，可在患者床边或门诊患者中开展，正常人在呼吸时心率减低，吸气时心率加快，其变化在6次/分，深呼吸时变化最明显。随着年龄的增加，其变化逐渐减低。

深呼吸中心率的变化受副交感神经控制。动物实验表明切断动物的迷走神经后，可消除深呼吸对心率的影响，而刺激其断端则可引起心率变化，其变化与刺激的强度、频率成正比。阿托品可消除深呼吸对心率的影响，而β-受体阻断剂则对此无影响。心脏移植患者深呼吸时心率无变化。

（3）心率对站立的反应：让受试者静卧，然后自己站起来并持续安静站立1分钟，大多数受试者可2~3秒站立，即使有些患者起立较慢，但对结果常无明显影响。正常人一般在起立后第15次心跳时心率最快，在第30次时相对较慢。该反射主要受副交感神经调节，交感神经可能也参与调节。静脉注射阿托品后可改变该反射的特征，心率仅在站立后30秒时有轻度增加，同时注射β-受体阻断剂后效果更明显，但单独注射β-受体阻断剂对站立后心率的变化并无影响。该反应受年龄因素影响，年龄越大反应越小。

（4）心血管反射试验：除以上试验外，还有一些心血管发射试验，例如心算对心率的影响，让受试者进行连续减法计算1分钟后，正常人心率增加，应用β-受体阻断剂后心率增加受抑制，提示可以用该试验检测交感神经的功能。

咳嗽可引起胸内压的波动，导致血流动力学和心血管发射的改变。短咳嗽可诱发心率迅速加快2~3秒恢复至正常水平。阿托品可以消除这种心率的加快，而β-受体阻断剂则无影响，该反应受年龄因素影响。提示该试验可用于评价副交感神经通路的功能。该发射与Valsalva试验和呼吸性心率变化不同，它不受胸腔的压力与牵张感受器和迷走神经传入纤维的影响。

目前针对自主神经系统功能异常的特异性体征和辅助检查，客观指标仍较少，做上述检查的目的是希望明确自主神经系统损害的程度、分布情况及损害的部位。以上客观指标作为诊断脊柱相关疾病的依据，还远不能反映自主神经系统功能异常状态的全貌。详细了解发病规律和各器官系统的功能状态，进行综合分析则更有价值。

# 第五节　脊柱的影像学检查

## 一、X线检查

脊椎各节段的X线平片检查是一项重要的辅助检查，它不仅能显示脊椎骨的各种改变，还可除外结核、类风湿、肿瘤和畸形。X线平片是脊椎结构立体形态的平面投影，尽管影像重叠紊乱，但仍可直接间接反映脊椎的既往和现状，有较丰富的内涵。对于X线平片检查的价值，要结合病史和体征，客观予以评价。脊椎各节段的常规或特殊投照位置的X线平片检查，各有关专著已有详尽论述，本文不准备重复。在此，有作者拟对一些与临床症状密切相关的X线征象提出讨论，现分述如下。

1. 颈曲消失或反张的临床症状　具有此X线征的青壮年患者（尤其是女青年），查体发现颈肌紧张，中下段颈椎关节突关节压痛，局部肌痉挛。$C_4$或$C_5$棘突可能发生偏移错位。颈曲下段僵直者，以肩、臂或上肢的麻胀、疼痛、乏力等症状多见。颈曲上段僵直者，多有头部胀痛或头面五官症状。

2. "颅底凹陷征"的临床症状　齿状突尖端超越枕腭线以上者即为此征。一般认为是发育异常所致。临床症状：病程较长的头部胀痛或头昏头胀，中老年患者症状较明显。查体发现患者颈项较短，后发际低，颈2棘突与枕骨相接近，棘旁肌紧张、压痛。

3. 项韧带钙化X线征的临床意义　项韧带钙化是颈椎病的典型X线征象之一，多发生在$C_5 \sim C_7$平面。钙化影同一水平的棘突间隙一般有增宽现象，相对应椎体前角可有增生性改变。此征象见于长期从事低头、仰头或头颈活动较频繁职业的中老年患者（如车缝工、电工、司机、装卸工等）。具有此X线征的青壮年患者一般有头颈部外伤史。常见临床症状：低头受限或不能持久，颈、肩酸累，偶有肩、肋疼痛或乏力。

4. "颈椎侧凸"X线征的临床意义　在青壮年患者，此征象是落枕或副神经炎急性期颈椎的代偿性改变。查体可见颈椎凹侧肌紧张、压痛，有时扪及肿大触痛的副神经。老年患者则有慢性颈、肩疼痛的症状。

5. 寰枢椎半脱位X线征的临床意义　寰枢椎开口位片若发现寰椎侧块偏移、齿状突不居中，两侧寰枢关节间隙不等宽，则是寰枢椎半脱位的X线征。侧位片上常可见寰椎后弓呈"环状"（正常呈重叠影像）。常见临床症状：与寰椎侧块偏移方向同一侧的头痛或偏头痛和眼部症状；可伴头昏、眩晕、血压异常、失眠等。查体发现一侧寰椎横突隆起（与另侧对比）、压痛，局部肌肉紧张、压痛或有颈2棘突偏移错位。

6. 钩椎关节增生X线征的临床意义　此征象多发生在中下段颈椎。钩椎关节增生的程度与该椎间盘退变、间隙狭窄的程度成正比。单个钩椎关节增生者常有明显的根性刺激症状或交感神经刺激症状。多个椎体钩椎关节的增生性改变，因是一个慢性的渐进过程，患者一般已较适应，所以临床症状不明显，一般以颈、肩、上肢的麻胀劳累、乏力为主，多见于老年患者，由于往往自认为是"老年病"而不予重视。

7. 胸椎正、侧位片单个间隙相对应　椎体增生的X线征的临床意义：此征象多发生在中下段胸椎，提示该部曾有损伤或异常应力存在。临床症状：增生同侧相对应的肋间神经分布区的疼痛和不适以及相应节段交感神经支配脏器的功能紊乱症状；$T_8 \sim T_9$间隙右侧增生性改变，则有右季肋部的慢性疼痛不适和胃肠功能紊乱症状。查体见该部棘突偏歪，棘旁压痛、肌紧张。

8. "水平骶椎"与腰前凸曲线加深　X线征的临床意义：X线平片显示腰骶角增大（>43°）即为"水平骶椎"，常见腰曲加深征象。临床症状：站立、端坐、平卧和行走时因腰骶部胀痛甚至下肢麻胀而不能持久，患者需叩打骶部或采取下蹲位以缓解腰骶部和下肢的症状；严重者可出现间歇跛行和马尾神经受激压的症状。查体见腰曲明显加深，骶部后凸隆起，两侧腰肌紧张和代偿性肥厚。

9. 骶髂关节密度增高X线征的临床意义　骶髂关节密度增高，提示关节存在慢性劳损或炎性改变，见于慢性腰腿痛或类风湿关节炎（中枢型）患者。一侧骶髂关节密度增高或同时伴有关节间隙增宽（与另侧对比），提示该关节存在损伤或关节错位。临床可见一侧腰骶部疼痛不适，并且往同侧下肢牵扯。部分患者还可有同侧下腹的隐痛、触痛和盆腔脏器功能紊乱症状。少数患者有骶尾部痛和下肢怕冷、多汗或无汗症状。查体见该侧腰肌代偿性紧张，骶髂关节压痛或叩痛，或者该侧骶髂关节前错位或后错位。

## 二、CT和MRI检查

1. CT检查　CT是用X线束对人体层面进行扫描，取得信息，经计算机处理后获得重建图像。所显示的是断面解剖图像，其密度分辨率优于X线图像。CT检查分平扫、造影增强扫描和造影扫描。在观察分析时，应首先了解成像的技术条件，是平扫还是增强扫描；然后再对每祯图像进行观察。结合一系列多帧图像的观察，可立体地了解器官的大小、形状和器官间的解剖关系。病变组织与周围组织的密度差是诊断的主要依据，依据病变密度高于、低于或等于所在器官的密度而分为高密度、低密度或等密度病变。如果密度不均匀，有高有低，则为混杂密度病变。还要观察邻近组织和器官的受压、移位和浸润、破坏等。CT检查对中枢神经系统疾病的诊断价值较高，应用普遍。对颅内肿瘤、脓肿与肉芽肿、寄生虫病、外伤性血肿与脑脊髓损伤，椎管内肿瘤与椎间盘突出等疾病诊断效果好，诊断较为可靠。螺旋CT扫描可获得更加精细和清晰的血管重建图像，而且可以做到三维实时显示，有望取代常规的血管造影。

2. MRI检查　MRI（磁共振成像）是利用原子核在磁场内共振所产生的信号经重建成像的一种技术，可获得人体横断面、冠状面、矢状面及任何方向断面的图像。该技术有利于病变的三维定位。MRI显示解剖结构清晰而逼真，可很好地观察器官大小、形状和位置等方面的情况，对引起器官形态变化的疾病能快速做出诊断。在良好的解剖背景上显示病变是MRI诊断的突出优点。在观察病变时要注意病变的位置、大小、形状、边缘轮廓及与有关脏器的关系。MRI诊断已广泛用于临床，尤其在神经系统更为成熟。对脑干、幕下区、枕大孔区、脊髓与椎间盘的显示明显优于CT。对神经脱髓鞘疾病、多发性硬化、脑梗死、脑与脊髓肿瘤、血肿、脊髓先天异常与脊髓空洞症的诊断价值较高。对腹部与盆腔器官如肝、肾、膀胱、前列腺、子宫颈部和乳腺MRI检查也有相当价值。在恶性肿瘤早期对血管的侵犯和肿瘤分期方面优于CT。骨髓在MRI上表现为高信号区，侵及骨髓的病变如肿瘤、感染及代谢性疾病，MRI可清楚显示。在显示关节内病变及软组织方面也有其不可替代的优势。

3. 综合应用影像技术　各种影像技术和检查方法都有其的优势与不足，并非一种成像技术可以适用于人体所有器官的检查和疾病的诊断，也不是一种影像技术能取代另一种影像技术，而是相辅相成、相互补充和印证。在选用时要权衡利弊，综合利用。在满足正确诊断的前提下，应选用简单方便，对患者安全、痛苦少、花费低的非损伤性影像技术和检查方法。但有时需综合采用几种影像技术和检查方法才能明确诊断。因此，要充分了解掌握各种影像检查的优劣、适用范围、价值与限度，根据患者的症状、体征及其他临床检查中得出的初步诊断制定合理的影像检查方案。

## 三、椎管造影检查

椎管造影检查目的在于鉴别脊髓症状是由于脊髓变性、粘连性蛛网膜炎、脊髓肿瘤或椎间盘向椎体后方脱出所致。目前临床常用的造影为非离子碘剂。椎管造影的方法如下：腰穿后，往蛛网膜下腔注入造影剂2~5mL。患者仰卧（显示脊髓后方受压情况）或俯卧（显示脊髓前方受压情况）位，在透视下观察造影剂流动情况并徐徐倾斜检查台。检查腰椎病变时，先使头端升高，使造影剂往下流至椎管第一骶椎平面，然后再使造影剂向上回流。检查颈、胸椎病变时，倾斜检查台呈头低脚高位。在椎管正常无梗阻情况下，造影剂通过速度相等，均匀顺利，没有不对称的缺口或潴留。椎管有部分梗阻者，当加大倾斜角度时可见造影剂通过缓慢并且不对称或分流而过，呈"L"或"U"型。椎管完全梗阻者，可见造影剂在梗阻处潴留不前，即使加大倾斜度亦不能通过。

## 四、椎间盘髓核造影检查

将造影剂注入可疑病变的椎间盘内，观察其形状以确定有无病变。椎间盘髓核造影只能了解椎间盘本身的情况，不能全面了解椎间盘以外的病变，且操作繁琐，有可能损伤神经和引起感染，患者痛苦较大，一般不宜采用。仅在手术过程中，为了明确定位以及了解间盘是否存在病变时酌情使用。目前也有用于椎间盘源性腰痛的诊断。

## 五、椎动脉彩色多普勒检查

通过动脉穿刺或动脉插管，注入适量造影剂，了解椎动脉有无畸形、迂曲、阻塞、受压、变细以及椎动脉的形态学改变与颈椎活动的关系，适用于椎动脉型颈椎病的确诊。由于椎动脉造影的技术条件要求较高，一些患者可能出现严重的并发症，而椎动脉型颈椎病的诊断，通过临床及其他各项辅助检查一般可以诊断，因此宜慎重使用。近年来由于微创技术和数字成像技术的发展，椎动脉彩色多普勒检查开始用于临床检查。比较常用的是激光多普勒和超声多普勒两种方法。

# 第二章

# 脊柱微创技术概述

## 第一节　脊柱内镜及设备

### 一、脊柱全内镜正常工作所需设备

脊柱全内镜的正常工作需要一系列的设备，若要开展完整的脊柱内镜手术，通常需要以下设备。

脊柱内镜系统是棒状多通道集成设计的内镜。由于该内镜最早用于经椎间孔入路的手术，所以临床中常通俗的称之为"椎间孔镜"。由于该内镜通常只需要一个手术切口，临床中常称之为"单通道内镜"。文献中有称这种内镜为"全内镜"。脊柱内镜的制造需要较高的光学技术和电子技术，还需要精密的机械制造工艺。脊柱内镜外观呈手枪样设计，其组成包括：带管状套件的棒状镜头、光纤通道、工作通道、冲洗通道、引流通道、目镜载体。

脊柱内镜的接口包括冲洗接口、吸引接口、光纤接口、摄像接口。内镜镜杆的外面有配套的工作套管，方便脊柱内镜在手术入路中置入和取出。冲洗接口与输液器接头相连接，带螺纹的冲洗接口与相应带螺纹的输液器接头相连接，这样在手术中便不容易脱落。吸引接口理论上应该与负压吸引器连接，便于冲洗液的回收和碎屑样组织的排出。在临床中吸引接头多被用作冲洗接头，可以增加手术区的液压帮助止血，液体可以经内镜工作通道中流出。光纤接口与光纤相连接。摄像接口位于脊柱内镜手柄的尾部，与视频设备的摄像手柄相连接。

1. 视频设备　包括视频主机、显示屏、摄像手柄等组成。视频设备的作用是收集内镜摄像头拍摄的视频，将视频进行数字转化并放大，传输于显示屏上。视频设备有录制存储视频和照片的功能，视频主机上很多接口，可与计算机相连接，方便视频和照片的处理。摄像手柄上有调节视频方向、画面放大倍数的功能键。

2. 光源设备　光源系统由光源主机和光纤组成，将光纤连接线的一头插在光源主机的插孔内，一头连接在内镜系统的光纤接口上，开机后即可工作。光源主机产生的低温高亮光线，通过光纤达到脊柱内镜头端，照亮手术视野。没有光源，手术视野便是一片漆黑。

3. 冲洗设备　脊柱内镜与椎间盘镜（MED系统）最大的不同点是脊柱内镜在水介质下完成，手术在持续的生理盐水冲洗中完成。持续的冲洗可以带走术区引起浑浊的血液及其他组织，创造清晰的术野。冲洗液因重力产生的水压，发挥一定的止血效果。临床中常用的完整冲洗设备由两袋3 000 mL生理盐水、两个输液器、一个带漏斗的护皮膜和一个蓄水桶组成，这些物品共同来完成液体的冲洗和收纳。通常将两袋3 000 mL生理盐水悬挂于约2米高的输液架上，通过两根输液器连接在脊柱内镜两个冲洗接口上，打开各个开关，就可以进行冲洗。有学者在冲洗液中加入氨甲环酸，以达到止血的目的。带漏斗的护皮膜贴于术区皮肤上，将漏斗放入蓄水桶中，完成冲洗液的收纳。

4. 射频消融设备　由射频主机、射频刀头、控制踏板等部分组成。高频射频消融的作用包括收缩或消融软组织、内镜下的止血。射频刀头为一次性使用工具，其头端为弯曲设计，可以明显增加内镜下的操作范围。双极射频刀头的头端有两个分离的金属片，如果二者相互接触时则不能产生正常的工作效果，如果二者之间有烧焦组织相连时，也会影响其工作效果。

## 二、设备的连接方法

1. 连接脊柱内镜与摄像手柄　连接设备时，手术台下人员与手术台上人员相互配合，严格遵守无菌操作的原则。摄像手柄通常是有菌的，台上人员先将管状无菌保护套系紧于脊柱内镜手柄尾端，为避免液体进入摄像接头处，建议采用两次双向打结，并用两层无菌贴膜密封。台上人员将管状无菌保护套收拢，台下人员与台上人员共同完成摄像手柄与脊柱内镜的连接，然后台下人员将无菌保护套拉下套在摄像手柄的电源线上，台下人员不能触摸无菌保护膜套的外层。一旦液体进入摄像接头内，将会造成镜下视野模糊，同时圆圈外的黑色部分也会变模糊，导致无法继续进行手术。如果手术过程中发生液体进入摄像接头内，造成手术视频模糊，应重新用贴膜密封接头处，松开并退出摄像手柄，擦拭干净并在视野清晰后，再重新将摄像手柄递入保护套中，在保护套中连接脊柱内镜要注意无菌操作。

2. 连接光纤　如果光纤是无菌消毒的，可以直接由台上人员将光纤连接内镜。如果光纤没有消毒，连接方法与上述类似，先用无菌膜套紧系于内镜上的光纤接口，然后台下人员将有菌的光纤置入无菌膜套内递给台上人员，由台上人员隔无菌膜套将光纤接头拧入在内镜的光纤接口上。

3．连接冲洗装置　先在术野贴好带漏斗的无菌贴膜，通常在透视完成后再将漏斗放入水桶中，漏斗末端一侧可以夹一枚血管钳，这样漏斗便不容易脱离水桶。台下人员将两袋3000 mL的生理盐水悬挂于输液架上，注意避免输液架倾倒。台上人员将两个无菌输液器的出水端连接于脊柱内镜的冲洗接口上，然后将输液器带尖的入水端递给台下人员，连接于3000 mL生理盐水袋上。腰椎镜下融合手术因出血较多，通常通过V型的接头使用3袋3000 mL生理盐水。

4．连接射频刀头　将无菌射频刀头放在手术台上，台上人员将插头递给台下人员，连接在射频主机上即可。台下人员将控制踏板用封闭的透明塑料袋包裹后，放置在术者右脚容易踩到的地方。

5．连接好各个设备后，打开各个设备的开关，即可进入工作状态。

## 三、基本手术工具

本部分主要介绍常用的脊柱内镜手术工具，不常用的特殊手术工具在各个章节中会有介绍。

1．穿刺针　脊柱内镜手术常用的穿刺针为16G的穿刺针，用于麻醉和穿刺。

2．导丝　通常为镍钛合金材质，质软而有弹性，两端为钝圆形，不容易损伤神经血管。导丝常用直径有1 mm和1.65 mm，与相应型号的穿刺针结合使用。穿刺完成后，在穿刺针内置入导丝，拔出穿刺针，进行下一步的引导操作。

3．逐级套管　通常为V级，用于逐渐扩大手术路径，引导内镜工作套管或环锯保护套管的置入。导丝是逐级套管的引导工具，先用最细的套管顺导丝达到手术区着陆点，再逐一使用大一型号的套管，最后引导内镜工作套管或环锯保护套管的置入。

4．铅笔导杆　铅笔导杆形如无尖的圆形铅笔，其头端呈圆锥形钝圆设计，可用于直接穿刺，还可用于不同工作套管之间的转换。由于其头端钝圆，所以使用铅笔导杆穿刺较为安全。

5．手锤　内镜手锤用于不同手术工具的敲击置入，其锤头的一端为塑料，一端为金属。精细的手锤可以将持续性的作用力分解成间断的作用力，所以在脊柱内镜手术中比较安全。

6．环锯　是重要的骨性结构切割工具，有多种不同的种类和规格，环锯的手柄、锯身、锯头均为空心设计，方便与逐级套管、克氏针、铅笔导杆、脊柱内镜等工具配合使用。环锯主要用于骨组织的切割，脊柱内镜所用的环锯主要分为三种：一种为较粗的环锯，外径为8.3 mm左右，在C臂监视下及克氏针引导下盲视操作，称为"盲视环锯"；一种是套在镜头外面的环锯，由术者在内镜视野下可视化操作，称为"镜外可视环锯"；一种是放入内镜里面的工作通道中使用，直径较小，称为"镜内小环锯"。这三种环锯都是日常脊柱内镜手术中必不可少的工具。使用环锯时应尽量在直视下操作，当见锯内的组织跟随环锯一起转动时，则表示已经锯断，术者应立即停止。操作时不建议完全锯透，残留薄层的骨性组织，再进行折断，这样便不容易损伤神经等重要组织。

7. 髓核钳　分为直钳和45°钳，主要用于髓核、脂肪组织、增生软组织的摘除。髓核钳活动刃拉丝的尾端有弹簧样的缓冲设计，这种设计可以减小钳口断裂的风险，但是这种设计会减弱钳口的咬合力，不能用于骨性结构的咬除。在使用髓核钳时，要时刻关注神经组织的动态，在咬住髓核等软组织并拨出时，如果神经组织跟随移动，则高度提示髓核钳已咬住神经组织，术者应立即松开。

8. 蓝钳　可以有不同的角度设计，常用的有0°、15°和30°的蓝钳。蓝钳的头端锋利，可用于黄韧带、后纵韧带等致密结缔组织的切除。黄韧带的去除是脊柱内镜手术中不可缺少的操作。不同入路黄韧带的去除所用的工具也不同。如果是后侧入路手术，手术路径方向与黄韧带平面相垂直，此时使用椎板咬骨钳或45°钳比较合适；如果是后外侧入路，手术路径方向与黄韧带平面约成30°，此时使用15°或30°的蓝钳比较合适。

9. 镜下Kerrison咬骨钳　与传统脊柱手术所用的咬骨钳设计原理相同，均为冲咬式设计，活动刃与固定刃咬合后产生剪切效果。该工具的设计非常巧妙，操作时非常安全，不容易损伤神经组织。Kerrison咬骨钳曾被称作是"驱动脊柱手术的马达"。镜下Kerrison咬骨钳可用于黄韧带、椎板的切除。其切咬方向与内镜工作通道方向相同，当组织平面与内镜垂直时，使用Kerrison咬骨钳可方便该组织的切除操作。对于较厚骨性结构的切除，应先使用镜下磨钻将其磨薄，再使用镜下Kerrison咬骨钳便比较容易。操作Kerrison咬骨钳时将其头端的固定刃潜行置入骨质的深层，在镜下操作时需要旋转置入，使用钳背挡开神经组织，确保没有将神经组织夹入钳口，才可以咬除骨质。

10. 镜下骨刀　是脊柱内镜下骨性结去除的重要工具之一，很多部位骨性结构的去除并非镜外可视环锯所能安全到达，在空间狭小的位置通常需要使用细小的镜下骨刀。在Endo-ULBD术中，在去除对侧隐窝背侧骨质行神经根管减压时，使用镜下骨刀则更加安全。在椎间孔成形过程中，使用镜下骨刀可以对不完善的椎间孔成形进行"补刀"操作。在经椎间孔入路行椎管减压时，如果硬膜前方有较明显的骨性结构压迫时，镜下骨刀便可发挥其独特的作用。

镜下骨刀在内镜工作通道中使用，在内镜视野下完成骨组织或坚韧组织的凿除。由于其位于内镜的中央部位，所以只能凿除内镜工作通道前方的骨质，若要凿除内镜侧方的结构，则需要调整内镜的位置，或者需要将镜下骨刀设计成"S"形或"Z"字形。骨刀在使用时要注意不能一次完全凿透，残留薄层的骨性结构才不容易损伤神经组织。

11．弹簧髓核钳　弹簧钳的头端为弹簧设计，可以弯曲成不同的角度，可以增加髓核钳在内镜下摘除范围，常用于向上或向下游离型的腰椎间盘突出症。

12．镜下磨钻　用于骨组织的磨除，其钻头有多种设计，常用的有磨砂球头和带刃的西瓜球头，前者工作效率低，但止血效果好；后果工作效率高，但容易出血。

13．镜下超声骨刀　利用高强度聚焦超声技术，通过特殊转换装置将电能转化为机械能，经高频超声振荡，使所接触的组织细胞内的水汽化、蛋白氢键断裂，从而将需要切割的骨组织彻底破坏。超声骨刀具有软硬组织识别功能，对神经、血管和肌肉腺体基本无损伤。因为骨组织声阻抗高，软组织声阻抗低，对声阻抗高的骨组织及钙化、矿化硬组织直接产生破坏作用。

镜下超声骨刀用于骨组织的切割。超声骨刀的接头有多种设计，可以为带齿的锯片，也可以为磨钻球头，发挥类似于镜下磨钻的工作效果，而且更安全。镜下超声骨刀价格昂贵，极少有手术必须使用这一设备。

14．钬激光　可用于骨与软组织的切除。激光的射出位置设计在侧面，非常有利于扩大内镜侧方的操作范围。钬激光设备价格昂贵，极少有手术必须使用这一设备。

# 第二节　全内镜脊柱外科应用解剖

## 一、颈前路层次

1．通常采用胸锁乳突肌前缘切口。处理颈5至胸1也可取锁骨上两横指的横行切口，内端略超正中线，外端略超胸锁乳突肌前缘，常需结扎颈外静脉或颈前静脉。颈阔肌于两处切口均被切断，术终需注意对齐缝合。

2．切开颈深筋膜浅层（封套筋膜），将胸锁乳突肌牵向外侧，显露深面的肩胛舌骨肌。于中间腱鞘上将该肌切断，注意勿伤及进入该肌的舌下神经襻的分支。

3．将颈鞘向外推，喉和气管推向对侧，显露其间的甲状腺静脉，处理上位椎时需将甲状腺上静脉切断，处理下位椎时需将甲状腺中静脉切断。

4．将颈鞘和喉气管进一步分开，暴露横于它们之间的甲状腺下动脉。在右侧还有右喉返神经。将甲状腺下动脉结扎切断，结扎点尽可能远离喉与气管，以免误伤喉返神经。同时应注意避免误伤从其浅面下行的交感干及其分支。

第二章 脊柱微创技术概述

5. 环状软骨平对第6颈椎体，可推测椎体的序数。长而较突的第6颈椎横突前结节也可作为推测的根据，它平对第6颈椎体的上部分。第7颈椎横突前结节不显著，且后退与第6颈椎横突后结节同位于一冠状面上。正常情况下，椎间盘稍突高，但当有椎体前面上下缘骨质增生时则相反，故不应以高低做绝对根据。椎间盘处颜色稍白，椎体前面常有血管横越，可作测定参考。

6. 切开椎前筋膜，翻起前纵韧带，即达椎体及椎间盘。若不扰动韧带两侧的颈长肌，出血可较少。

7. 注意交感干于C$_5$平面穿出椎前筋膜下行，处理横突时避免误伤。还应注意上行有分支入椎间孔的颈升动脉。

8. 处理C$_{5～6}$椎时甲状腺上动脉可牵向上，处理C$_{3～4}$时则牵向下，不应切断。

9. 右侧入路由于右喉返神经斜行并较短，使喉与颈鞘之间的空间牵开度受限。从左侧进入无此限制，但由于绝大部分胸导管均居左侧，有误伤的危险。

胸导管从食管后方、脊柱前方斜向上外，弓形行经颈鞘的后方，开口于左静脉角。弓顶达第7颈椎横突的上缘。据资料显示，胸导管在颈根部呈双干者占30%，3干及4干者各约占30%。有时其中一干向右行，开口于右静脉角，呈分叉型，约占3%。多干增加误伤的可能性。分叉型令右侧入路时也应警惕误伤的可能。

10. 处理横突或钩椎关节时需切开头长肌。

11. 处理环枕、寰枢关节可取胸锁乳突肌前缘切口，将该肌的乳突止点切断翻向外侧，将颈鞘推向对侧。

## 二、颈后路层次

1. 通常上位颈椎取枕外隆突至颈4，棘突正中切口，下位者取颈2～7棘突正中切口。切开皮肤、项韧带，直达棘突。斜方肌、头夹肌和菱形肌等起自项韧带的部分即可被分向两侧。

2. 对头半棘肌、颈半棘肌及多裂肌行骨膜下剥离。前两肌之间有颈深动脉干走行，并具有丰富的静脉丛，因此剥离必需紧贴骨面进行。椎弓滋养孔多位于关节突根部附近和环椎后结节附近。血管撕断后出血较多。

3. 切断棘间韧带和成对的棘间肌，即可处理黄韧带、椎板，进入椎管。

## 三、胸后外侧入路层次

1. 斜俯卧位 前倾约60°。切口距棘突3～4cm，切断的浅层肌随高度而异。上胸为斜方肌、菱形肌和上后锯肌，中胸以下为斜方肌和背阔肌。深层肌，上胸过半棘肌与

- 47 -

最长肌之间，下胸过棘肌与最长肌之间，行钝性分离并结扎血管，出血较少。分开两肌并切断最长肌在横突上的附着点，暴露横突尖。

2. 移除肋骨　先切断肋横突外侧韧带及肋横突关节囊；然后剥离提肋肌及肋间外肌，在肋上缘处剥离时由内向外下推，肋下缘处则由外向内上推；继而切断肋横突上韧带前部及后部、肋横突后韧带和连于横突和肋颈之间的肋横突韧带；然后于横突尖外侧2～3cm处横断肋骨，推胸膜向深方，令与肋头剥离，切断肋头关节表面的辐状韧带和关节内韧带，将肋头段取下。注意勿伤其前方纵行的交感干。

3. 寻找椎间孔　将胸膜和神经血管推向深面，以肋间神经为导向找到椎间孔，直达椎体前外侧面。注意保护交感干。必要时结扎肋间后血管。

## 四、胸后路层次

正中切开棘上韧带，行肌肉的骨膜下剥离直至横突根部，若超过可伤及营养血管，出血较多。血管、神经走行于半棘肌（下胸为棘肌）与多裂肌之间。如分裂肌组织可致出血增多。

## 五、经胸膜腔侧方入路层次

1. 侧卧，按需要前倾后仰变换角度。切口前端略超腋前线，后端距棘突约5cm，切开斜方肌、背阔肌、竖脊肌。去除第8及以上肋骨时，前锯肌被切及；去除第6及以上肋骨时，菱形肌被切及。

2. 断去肋骨，于肋骨床切开骨膜及胸膜，进入胸膜腔。

3. 于椎体旁垂直切开胸膜显露肋间血管。结扎动脉（腰动脉亦同）勿靠近椎间孔，以保存更多的吻合支。

4. $T_6$以下的椎体侧面可有由交感干发出的内脏神经支贴行，注意勿误损。

## 六、胸腰部后外侧入路层次

1. 侧卧，前倾约60°。腰垫高令术侧肋弓与髂嵴张开。需处理$T_{12}$时切口后端高达$T_{10}$棘突外侧5cm处。处理腰椎时，后端可分别起自第10肋尖或第12肋尖，切口前端可至髂前上棘上内侧或耻骨结节上方。

2. 切断的肌肉有背阔肌、下后锯肌、腹内外斜肌、腹横肌和腰髂肋肌。

3. 将腹膜壁层自切口剥离，体位改为后仰60°，剥离腹膜至椎体外侧面。推腹膜囊及肾脏向对侧，注意保护输尿管、生殖股神经、交感干及其分支。

4. 处理$T_{11～12}$时，需剥离切除第12肋、$T_{12}$横突，此时注意勿伤及其深面的胸膜囊。

从腹内切开膈肌，也可到达$T_{11\sim12}$。

## 七、胸腰部及腰部后路层次

俯卧位，胸及耻骨联合处垫高免腹部受压，否则椎管内静脉充血，手术时流血增多。

正中切开棘上韧带，将肌肉做骨膜下剥离。剥至上关节突根部处因有营养动脉进入，撕断后出血较多。咬除椎板及黄韧带即可进入椎管。

## 八、经腹膜腔前正中入路层次

1．仰卧，下腹正中切口进入腹膜腔。推开乙状结肠，于正中切开腰下段及骶前的腹膜。

2．剥离腹膜及解剖腹主动脉和髂总动脉时可能伤及上腹下丛，导致射精障碍，因此对男性患者，此路手术应慎重选择。输尿管常与腹膜粘连，解剖过分向两侧可造成误伤。

3．左髂总静脉受左髂总动脉及腹主动脉末端压迫，可与$L_4$椎体及间盘粘连紧密，剥离时可能造成撕裂。腰静脉的汇入点也易造成撕裂。

4．游走肾、低位肾、马蹄肾、盘肾均可能妨碍手术进行，术前应予了解。

# 第三节 全内镜脊柱外科手术的麻醉

内镜脊柱外科手术的麻醉微创外科的发展促进了内镜手术在脊柱外科中的应用，内镜脊柱外科手术近10年来已逐渐增多。胸腔镜径路有益于胸段脊柱侧方或前方病变患者的手术，可以减轻术后疼痛，减少出血，但需施行支气管插管进行单肺通气，麻醉者必须熟悉单肺通气的管理原则和优缺点。内镜技术还可应用于腰椎疾病的前路或后路手术。在经前路内镜施行腰椎手术时，麻醉管理原则与其他腹腔镜手术相同。间隙水平的手术应注意大血管撕裂而突发的大量出血和二氧化碳气栓问题，因为腹主动脉和下腔静脉的分叉位于此水平，血管损伤可能需要转为开放径路手术。利用内镜施行上部腰椎和下胸椎手术时，应注意向头侧分离腹膜后间隙时有时可损伤胸膜，导致二氧化碳气体进入胸腔而产生气胸，应立即纠正。与腹腔内二氧化碳气腹手术比较，腹膜后二氧化碳充气吸收较快，采用过度通气手段有时也难以纠正，易引起高碳酸血症，麻醉管理时要予以重视。应用内镜经后路施行腰椎间盘摘除，不需应用二氧化碳充气，可以在局麻并适当镇静下手术。坐位内镜手术减少术野出血积聚，可以创造较好的术野，但是有静脉气栓、血流动力学紊乱的可能。

# 第三章

# 颈椎疾病微创技术的应用

## 第一节 颈椎应用解剖

颈部是指脊柱颈段及其周围软组织所分布的区域。脊柱颈段由7块颈椎借韧带、椎间关节和椎间盘连接，维持人体颈部正常的活动度及稳定性。当这些结构发生病理改变时，如颈椎间盘突出、关节突关节增生等就可引起颈椎病。

### 一、颈椎

颈椎共有7块。第1颈椎、第2颈椎、第7颈椎形状特殊，其余4块与脊柱其他椎骨形态相似。椎骨由前方的椎体和后方的椎弓组成。椎体略呈短圆柱形，颈椎椎体较小，横面呈椭圆形，各椎节的椎体自上而下逐渐增大。在正中矢面上，颈椎体呈长方形，自上而下逐渐增大。第3~7颈椎椎体上面侧缘有向上的突起，称为椎体钩，与上位椎体下面的两侧唇缘相接，形成钩椎关节。颈椎椎孔较大，略呈三角形。颈椎横突末端分为前、后结节，横突上有横突孔，位于横突根部椎体的两侧，内有椎动脉和椎静脉通过。颈椎横突表面有一条沟槽，脊神经前支在其内走行。第6颈椎有横突前结节，即颈动脉结节，前方有颈总动脉走行。棘突由椎弓后面正中伸向后下方，第2~6颈椎棘突较短，末端分叉。

颈椎椎体的前上缘呈斜坡状，前下缘呈崎状突起，覆盖在相邻下位椎体的斜坡上，故椎体上面的矢径较下面矢径为小，而其横径又稍大于下面的横径，上下椎体重叠，椎体前方的椎间隙低于椎体中部的椎间隙。颈椎椎间盘退变后，椎体边缘常产生骨赘。第5~6颈椎位于颈椎曲度顶点，活动时承受应力大，是骨赘最好发生的部位。骨质增生属防御性机制，也是一种修复过程，一般不会产生症状，但当其突入椎管或神经根通道后，可对脊髓或神经根产生压迫。

椎弓从椎体侧后方发出，呈弓状。由两侧一对椎弓根与一对椎弓板相连接，向两侧连宽大的横突，向后连扁平的关节突，再后续椎板。两侧椎板在后中线相交，形成大小不一分叉的棘突，第6、7颈椎棘突一般不分叉，且较长。

颈椎的横突扁而宽，发育中的残余肋突形成其前部，与原横突间围成横突孔。孔的形状多为椭圆形，内有椎动脉、椎静脉通过，其横径大小与椎动脉外径明显相关。孔后方的横突为一槽状沟，供颈神经根通行。横突外端形成前、后两结节，分别供颈长肌、前斜角肌及中、后斜角肌起始。有些人第7颈椎前结节长而粗大，形成颈肋，可深达斜角肌间隙或第1肋上面，压迫臂丛神经及锁骨下血管，导致斜角肌压迫综合征。

横突孔由椎弓根、横突前后根及肋横突板围成，多呈卵圆形。椎动脉一般由第6颈椎横突孔进入，向上经各颈椎横突孔，再经寰椎后弓的椎动脉沟入颅。横突孔内尚通过椎静脉丛及交感神经网，第7颈椎的横突孔只有椎静脉通过。

第1颈椎：又名寰椎，呈环状，由前弓、后弓及侧块组成，无椎体、棘突和关节突。前弓较短，后面正中有与枢椎齿突相关节的齿突凹。连接前、后两弓的侧块，上面各有一椭圆形与枕骨髁相关节的关节面，下面有圆形关节面与枢椎上关节面相关节。寰椎后弓较长，上面有横行的供椎动脉通过的椎动脉沟。在正中矢面上，寰椎的前、后弓为圆形断面，分别位于枕骨大孔前、后缘的下方，通过寰枕前、后膜与枕骨大孔相连。

第2颈椎：又名枢椎，其椎体向上伸出齿突，与寰椎齿突凹形成寰枢正中关节。

第7颈椎：又名隆椎，其棘突较长，末端不分叉。此棘突在活体颈后正中易触及，常被作为计数椎骨序数的标志。

## 二、椎骨连接

1. 椎间盘　椎间盘是连接两个椎体的纤维软骨盘，由纤维环、髓核、透明软骨终板组成。纤维环由坚韧的纤维组织环绕而成；髓核位于椎间盘中心的稍后方，外观呈半透明的凝胶状，主要由软骨基质和胶原纤维组成；透明软骨终板是椎体的上下软骨面，构成椎体的上下界，与相邻的椎体分开。成人椎间盘几乎无血管，仅纤维环周围有来自节段性动脉分支的小血管穿入，多在椎间盘的前后缘。椎间盘的神经分布与血管相似，在纤维环的周边有丰富的神经末梢，其深部、软骨板和髓核内无神经纤维。前部和两侧接受窦椎神经的纤维。

颈椎间盘有5个，除第1、2颈椎椎体之间无椎间盘外，其余相邻颈椎椎体之间都有椎间盘连接，颈胸椎间盘连接第7颈椎体和第1胸椎体。颈椎间盘较小较薄，其横径较椎体横径小，形态与颈椎体基本一致。椎间盘前厚后薄，厚度比为（2~3）：1，这与脊柱颈曲相适应，椎间盘与相邻椎体的高度比为1：（2~4）。

脊柱颈部活动度较大，第5~6颈椎位于颈椎曲度的顶点，受到的有效切应力最大，所以是椎间盘突出和颈椎退变最常发生的节段。

2. 钩椎关节 钩椎关节是上位椎体下面的两侧唇缘与下位椎体的椎体钩连接形成，又称Luschka关节。钩椎关节的后部邻近颈脊髓，后外侧部构成颈椎间孔的前壁，紧邻神经根，外侧为穿经横突孔的椎动脉、椎静脉及包绕其上的交感神经丛，内侧为椎间盘。钩突限制椎体向侧方移动，保持颈段稳定，其有效切应力较椎体其他部位为大。椎间盘退变后，钩突与上位椎体接触更为紧密，应力集中更加明显。

3. 寰枢关节 寰枢关节组成较复杂，包括寰枢外侧关节和寰枢正中关节。寰枢外侧关节由寰椎侧块的下关节面与枢椎的上关节面组成。寰枢正中关节由寰椎前弓后方的齿突凹与枢椎齿突和寰椎横韧带组成。寰枢关节可沿齿突的垂直轴运动，使头连同寰椎一同进行旋转，其承担50%的旋转功能。寰枢关节有许多韧带加强，包括齿突间韧带、翼状韧带、寰椎横韧带、寰椎十字韧带等。寰枕关节与寰枢关节联合活动可使头做俯仰、侧屈、旋转运动。

寰枢关节半脱位常见于外伤和先天性结构异常。

4. 寰枕关节 寰枕关节，是寰椎侧块的上关节凹与两侧枕髁构成的联合关节。两侧关节同时活动，可使头做侧屈和俯仰运动。其关节囊与寰枕前、后膜相连，寰枕前膜连接枕骨大孔与寰椎前弓上缘，是前纵韧带的最上部分。寰枕后膜连接枕骨大孔后缘与寰椎后弓。

5. 关节突关节 关节突关节又称小关节，是由相邻椎骨的上、下关节突构成的关节，属滑膜关节，其允许两椎骨之间做一定范围的活动。颈椎关节突的关节面略呈水平位，关节囊较松弛，其前方有脊神经根紧贴通过，当此关节发生增生等病变时，常压迫脊神经根引起症状。颈椎上关节突的关节面多朝向后上，上关节突朝上后方，下关节突朝下前方。颈椎关节突的方向有利于屈伸、侧屈和旋转运动，但比较不稳定。屈曲性损伤，可致关节突关节发生半脱位、脱位。

## 三、韧带

颈部脊柱韧带主要有前纵韧带、后纵韧带、黄韧带、棘上韧带、项韧带、棘间韧带、横突间韧带及连接颅底与颈椎的韧带。

1. 前纵韧带和后纵韧带 前纵韧带是椎体前面从上向下延伸的一束坚固的纤维束，宽而坚韧，起自枕骨大孔前缘，其主要作用是防止脊柱过度后伸和椎间盘向前脱出。后纵韧带窄而坚韧，位于椎管内椎体的后面，起自枢椎，与覆盖枢椎椎体的覆膜相续，其主要作用是限制脊柱过度前屈。

前纵韧带连于椎体和椎间盘的前面；后纵韧带与硬脊膜相贴，与椎体连接疏松，中间有椎体后静脉。前纵韧带和后纵韧带并不附着于椎间盘，而是附着于椎体。前纵韧带随椎体承载的不断增加，由上而下逐渐加宽，由于椎间盘后部的应力较大，后纵韧带在椎间盘处也变宽，且更加紧密。应力对韧带内部结构的影响也可以从前纵韧带的纤维排列上观察到，其纤维分3层：浅层纤维跨越4~5个椎体，中层纤维跨越2~3个椎体，深层纤维仅跨越1个椎间隙，这使椎体和椎间盘紧密地连在一起。

前纵韧带的骨化最早，多发生于颈部；后纵韧带骨化也较常见。除非骨化，正常前、后纵韧带在CT图像上不显影，而棘间韧带有时因毗邻脂肪组织而对比显影。棘上韧带不显影。在MRI图像上，前纵韧带与椎体前面的骨密度难以区分；后纵韧带作为一薄层低信号带可通过高信号的椎内静脉丛来辨别。

2. 棘间韧带　棘间韧带是连接相邻椎弓板间的薄层纤维，左右各一，其连于下位关节突、椎板、棘突上缘和上椎板下缘之间，棘间部分两片相贴合。棘间韧带向前与黄韧带相移行，向后与棘上韧带相移行。其主要功能是防止脊柱过屈。

3. 黄韧带　黄韧带为连接相邻两椎弓板间的韧带，位于椎管内，呈节段性，犹如屋瓦相互叠盖。黄韧带的弹力纤维含量很高，所以外观呈黄色。其主要作用是限制脊柱过度前屈。黄韧带参与组成椎管后壁，其下缘附着于下一椎板的上缘和后上表面，以及关节突的前内侧，而其上缘附着于上一椎板的下缘略向前倾斜，这样使椎管的后壁非常光滑。从后面观，黄韧带分为左右对称的两半，于中线与棘间韧带相互融合，而在中线处几乎每一水平都有小静脉穿过，从而使硬膜囊外静脉与椎外静脉交通。黄韧带的外侧一直扩展到椎间孔并构成其后壁，并于椎间孔外侧与关节突关节囊融合。一般将黄韧带分为椎板间部分和关节囊部分。椎板间的弹力纤维按头足走向多为纵行排列。

4. 横突间韧带　横突间韧带是位于相邻椎骨横突间的纤维索，颈部常缺如。

5. 项韧带　项韧带是从颈椎棘突尖向后扩展成的三角形板状的弹性膜层。其向上附着于枕外隆凸及枕外嵴，向下达第7颈椎棘突并续于棘上韧带。项韧带是颈部肌肉附着的双层致密弹性纤维隔。

## 四、椎管及其内容物

1. 椎管　椎管是由椎骨的椎孔和骶骨的骶管与其间的连接共同围成的纤维性管道，颈椎管横面近似三角形，横径大于矢径。颈部椎管和脊髓的弯曲与脊柱颈曲一致，椎管的矢径上段大于中、下段。评价颈椎管大小的重要指标是矢径，矢径正常范围在寰椎是16~27 mm，寰椎以下是12~21 mm，考虑椎管狭窄时矢径多小于12 mm。其内容物主要有脊髓及马尾神经、脊神经根、硬膜囊、硬膜外隙及其内的结缔组织和椎内静脉丛、蛛网膜下隙及其内的脑脊液。

2. 脊髓 脊髓位于硬膜囊中央，上端在枕骨大孔处连延髓，横面呈横椭圆形。脊髓上部，在枕骨大孔处，始自延髓；其下部，在第12胸椎以下逐渐变尖，形成脊髓圆锥。在脊髓的横面上，中央部有灰质，周围部有白质，颈脊髓的灰质和白质都很发达。

脊髓表面被覆三层被膜，由内向外为软脊膜、脊髓蛛网膜和硬脊膜。各层膜间及硬脊膜与椎骨骨膜之间均存在腔隙，由内向外依次有蛛网膜下腔、硬膜下腔和硬膜外腔。在矢面上蛛网膜下腔位于脊髓的前、后方。硬膜外腔前部有椎内前静脉丛，后部有少量脂肪。颈部脊髓有一膨大，称颈膨大，主要位于第5~6颈椎平面，此处发出支配上肢的神经根。

椎管发育性狭窄、椎节不稳、髓核突出、后纵韧带骨化压迫或刺激脊髓都可引起脊髓型颈椎病，出现感觉、运动和神经反射障碍。

3. 椎静脉系 椎静脉系是人体内一独立的静脉系，通过一些节段性侧支和胸、腹腔内静脉有广泛的吻合，整个系统无静脉瓣膜存在，其容量100~200 mL。椎静脉系分为椎外静脉丛、椎内静脉丛、椎体静脉和椎间静脉。其应用特点是可行椎静脉造影，使椎管显影良好，为诊断椎管或椎骨病变提供形态学依据。

（1）椎外静脉丛：位于脊柱外面，收集椎体及脊柱附近诸肌的静脉血，分为前、后两部分。前部呈稀疏网状遮盖椎体前方；后部在椎弓、横突、棘突及其韧带的背面，特别在寰椎周围尤为发达，并延伸至乳突后方。

（2）椎内静脉丛：位于椎管的硬膜外腔内，上起枕骨大孔并与枕骨斜坡上的基底静脉丛相连直至海绵窦，下达骶管尖端，连绵不断，贯穿椎管全长。它主要收集椎骨和脊髓的静脉血液。椎内静脉丛也分为两部分：前面位于椎体、椎间盘的后面及后纵韧带的两侧，成4条纵行的静脉干及其间的吻合支；后面位于椎弓及黄韧带的前面，由2条纵行静脉干及其间的吻合支构成。

颈部椎内、外静脉丛互相吻合，汇入附近的椎静脉。

（3）椎体静脉：位于椎体的骨松质内，它除具有储血功能外，还要把静脉血从透明软骨终板的毛细血管网和骨松质的狭窄间隙内运至椎静脉丛。椎体静脉在椎体中部向后汇入椎体后静脉。

4. 脂肪组织 颈部椎管内脂肪组织相对较少，主要位于硬膜外腔的后部和侧部。

## 五、颈脊柱的筋膜和肌肉

### （一）筋膜

颈部筋膜有颈浅筋膜和颈深筋膜。颈浅筋膜包绕颈阔肌，与身体其他部位的浅筋膜相延续，其深面有皮神经、浅静脉、淋巴结和淋巴管。颈深筋膜又称颈筋膜，位于浅筋膜和颈阔肌深面，包绕颈项部的肌和器官，分为浅、中、深三层。

**（二）肌肉**

1. 颈前肌

（1）舌骨上肌群：在舌骨与下颌骨之间，包括二腹肌、下颌舌骨肌、茎突舌骨肌、颏舌骨肌。二腹肌前腹起自下颌骨体，后腹起自乳突，以中间腱附于舌骨体，主要作用是降下颌骨和上提舌骨。下颌舌骨肌起自下颌体内面，止于舌骨体，茎突舌骨肌和颏舌骨肌，前者起自茎突，后者起自颏棘，均止于舌骨，这三块肌肉的主要作用是上提舌骨。

（2）舌骨下肌群：位于颈前区，在舌骨下方，每侧4块，包括胸骨舌骨肌、肩胛舌骨肌、胸骨甲状肌、胛舌骨肌、胸骨甲状肌、甲状舌骨肌。这些肌肉均以起止点命名，主要作用是收缩时下降舌骨和喉。

2. 颈浅肌与颈外侧肌

（1）颈阔肌：为一皮肌，薄而宽阔，位于颈部浅筋膜中，起于三角肌、胸大肌筋膜，止于口角，主要作用是紧张颈部皮肤，拉口角向下。

（2）胸锁乳突肌：位于颈部两侧皮下，起自胸骨柄、锁骨的乳突端，斜向后上方止于颞骨乳突，该肌一侧收缩使头向同侧侧屈，脸转向对侧；两侧收缩使头向后仰。

3. 颈深肌

（1）颈深外侧群：位于脊柱颈段的两侧，包括前、中、后斜角肌，均起自颈椎横突，前中斜角肌止于第1肋上面，后斜角肌止于第2肋上面。这些肌肉的主要作用是一侧收缩使颈侧屈，两侧收缩上提第1、2肋助吸气。

（2）颈深内侧群：位于脊柱颈段的前方，包括长肌、颈长肌等，主要作用是收缩时屈头、屈颈。

4. 枕下肌　连于第1、2颈椎与枕骨之间，其包括前外的头前直肌、头外侧直肌及后外的头后大直肌、头后小直肌、头上斜肌、头下斜肌。

5. 颈部椎旁肌

（1）竖脊肌（骶棘肌）：是一纵行肌群，纵列于躯干背面、脊柱两侧的沟内，起自骶骨后面及其附近，向上分出内、中、外三群肌束，沿途止于椎骨和肋骨，只有最长肌上升止于头部，可到达颞骨乳突。其主要作用是维持脊柱直立，使脊柱后伸和仰头，一侧收缩使脊柱侧屈。

（2）夹肌：夹肌位于斜方肌、菱形肌的深面，起自项韧带下部、第7颈椎棘突和上部胸椎，向上外止于第1～3颈椎横突和颞骨乳突。其主要作用是单侧收缩使头转向同侧，双侧收缩使头向后仰。

（3）横突间肌和棘间肌：横突间肌见于颈部和腰区，起止于相邻的横突；棘间肌起止于相邻棘突。这些肌肉可能对人体脊柱的本体感受的输入起一定作用。

## 六、颈椎曲度

成人脊柱从侧面观有四个生理性弯曲，即颈曲、胸曲、腰曲、骶曲。颈曲、腰曲凸向前，胸曲、骶曲凸向后。这些弯曲是由于发育和生理需要形成的。脊柱颈曲凸向前，其顶点在第4~6颈椎平面。婴儿出生后的开始抬头对颈曲的形成产生明显影响，也有人认为颈曲凸向前方在胚胎时就已显现，是胚胎伸头动作肌肉发育的结果。颈曲的功能意义主要在于支持头的抬起。颈部长期不合理的姿势，可导致维持颈部活动的软组织劳损，使颈椎生物力学原理改变，引起颈椎失稳、颈椎间盘退行性改变及其周围组织结构（神经根、脊髓、椎动脉、交感神经等）的继发性改变，出现相应临床表现，从而引起颈椎病。

# 第二节　颈椎骨的血供

椎动脉自锁骨下动脉发出，起始于前斜角肌内侧，上穿第6至第1颈椎椎间孔，经枕骨大孔入颅腔。在脑桥下缘，左、右椎动脉汇合形成基底动脉，椎-基底动脉系统血液主要供应大脑半球后1/3及部分间脑、脑干和小脑。

根据椎动脉走行和各部形态的不同，将其分为5段：

V1段：横突孔段，为椎动脉在第6至第2颈椎横突孔内上升的一段。

V2段：横段，为椎动脉穿出第2颈椎横突孔后，横行向外走行的一段。

V3段：寰椎段，为椎动脉在枢椎外端弯曲向上，在垂直向上走行至寰椎横突孔的一段。

V4段：枕骨大孔段，为椎动脉在V3段上端水平向内走行一小段后，再弯曲上行进入枕骨大孔的一段。

V5段：颅内段，为椎动脉经枕骨大孔入颅后，与对侧同名动脉汇合成基底动脉前的一段。

椎动脉前4段为颅外段，第5段为颅内段。当颈椎出现节段性不稳、椎间隙狭窄、椎体边缘及钩椎关节处骨赘形成等时，都可使椎动脉受到扭曲或挤压，造成椎动脉型颈椎病。

# 第三节 颈椎的脊髓及脊神经支配

## 一、椎间孔和神经根

颈椎间孔有6对，颈胸椎间孔1对，其中第1对颈椎间孔位于寰枢外侧关节的后方，其后壁为寰枢后膜和黄韧带，上、下壁分别为寰椎后弓和枢椎椎弓根，其余5对颈椎间孔和1对颈胸椎间孔的构成相同，前壁均由上位椎体下部、椎间盘和下位椎体的椎体钩组成，后壁为上关节突，上、下壁分别由相邻椎骨的椎弓根构成。

颈椎间孔和颈胸椎间孔均分为上、下两部分，上部有椎间静脉和脂肪，下部有颈神经根通过，且神经根常低于椎间盘平面。第1对颈神经根在寰椎后弓上方出椎管，第8对颈神经根通过颈胸椎间孔出椎管，其余颈神经根分别通过第1~6对颈椎间孔出椎管。颈椎间孔长轴与冠状面约呈45°，长4~5mm。

颈椎有一关键部位，称为Unco-transverso-articular-complex（UTAC），是由颈椎椎体钩、横突和关节突组成的复合体，它与颈神经根和椎动、静脉关系密切，又与脊髓邻近。因此，此复合体任何部分的病变均可引起神经和血管的压迫症状。颈部髓核突出、关节突移位、小关节骨质增生或创伤性关节炎、钩椎关节的骨刺形成等都可对神经根造成压迫和炎性刺激，引发神经根型颈椎病。

颈椎损伤后，由于椎间盘退行性变，关节突关节及钩椎关节因应力改变可发生骨质增生，导致椎管及椎间管狭窄变形。矢径越小，脊髓及神经根愈容易受刺激，产生脊髓及神经根水肿和变性等改变。

## 二、颈部神经

颈部的神经，包括第Ⅸ~Ⅻ对脑神经，交感神经干、神经节及其分支，颈丛及臂丛。

颈神经发自脊髓的前后根，沿椎间孔外前行，其前根紧贴钩椎关节后缘，后根紧靠上关节突及关节囊前方，两者的任何紊乱都可压迫或刺激此神经，引发症状。

1. 颈神经　共8对。第1颈神经后支大于前支，由于枕寰间无椎间孔，第1颈神经自寰椎后弓上穿出至枕后小肌。其后支在椎动脉之下穿出上行，前支较小，在椎动脉内侧绕寰椎上关节突外行。椎动脉及寰枕关节紊乱可刺激此神经，引起枕区痛。

2．枕大神经　为第2颈神经后支，是脊神经后支中最大的。该神经自寰椎后弓及枢椎椎板间穿出，经头下斜肌之下绕向上内，穿头半棘肌及斜方肌，伴枕动脉上行分布到枕区。$C_{1\sim2}$椎体间无椎间孔，故此神经不会在椎间孔受压，但可在穿枕区筋膜时受嵌压，引起枕区痛。

3．第3枕神经　为第3颈神经后支，绕第3颈椎上关节突向上内行，在枕大神经内侧穿斜方肌及筋膜，分布到枕区皮肤。受嵌压时亦可引起枕后痛。

4．颈丛　由第1~4颈神经前支组成。各支在椎前筋膜下穿出，形成后丛，绕胸锁乳突肌后缘中点。在副神经之下穿深筋膜浅出，分支为枕小神经、耳大神经、颈皮神经及锁骨上神经。后两者分支到颈前及锁骨上皮肤。在检查颈胸段皮节感觉丧失平面时，勿以颈胸前为准，因此处$C_4$与$T_2$皮肤感觉节段相近，应检查上肢痛觉丧失区。另外，枕小神经自胸锁乳突肌与斜方肌起点间穿深筋膜浅出，受嵌压时亦产生枕后外侧痛。

膈神经为颈丛之重要肌支，该神经由第3~5颈神经分支合成，在椎前筋膜下由前斜角肌外缘绕至其前面，斜向内下入胸腔。

5．臂丛　臂丛由$C_5 \sim T_1$脊神经前支组成，经前、中斜角肌间隙，先组成上、中、下干，然后分股、成束，分出臂丛各支。

## 三、颈交感神经

颈部有两个交感神经干，位于颈椎横突前方和颈动脉的后方，一般各有3~4个神经节，多者可有6个，称为颈上、颈中和颈下神经节。

颈上神经节位于第1~3颈椎横突前方，颈内动脉后方，呈梭形。颈中神经节位于第6颈椎横突处，有时缺如，最多可达3个。颈下神经节位于第7颈椎横突根部的前方、椎动脉起始部后方，其常与第1胸神经节合并形成颈胸神经节（即星状神经节）。

颈部交感神经节发出节后纤维的分布如下：①经灰交通支连于8对颈神经，随颈神经分支分布至头颈和上肢的血管、汗腺、竖毛肌等；②直接到邻近动脉，形成颈内、颈外、锁骨下和椎动脉丛，随动脉分支至头颈部的泪腺、涎腺、甲状腺、口腔和鼻腔黏膜内的腺体及竖毛肌、血管、瞳孔开大肌等；③发出咽支，直接进入咽壁；④每对神经节分别发出颈上、中、下、心神经，下行入心膜腔加入心丛。

# 第四节　颈椎病显微镜手术步骤

## 一、内镜下颈椎后路单侧入路双侧椎管减压术（Endo-T-ULBD）

### （一）概述

颈椎病系颈椎椎间盘退行性改变及其继发性病理改变所导致临床表现的总称，根据受累及组织的不同可将其分为若干类型。在各型颈椎病中以脊髓型颈椎病最为严重，常需进行手术治疗。脊髓型颈椎病的手术治疗包括前路手术和后路手术，前路手术主要包括ACDF（颈椎前路骨髓核摘除椎间融合术）与ACCF（颈椎前路椎体次全切除减压融合术），后路手术主要包括颈椎板切除术、颈椎板切除固定融合术和颈椎板扩大成形术等。当节病变段为3个或少于3个、颈椎前凸已经丢失、脊柱没有强直、存在动态不稳定时，建议选择颈前路手术；当累及3个或3个以上节段、颈椎前凸保留、脊柱强直时或存在OPLL（颈椎后纵韧带骨化症）时，建议选择颈后路手术。矢状面上颈椎前凸的存在对于颈后路手术非常重要，因为没有前凸的颈椎行后路减压后不允许脊髓后移，如果后凸进一步发展，对脊髓的进一步压迫可能会导致神经功能恶化。

治疗脊髓型颈椎病的颈后路手术包括颈椎板切除术、颈椎板切除固定融合术和颈椎板成形术。颈椎板切除术的并发症相对较多，比如椎板切除术后脊柱后凸（有10%～45%的患者出现）、神经功能的即刻丧失、进行性的长期神经功能恶化等，所以这一技术现在使用较少。颈椎板切除固定融合术在一定程度上减少了椎板切除术后脊柱后凸的发生率。目前治疗脊髓型颈椎病最常用的颈后路手术是颈椎板扩大成形术，该类术式包括三种：开门式椎板成形术、矢状面棘突劈开技术和改良的矢状面棘突劈开技术。颈椎板扩大成形术中最常用的是开门式椎板成形术，由日本医生Hirabayashi医生于1978年发明，Hirabayashi医生于1983年使用英文报道，开门式椎板成形术的并发症有轴性疼痛、C5神经根麻痹、手术后后凸畸形等。

本章所介绍的技术主要用于治疗脊髓后方局部受压的脊髓型颈椎病，其手术原理与腰椎Endo-ULBD技术的相同。颈后路单侧入路双侧减压手术最早由日本Akihito Minamide等医生于2009年报道，他是在通道内镜下完成。2013年，Nader S.dahdaleh等医生再次报道类似的技术，取得了较好的效果。他们所用的内镜技术都是在空气介质下完成，而本章介绍的是以水为介质的完全内镜下颈后路ULBD技术。

本章将内镜下颈椎后路单侧入路双侧椎管减压术简写为"Endo-C-ULBD手术"，目前这一技术尚没有得到广泛的认可，原因可能是因为它的减压范围与颈椎板切除术或颈椎板成形术相比，不能给颈脊髓带来广泛的后移空间。不管使用哪种入路和术式，只要能充分减压神经且能阻止症状的发展和改善患者的症状，都是可取的。

### （二）手术适应证

颈后路Endo-ULBD技术主要用于颈脊髓后方局部受压的脊髓型颈椎病。由于本技术的椎板减压范围超过与keyhole手术的入路，对于合并有颈脊髓侧前方受压即旁中央软性致压因素的患者，可以考虑使用本技术；对于颈脊髓正前方受压明显的颈椎疾病，不建议使用本技术；对于合并有颈脊髓前方旁中央型的骨性致压因素的患者，不建议使用本技术。由于内镜手术的局限性，单次手术应选择病变范围在3个节段以内的患者。对于颈椎不稳定的患者不能使用本技术；对于3个或3个以上的多节段病变患者，有经验者也可以使用本技术。由于本技术术后产生的脊髓后移效果不如颈椎板切除术与颈椎板成形术，所以颈脊髓前方存在多节段受压的患者不建议单纯使用本技术。对于存在颈椎后凸畸形的患者，行任何的后路手术都可能效果欠佳。

### （三）术前评估与准备

术前仔细询问病史、症状及详细查体。脊髓型颈椎病的体征明显不同于神经型颈椎病，其体征包括步态不稳、Romberg征阳性、反射亢进、Hoffmann征阳性、病理性阵挛、巴氏征阳性等。常规拍摄颈椎正侧位片、过伸过屈位片，颈椎CT，颈椎MRI。从静态或动态侧位X线片上观察颈椎的生理曲度，是否存在正常的前凸，如果没有10°的前凸，行后路减压后，颈脊髓很难从其腹侧致压物上向后漂移。在动态X线片上观察是否存在颈椎不稳。在CT片上观察压迫因素的性质，是否存在钙化性压迫。使用MRI排除肿瘤、外伤性等疾病。在矢状面和水平面MRI上观察致压物主要来源是前方还是后方，是位于中央还是侧方，如果来自前方且位于中央，应考虑改行前路手术；如果来自前方且位于侧方，可以行后路手术。在矢状面MRI上观察颈脊柱受压的纵向范围，以指导骨性开窗的范围。建议术者在影像资料上测量重要的解剖数据，测量对侧椎板的椎板角可以更好掌握减压方向，测量棘突根部的解剖数据可以帮助术者掌握去除骨质的大小等。术者可以在Mimics软件上设计手术路径、开窗范围，在3D打印模型上模拟手术过程。

### （四）手术步骤

1. 麻醉方法 笔者建议使用全身麻醉。

2. 手术体位 采用俯卧位，将头颅固定于Mayfield头架，躯体置于体位垫上，颈部轻度屈曲，双肩宽胶带粘贴向下牵拉双上肢。没有Mayfield头架的医院，可以用颅骨牵引弓或头圈固定头颅，术中要时刻注意眼部是否受压、呼吸是否通畅。

3. 切口设计 在C臂透视指导下，画出后正中线和椎管狭窄节段的椎板间隙线，于手术节段症状侧或症状较重侧后正中线旁开约1.5 cm，经皮用10 mL注射器针头扎入皮下，透视确定针头是否位于颈椎管狭窄节段的中间。

4．穿刺着陆　术区消毒铺巾，贴护皮膜，穿刺点处横行切开约1 cm，切开皮肤、皮下组织、深筋膜，直形止血钳缓慢钝性分离颈项肌至侧块后，用铅笔导杆或二级扩张导管旋转缓慢进入到椎板侧块交接处，铅笔导杆或二级扩张导管轻轻内外上下钝性分离椎板侧块上的肌肉组织，再放置逐级扩张导管，最后将螺旋斜口工作套管旋转拧入至椎板侧块处，C臂透视确定工作套管位于颈椎管狭窄的位置。

5．置入内镜　链接内镜成像系统，光源，水源（注意水压）及电极刀头，工作套管内放入镜头。

6．显露V点　镜下止血，髓核钳清理软组织后可见椎板侧块骨质，旋转推移螺旋工作套管逐渐显露手术节段上位椎板、下位椎板、棘突基底部及侧块关节内缘（V点）。

7．手术侧椎板切除　虽然可以先用磨钻将椎板磨薄后用椎板咬骨钳作椎板的减压，但是这样工作效率低，笔者习惯直接使用椎板咬骨钳咬除椎板，先做上位椎椎板切除，通常需要减压至黄韧带的上止点，必要时咬除整个上位椎半椎板。后做下位椎椎板的切除，通常需要减压至黄韧带的下止点，必要时咬除整个半椎板。

8．去除手术侧黄韧带　使用蓝钳、椎板咬骨钳等工作去除黄韧带，去除硬膜外脂肪，显露神经根及硬膜。用椎板咬骨钳向外咬除侧块内缘骨质显露硬膜囊外缘。

9．棘突根部减压　棘突根部减压是该手术的重点。使用椎板咬骨钳咬除上位椎棘突根部下1/2骨质，咬除下位椎体棘突基底部上1/2骨质。如果棘突根部骨质较厚，可以先用磨钻磨薄后再用椎板咬骨钳去除，顺硬膜表面去除棘突根部相连的黄韧带。

10．对侧椎板潜行减压　顺硬膜的表面向对侧作减压，去除压迫脊髓硬膜的黄韧带、骨质等致压因素。

11．探查缝合　电极止血后，探查椎管减压范围已达到术前设计范围（可探查到双侧硬膜囊外缘，上下椎板与硬膜囊背侧有空间，硬膜囊背侧可见血管充盈），无活动性出血即可结束手术。全层缝合切口一针，再次消毒，无菌辅料覆盖包扎。

**（五）术后处理与康复**

术后观察患者下肢感觉和运动情况，酌情予消炎止痛、脱水消肿、营养神经等对症治疗。

**（六）并发症**

该手术的主要并发症有颈脊髓损伤、神经根损伤、脑脊液漏、减压不充分、颈5神经根麻痹、伤口感染等。

## 二、内镜下颈后路椎板开窗椎间孔切开髓核摘除术（Keyhole）

### （一）概述

1934年，Mixter和Barr发表了他们关于"椎间盘破裂并累及椎管"的报告，文中报道了3例颈椎间盘突出症患者接受了颈后路椎板减压髓核摘除术。1943年，Semmes和Murphey首次提出颈神经根型颈椎病。1951年，Kloward医生首次报道颈椎前路髓核摘除椎间融合术（anterior cervical discectomy and fusion，ACDF）治疗颈椎间盘突出症。这一技术问世之后，很快就是治疗颈椎间盘突出症及其他颈椎病的主导地位，原因是ACDF手术的适应证广、技术成熟、疗效显著。但是，患者需要付出颈椎融合的代价，不但手术花费较高，康复时间长，而且有食管气管神经血管损伤、融合失败、内固定失败、感染等风险。1961年，美国Hartford医院Scoville医生首次报道使用颈后路关节突椎板切除术（Facetectomy and Laminectomy）治疗旁中央型颈椎间盘突出症，该手术通过切除"V"点周围的椎板与侧块，以显露颈神经根，从后路行突出椎间盘的摘除，以松解受压的颈神经根。Scoville医生所介绍的这一技术正是颈后路"Keyhole"手术的启蒙之作，即后来的椎板椎间孔切开术（laminoforaminotomy）。1972年，Williams医生报道了通道显微镜下的颈后路椎板开窗髓核摘除术。1991年，Young医生开始用"Keyhole手术"这一名称来命名这一手术。1996年，Zeidman SM更加详细地描述了开放切口下的Keyhole手术的手术过程。2018年，Javier Quillo-Olvera医生详细描述了颈后路经皮内镜下的颈椎间盘摘除术。随着微创技术的不断发展，尤其是脊柱内镜器械的不断更新和完善，后路脊柱内镜下的"Keyhole"手术日益成熟，并已十分流行。

以"Keyhole"为命名的术式在神经外科中通常是指颅骨开窗手术。脊柱外科中所说的Keyhole手术通常是指颈后路椎间孔切开术（cervical posterolateral laminoforaminotomy），为方便大家的习惯，本书将内镜下颈后路椎板开窗椎间孔切开髓核摘除术简写为"Keyhole手术"。

### （二）手术适应证

Keyhole手术的适应证为保守治疗无效的旁中央型的颈椎间盘突出症，影像学上可以观察到椎管后外侧存在椎间盘突出或骨赘生物，患者常表现为颈神经根受压的症状，通常为一侧上肢的放射性疼痛和麻木。对于颈椎管后外侧有椎间盘突出和骨赘生物结构表现为神经根性症状的患者，颈后路手术可能比前路手术更为有利。对于脊髓正前方突出的中央型颈椎间盘突出症，患者表现为脊髓型颈椎病，则不适合使用本手术。

### （三）术前评估与准备

常规拍摄颈椎正侧位与动力位X线片、颈椎CT平扫、颈椎MRI。术前要认真阅读患者颈椎的正侧位X线片、动力位X线片、CT平扫及矢状面二维重建片和MRI。在动力位片上观察是否存在不稳。观察引起患者神经根性症状的致病因素，在断层平扫的CT和MRI上观察引起神经根受压的因素，有无颈椎间盘突出、椎间孔狭窄、椎动脉的异常等。详细了解这些致压因素的位置、大小和性质。在矢状面的CT和MRI上观察纵向所需要的减压范围。在断层CT和MRI上设计减压路线，评估Keyhole手术能否在不牵拉脊髓的情况下完全摘除突出的颈椎间盘。在Mimics三维重建上动态观察椎板、棘突、侧块、"V"点的形态，标示出致压因素的位置和大小，可以有助于术者明确椎板与侧块开窗的位置。在3D打印的脊柱模型上模拟手术，这样术者可以精确把握开窗的位置、大小和方向。

该手术可以用外径7.3 mm的腰椎脊柱内镜（PLUS）完成，也可以用外径10 mm的内镜（Joimax Delta）完成，后者工作通道较粗大，非常方便椎板咬骨钳的使用，工作效率高，所以笔者推荐用外径10 mm的脊柱内镜来完成该手术。

**（四）手术过程**

1. 麻醉方法——可以采用局部麻醉或全身麻醉，笔者习惯使用全身麻醉。

2. 手术体位——采用俯卧位，将头颅固定于Mayfield头架，躯体置于体位垫上，颈部轻度屈曲，双肩宽胶带粘贴向下牵拉双上肢。没有Mayfield头架的医院可以用颅骨牵引弓或头圈固定头颅，术中要时刻注意眼部是否受压、呼吸是否通畅。

3. 透视定位——先透视侧位片，以明确手术节段。再透视正位片，切口在"V"点的靶点在椎板与小关节的交界处，即"V"点。颈椎后部术区消毒铺巾后，贴护皮膜，于手术节段症状侧附近棘突后正中1 cm左右经皮用10 mL注射器针头扎入皮下至确定针头平手术节段间隙。切口位于目标节段"V"点的正上方。

4. 穿刺着陆——因为有损伤脊髓风险，笔者不建议使用穿刺针穿刺，尤其是使用较长的穿刺针，使用头端钝圆铅笔导杆穿刺则非常安全。在C臂透视引导下，使用铅笔导杆穿刺，到达椎板骨质表面，并向周围钝性分离椎板侧块上的肌肉组织，明确需要开窗的范围，顺铅笔导杆将工作套管置于椎板侧块交界处，C臂再次透视以确定工作套管位于V点，且手术节段无误。

5. 镜下显露"V"点——镜下止血，用髓核钳清理骨骼表面的软组织，清理完成后可见椎板及侧块的骨质。推移工作套管，逐一显露手术节段上位椎板下缘，下位椎板上缘及侧块关节的内缘。用镜下分离器感受上位椎板的下缘、下位椎板的上缘，这些解剖学标志看起来像是一个"V"字，所以称为"V点"。

6. "V"点周围椎板开窗——显露好"V"点周围的骨性结构，使用磨钻将"V"点周围的椎板骨质磨薄后，再用椎板咬骨钳咬除已磨薄的椎板骨质。一般是先咬除上位椎板的下缘，直到超过黄韧带的下止点，后咬除下位椎板的上缘，直到超过黄韧带的上止点。椎板咬除范围向内不要超过棘突根部，向外不要超过侧块的中点。可以用神经钩感受椎弓根内侧壁，避免侧块关节的过度切除。Shu Nakamura建议将小关节向外侧切除到椎体外缘2 mm处，此处通常可以完全松解神经根管，就算切除量偶尔会＞50%，也不会影响术后颈椎的稳定性。笔者习惯在Delta内镜下使用3.5 mm椎板咬骨钳直接行V点周围的椎板开窗，因为3.5 mm椎板咬骨钳的工作厚度较颈椎板的厚度大，从而不需要使用镜下磨钻。如果患者的椎间盘向外侧突出较多，可能需要顺神经根向外侧作侧块的部分切除。

7. 去除黄韧带——显露好黄韧带的上下止点后，使用蓝钳或椎板咬骨钳咬除黄韧带。在黄韧带与硬膜之间通常会有硬膜外脂肪，有学者称其为"硬膜外膜"，该组织需要去除后才能清楚显露硬膜和神经根。笔者习惯使用神经探钩将硬膜外膜分离挑起后再用直钳将其去除。

9. 显露神经根与突出髓核——在硬膜的外侧即可看见向外下斜行走向的颈神经根。显露神经根的肩上和腋下，使用射频电极止血，使用神经剥离子和髓核钳分离松解去除神经根周围系带和粘连组织，探查颈椎间盘突出的位置。使用舌形工作套管于神经根的肩上或腋下旋转推移开神经根，以显露突出的髓核。

10. 摘除突出髓核——于镜下摘除显露好的突出髓核，在颈神经根的腋下或肩上进行突出髓核的摘除。先用直钳行神经根周围的突出髓核摘除，后用45°髓核钳行神经根和硬膜腹侧减压。利用舌形工作套管的牵拉作用增加减压的范围。位于脊髓腹侧的突出髓核通常较难取出，可用神经探勾旋转扫出硬膜腹侧的突出髓核，也可增加倾斜角度，或使用弹簧钳向椎管中央减压。摘除椎间隙内变性的髓核组织后给予消融和纤维环成形。观察脊髓硬膜的外侧边缘，必要时顺神经根的方向作椎间孔的探查减压，以充分松解神经根。

11. 探查缝合——探查神经根是否恢复生理形态和解剖位置。术者用拇指间断松开内镜的工作通道尾口，形成波动的水压，借此可观察神经根活动的自由度。若神经根无受压，且搏动良好，无活动性出血，即可结束手术。全层缝合切口一针，无菌辅料覆盖包扎。

### （五）术后处理与康复

术后观察患者上肢感觉和运动情况，酌情予消炎止痛、脱水消肿、营养神经等对症治疗。术后使用颈托保护3周，也有学者认为术后不需要使用颈托固定。

### （六）手术并发症

俯卧位手术时应注意避免眼部受压，保持呼吸道通畅。术中严密透视，避免发生手术节段错误。在脊髓硬膜周围操作时，注意不要干扰硬膜，避免发生硬膜破裂。使用神经探钩时一定要记住钩子的方向，避免神经探钩取出困难且伤及神经。在作椎间孔减压时，注意勿损伤椎动脉。由于手术视野非常有限，容易发生减压不彻底的情况。在神经根周围减压时，勿伤及神经根，使用抓钳时时刻关注神经的动向，如果神经根随抓钳一起活动，则提示神经根被夹住。由于椎间盘被部分取出，术后仍有发生椎间隙高度变小的风险。术中注意无菌操作，避免发生感染。

## 三、内镜下颈前路椎间盘摘除术（Endo-ACD手术）

### （一）概述

1951年，Kloward医生首次报道颈椎前路髓核摘除椎间融合术（ACDF）用于治疗颈椎间盘突出症。这一开创性的术式自问世之来一直就深入人心，至今仍然是前路手术治疗颈椎间盘突出症和其他颈椎病的"标准"术式。ACDF在脊柱外科医生的心中无疑是一个历史悠久、疗效确切、技术成熟和值得信赖的术式，加上其本身的创伤就不大，这一根深蒂固的思想很难被改变。1964年，Boldrey医生提出不是所有的颈椎间盘突出症都需要做融合手术，单纯颈前路椎间盘减压手术（anterior cervical decompression，ACD）同样可以取得良好疗效。后续不断有学者报道ACDR手术的有效性、安全性和廉价性，但是这一手术并没有得到大范围的推广，原因可能是因为大多脊柱医生不能接受ACD术后发生的椎间隙退变和椎间隙高度丢失，认为ACD手术容易引起颈椎不稳，而实际上ACD手术引起颈椎不稳的报道是极其罕见的。

以最小的结构破坏来达到充分的椎管减压，是脊柱外科发展的永恒主题。各种新兴的微创器械被应用于ACD手术，手术理念也在不断改变，从不得不破坏终板软骨到现在的不损伤终板，从间盘组织的大量去除到现在尽可能地保留椎间盘，从最开始的圆柱形减压到梯形减压，再到现在的锥状减压。1989年，法国Tajima等医生首次报道颈前路内镜下的椎间盘摘除术。随着单通道脊柱内镜的诞生和专用颈前路内镜的发明，人们开始尝试内镜下的颈椎间盘摘除手术。2018年，韩国JS Kim医生和德国Ruetten医生都在文献中详细介绍过这一术式。2016年，我国学者邓中良介绍经椎体到达椎间隙后缘的方法来完成脊髓前方的减压。上述这些术式中都会运用到的穿刺技术是"二指触摸夹针穿刺法"。在20世纪90年代的颈椎间盘经皮射频治疗的操作中就曾介绍过这一穿刺技术，至今也常有学者报道。考虑到这一穿刺技术致命的风险性和难以复制性，笔者抛弃这一穿刺术式，采用微创小切口（mini-open）的方法用手指钝性分离的方式直达椎体前方，然后在直视下显露并切开纤维环，置入内镜后在内镜下完成颈脊髓前方的减压。这一改良置入内镜的方法与传统开放手术非常相似，大大降低了手术的风险，也明显节约了手术时间，对于有ACDF经验的医生来说更容易完成。

为便于交流，本文将内镜下颈前路椎间盘摘除术缩写为"Endo-ACD手术"。

### （二）手术适应证

Endo-ACD手术的主要适应证为保守治疗效果欠佳的中央型颈椎间盘突出症，且脊髓椎间隙的前方为非骨性压迫。当脊髓正前方为骨质压迫时，如果在内镜下切除骨性压迫虽然也有可能，但是存在较高的风险，原因是内镜的操作空间有限，另外内镜的正下方即是脊髓，一旦失手有可能引起脊髓损伤，造成瘫痪。中央型的颈椎间盘突出症由于压迫来自正前方，加上脊髓的不可牵拉性，从后路手术难以充分减压，所以建议从颈前路手术。对于非中央型的颈椎间盘突出症，在非手术治疗效果欠佳时，应首先考虑行颈后路Keyhole手术。

### （三）术前评估与准备

术者在手术前，要认真阅读患者颈椎的正侧位X线片、动力位X线片、CT平扫及矢状面二维重建片和MRI。动力位片上如果存在不稳，可能需要行ACDF手术。在CT片上观察矢状面二维重建片如果存在骨质压迫，可能也需要改行其他手术方式。观察椎间隙的高度与工作套管外径的大小关系，如果患者椎间隙过小，工作套管可能无法置入。仔细观察突出物与脊髓的位置关系，是位于脊髓的正前方还是偏于一侧，如果只是偏于一侧，可能需要行颈后路的Keyhole手术；如果是位于正前方的同时还偏向一侧，术中就要对脊髓前方和椎间孔同时进行减压。

本术式的术前准备与传统的ACDF手术无明显差别，只是需要特殊的手术工具。为了尽可能的不损伤终板，所有的工具都设计得相对细小。不同于与其他部位的圆形脊柱内镜，颈前路脊柱内镜的工作套管和内镜的杆状部分的均设计成椭圆形。颈前路的射频刀头直径较腰椎所用的射频刀头细小。

### （四）手术步骤

1. 麻醉方式——麻醉方法采用全麻气管插管，也可以采用局部麻醉。

2. 手术体位——麻醉完成后，采用仰卧位。为了加大椎体间隙，需要在颅骨牵引下手术，牵引重量为5 kg。患者颈后方垫以卷成圆筒状的中单，用宽胶布将患者的双肩下拉，用宽胶布将患者额头固定于手术床，以防止患者头部在术中摆动。

3. 切口设计 在C臂辅助下，寻找手术目标的椎体间隙，画出椎体间隙线a。在胸锁乳突肌的前缘画一斜线b，在颈部画出人体正中央前线c。a线与b线、c线相交的中间部分即为手术切口，初学者建议切口皮肤长约2 cm。

4. 切开显露切开皮肤皮下组织，切开颈阔肌及其筋膜，用食指顺颈动脉鞘内侧向椎体方向钝性分离，直达椎体前方骨质。在椎体上用金属作标记，C臂透视明确手术间隙的正确无误。

5. 置入工作套管与内镜用两把甲状腺拉钩牵开颈前方的软组织，用小圆刀在纤维环上切出与外套管大小相同的入口，插入工作套管，置入内镜。

6. 摘除前纵韧带前方间盘组织在内镜下摘除间盘组织，直到显露后纵韧带。此时要严格把控好操作的深度，用射频刀头缓慢进入椎间隙，将椎间盘消融，扩大手术视野。

7. 显露后纵韧带并去除快到后纵韧带的时候要放慢速度，必要时透视髓核进入椎间隙的深度。用直钳缓慢去除后纵韧带前方的椎间盘。内镜下可见后纵韧带呈栏栅样结构。用蓝钳咬除后纵韧带。可以设计一种前端钝圆的钩刀，将后纵韧带钩断后再咬除。

8. 脊髓前方减压——摘除后纵韧带后方即脊髓前方的髓核组织。清除椎体终板后缘突出的组织，以充分减压。

9. 椎间孔方向的探查减压——如患者存在旁中央突出，且术前存在明显的根性症状时，应向椎间孔方向去除后纵韧带，在椎间孔内顺神经根作探查和减压。

10. 关闭切口镜下彻底止血，缝合颈阔肌、皮下与皮肤，留置引流片。

**（五）术后处理与康复**

术后预防性使用抗生素，必要时使用激素减轻水肿。术后颈托固定1个月，术后1个月开始功能锻炼。

**（六）手术并发症**

手术并发症包括血管损伤（有致死可能性）、椎前血肿、吞咽功能障碍、食管损伤、神经损伤、颈脊髓损伤（有致死可能性）、硬膜损伤、伤口感染、颈脊髓压迫、死亡等。在做小切口显露时，注意避免发生颈部周围的神经血管损伤和气管食管的损伤，笔者不建议采用大多文献所报道的二指触摸夹针穿刺法，经皮穿刺有可能会带来致命的风险，而采用小切口切开显露置管法则手术风险要明显减小。在手术操作前要固定好患者的头颈部，在操作时要注意内镜和抓钳的深度，要有专门的助手把持好工作套管，镜下操作幅度要小，绝对不允许发生以颈脊髓的瞬间冲击性损伤。在脊髓前方操作时，注意避免发生硬膜破裂。

# 第五节　颈型颈椎病的微创治疗

颈椎病的分型是根据患者的症状或综合特征而确定的。首先归纳患者的症状特点，看其是由于椎管内及其邻近何种组织受累，再将此受累组织冠以"型"。按此标准，一般将其分为以下几种类型：颈型、神经根型、脊髓型、椎动脉型、交感神经型、食管压迫型及混合型颈椎病。

## 一、疾病概述

### （一）概述

颈型颈椎病最为常见，以颈部症状为主。颈型颈椎病即软组织型颈椎病、韧带关节囊型颈椎病。近年来，年轻人群发病率逐渐升高，约占颈椎病的40%，发患者数居于各种类型颈椎病首位。颈型颈椎病是由颈椎骨软骨组织病变引起，临床主要表现为颈肩部及周围肌肉的紧张、酸胀疼痛、活动受限等不适感，劳累后明显加重，影像学显示为颈椎关节退行性改变。

### （二）临床表现

1. 年龄　以青壮年为多，个别也可在45岁后首次发病，后者大多属于椎管矢状径较宽者。

2. 症状　以颈部酸、痛、胀及枕、肩部不适感为主诉，患者常诉说头颈不知放在何种位置为好。约半数患者颈部活动受限或被迫体位，个别病例上肢可有短暂的感觉异常。

3. 体征　颈部多取"军人立正体征"，即颈部自然伸直，生理曲度减少或消失，患节颈椎棘突间及两侧可有压痛，但多较轻。

4. 影像学表现　除颈椎生理曲度变直或消失外，于动力性侧位片上约1/3病例椎间隙松动，轻度的梯形变。

### （三）诊断

1. 主诉颈、肩及枕部疼痛等感觉异常，并伴有相应的颈部体征。

2. X线片上显示颈椎曲度改变，颈椎动力性侧位片上可显示椎体间关节不稳与松动，轻度梯形变。

3. 应除外颈部扭伤、肩关节周围炎、风湿性肌纤维组织炎、神经衰弱及其他非因颈椎间盘退变所致之颈、肩部疼痛者。

### （四）鉴别诊断

1. 肩关节周围炎　多在50岁前后发病，故又称"五十肩"。常见肩部疼痛累及颈部，易与颈椎病混淆，故应将两者加以鉴别。

（1）疼痛点：颈椎病患者疼痛多以棘突处为中心；而肩周炎患者则为肩关节处。

（2）活动范围：颈型颈椎病一般不影响肩部活动；而肩周炎患者肩部活动范围明显受限，尤以外展位时为甚。

（3）影像学检查：颈型颈椎病患者可显示颈椎之生理曲度消失及在动力性片上有梯

形变，而肩周炎患者一般无此现象。

（4）其他：尚可参考对封闭疗法及肩部推拿疗法的反应等，肩周炎对此类疗法均可显效，而颈型颈椎病则疗效不明显。

2. 风湿性肌纤维组织炎　此为慢性疾患，多与风寒、潮湿等有关。除肩颈部外，全身各处均可发生，尤以腰骶部多见。位于肩颈部的纤维组织炎需与颈型颈椎病鉴别。

（1）全身表现：风湿性肌纤维组织炎患者具有风湿病的一般特征，如全身关节肌肉酸痛，可呈游走性，咽部红肿或扁桃体炎症，红细胞沉降率增快，类风湿因子阳性和抗"O"测定多在500 U以上。

（2）局部症状特点：风湿性者其局部症状多以酸痛感为主，范围较广，畏风寒，多无固定压痛，叩之有舒适轻快感。

（3）其他：尚可根据患者发病情况、诱发因素、病史及既往抗风湿药物的治疗反应等加以鉴别。

3. 落枕　落枕系颈部肌肉扭伤所致，因其发病与颈型颈椎病相似，多于晨起时出现，因此两者易被混淆，主要根据以下几点进行鉴别。

（1）压痛点：颈型颈椎病压痛点多见于棘突部，程度多较轻，用手按压患者能忍受。而落枕者则见于肌肉损伤局部，以两侧肩胛内上方多见，急性期疼痛剧烈，压之难以忍受。

（2）肌肉痉挛：颈型颈椎病者一般不伴有颈部肌肉痉挛，而扭伤者则可触及伴有明显压痛的痉挛性条索状肌束。

（3）对牵引试验的反应：检查者用双手稍许用力将患者头颈部向上牵引时，颈椎病患者有症状消失或缓解感，而落枕患者则症状无改变，或疼痛加剧。

（4）对封闭疗法的反应：用局麻药物做痛点封闭，颈型颈椎病患者多无显效，而落枕患者则症状立即消失或缓解。

4. 其他　凡可引起颈部疼痛和不适的疾患均应注意除外，尤其是骨髓本身的各种先天性畸形、炎症、结核及肿瘤等。因此，凡主诉颈部症状者，最好常规拍摄颈椎正侧位片以除外各种可在X线片上显示的疾患，尤其是拟行推拿手技者，以防意外。

## 二、颈型颈椎病的微创治疗

下面"以超声引导下针刀治疗颈椎病"为例进行介绍：

超声诊断是依靠换能器产生超声波辐射到生物体内，由生物体内不同界面反射出不同波形并形成图像，从而判断生物体内是否发生了病变。近年来超声技术不断提升，通过超声显像可以准确观察到损伤软组织的解剖形态，协助临床诊治。超声在中医诊疗中具有广泛前景，可用于穴位定位及定性的研究、引导埋线治疗、引导穴位注射治疗、引导针刀治疗等，已经成为国际化推广和应用基础之一。超声引导下针刀操作的优势：准确到达病灶位置，疗效确切；实时性操作，避免不必要损伤，减少误伤神经、血管等组织的可能性，提高操作安全性。

刘洪等利用超声定位引导对颈型颈椎病进行针刀治疗，操作方法：患者充分暴露病变部位，在两侧天柱穴、完骨穴、肩井穴、巨骨穴，$C_2$、$C_5 \sim C_7$棘突，消毒并涂抹适量无菌耦合剂作为超声介质，长轴平面内入路，针刀从穿刺点刺入，超声显像实时观察，调整针刀方向，使针刀在滑膜增生肥厚处，肌纤维排列紊乱、增生、肥厚处，腱端骨面粗糙、不连续处，进行先纵行后横行松解剥离。再运用超声探头在$C_7$棘突、两侧$C_2$棘突外侧缘、两侧肩胛骨内上角做标注，长轴平面内入路，针刀与肌纤维走向平行进针，超声显像实时观察进针速度，直达骨面后剥离粘连组织3次，调整针刀方向与肌纤维走向垂直，对粘连肌肉组织剥离3次。并且在治疗过程中观察超声显像，遇钙化病变位置进行处理。刘洪等将100例颈型颈椎病患者随机分为对照组和观察组，对照组采取骨度分寸结合临床经验进行非直视针刀松解治疗，观察组采取超声定位引导针刀松解治疗，与非直视针刀松解对比，观察组的有效率为91.7%，优于对照组的70.2%，两者比较差异具有统计学意义（$P<0.05$）。

# 第六节　神经根型颈椎病的微创治疗

## 一、疾病概述

### （一）概述

神经根型颈椎病较为多见，主要表现为与脊神经根分布区相一致的感觉、运动及反射障碍。

### （二）临床表现

1. 颈部症状　因根性受压的原因不同，轻重表现也不一。由髓核突出所致者，多伴有明显的颈痛、压痛及颈椎挤压试验阳性，尤以急性期更为明显。而因钩椎关节退变及骨质增生所致者则症状较轻微或无特殊发现。

2. 根性疼痛　最为多见，其范围与受累椎节的脊神经分布区域相一致。此时必须将其与干性痛（主要是桡神经干、尺神经干与正中神经干）和丛性痛（主要指颈丛、臂丛）相区别。与根性痛相伴随的是该神经分布区的其他感觉障碍，其中以麻木、过敏、感觉减退等为多见。

3. 旋反射改变　即该脊神经根所参与的反射弧出现异常。早期呈现活跃，而中、后期则减退或消失。检查时应与对侧相比较。单纯根性受累不出现病理反射，如伴有病理反射，则表示脊髓本身亦同时受累。

4. 根性肌力障碍　以前根先受压者明显，早期肌张力增高，但很快即减弱并出现肌肉萎缩，受累范围也仅局限于该神经所支配的范围，在手部以大小鱼际肌及骨间肌为明显。需与干性及丛性肌萎缩相区别，并应与脊髓病变所引起的肌力改变相鉴别。必要时可行肌电图或诱发电位等检查。

5. 影像学表现　视病因不同可出现椎节不稳、梯形变、颈椎生理曲度变异、椎间孔狭窄、钩椎关节增生等各种异常现象中的一种或数种。

6. 特殊试验　凡增加脊神经根张力的牵拉性试验大多阳性，尤以急性期及后根受压为主者。颈椎挤压试验阳性者多见于髓核突出（髓核脱出）及椎节不稳等病例，而因钩椎增生及椎管内占位性病变所致者则阳性率较低。

（三）诊断

1. 具有较典型的根性症状如麻木、疼痛等，且其范围与颈脊神经所支配的区域相一致。

2. 压颈试验、上肢牵拉试验多为阳性。

3. X线片可见颈椎生理曲度改变、不稳及骨赘形成等异常改变。

4. 痛点封闭效果不明显（诊断明确者不必做此试验）。

5. 临床表现与X线片上的异常所见在节段上一致。

6. 应除外颈椎骨骼其他器质性病变，如结核、肿瘤等，并排除胸腔出口综合征、腕管综合征，尺神经、桡神经和正中神经受损，肩关节周围炎、肱骨外上髁炎、肱二头肌腱鞘炎等以上肢疼痛为主的各种疾患。

（四）鉴别诊断

由于颈脊神经根共有8对，因其受累部位不同症状分布差异较大，在临床上以下4位颈脊神经根受累较多。故以此为重点对易混淆者进行鉴别。

1. 桡神经受损　桡神经在上臂位于肱骨干桡神经沟内，紧贴骨面走行，易因肱骨干骨折而受累。外伤者易于鉴别，如因纤维粘连、局部卡压等因素所致者，则需与第6颈脊神经受累相区别。

（1）感觉障碍：感觉障碍区主要为指端外之手背侧1～3指及前臂背侧，而1、2指掌侧不应有障碍。

（2）垂腕：为桡神经受损所特有的症状，主要因腕伸肌及指伸肌失去神经支配所致。高位桡神经受累者，伸肘功能亦受影响。

（3）反射改变：多无明显影响。颈脊神经受累者，则肱二头肌、肱三头肌反射均减弱或消失。

（4）其他：可参考病史、局部检查及影像学所见等鉴别。

2. 正中神经受损　本病多因外伤或纤维管道受卡压所致，有以下特点。

（1）肌力改变：呈"猿状手"，主要因大鱼际肌萎缩所致。

（2）感觉障碍：其感觉障碍分布区主要为背侧指端及掌侧1~3指处，而前臂则多不波及。

（3）自主神经症状：因正中神经中混有大量交感神经纤维，因此，手部血管、毛囊等部位处于异常状态，表现为潮红、多汗等，且其疼痛常伴有灼痛感。

（4）反射：多无影响。而当颈脊神经根受累时，肱三头肌反射可减弱或消失。

3. 肩关节周围炎　本病有时易与神经根型颈椎病相混淆。除前述特点外，本病不具有脊神经根性症状，故易于鉴别。但应注意，在临床上可遇到某些颈椎病病例同时伴有肩关节周围炎症状者，当治疗神经根性颈椎病，神经根受压或受刺激的症状缓解后，肩部症状也可随之减轻或消失，其主要原因是由于颈脊神经受累后通过腋神经波及肩部所致。

4. 腕管综合征　为正中神经通过腕管时受压所致，其主要特点如下。

（1）腕背屈试验阳性：即让患者将腕向背侧屈曲持续1分钟时，如出现上述症状为阳性，有诊断意义。

（2）腕中部加压试验阳性：即用手压迫或叩击腕中部，相当腕横韧带近侧端处，如出现1~3指麻木或刺痛时即属阳性，具有诊断意义。

（3）封闭试验：本病用1%普鲁卡因1~2mL局部麻醉封闭有效。

（4）其他：有低位正中神经末梢之感觉障碍症状，主要表现为1~3指指端麻木、过敏或刺痛，颈部X线片无相应改变，神经根型颈椎病诸试验均属阴性。

5. 尺神经炎　尺神经由颈7~8和胸1脊神经参与组成。本病以老年人多见，尤以伴有肘关节外翻畸形者发病率更高，易与颈脊神经受累者相混淆。本病特点如下。

（1）感觉障碍：其感觉障碍分布区较第8颈脊神经分布区域为小，尺侧前臂处多不波及。

（2）肘后尺神经沟压痛：位于肘关节后内侧的尺神经沟处多有较明显之压痛，且可触及条索状变性之尺神经。

（3）对手部内在肌的影响：常呈典型之"爪形手"，主因骨间肌受累使掌指关节过伸及指间关节屈曲所致，尤以环指及小指显著。

（4）其他：可参考X线平片、病史及既往史等鉴别。

6. 胸腔出口综合征 本病多见，因其可直接压迫臂丛下干，或由于前斜角肌萎缩、炎性刺激而使颈脊神经前支受累以致引起上肢症状，多以感觉障碍为主，并可引起手部肌肉萎缩及肌力减弱等。本病主要包括以下三种类型，即前斜角肌综合征、颈肋综合征和肋锁综合征。此三者虽有区别，但均具有以下特点，可以与根型颈椎病相鉴别。

（1）局部体征：患侧锁骨上窝处多呈饱满状，检查时可触及条索状之前斜角肌或骨性颈肋，向深部加压或让患者做深吸气动作，可诱发或加剧症状。

（2）臂丛神经受累：主要为臂丛的下干受累。临床常表现为自上臂尺侧到前臂和手部尺侧的感觉障碍与尺侧腕屈肌、指浅屈肌和骨间肌受累。

（3）Adson试验：多属阳性。即让患者端坐，头略向后仰，深吸气后屏住呼吸，将头转向患侧。检查者一手抵住患者下颌，略加阻力；另一手触摸患侧桡动脉，如脉搏减弱或消失，则为阳性。此为本病的特殊试验。

（4）其他：本病压颈试验阴性，椎旁区多无压痛及其他体征，同时可参考影像学所见进行鉴别诊断。

7. 锁骨上窝肿瘤 指侵及脊神经根部之肿瘤。其中以转移性者多见。当波及脊神经根或颈丛或臂丛时则可引起相应的根性或丛性症状。因此，除常规对锁骨上窝及颈肩部进行视诊与触诊检查外，对有异样感觉者应以肩颈部为中心拍片以确诊，必要时行MRI检查。

8. 其他 应注意与周围神经炎、脊髓空洞症、风湿病、肱骨外上髁炎、肱二头肌腱鞘炎及心绞痛等疾患相鉴别。

## 二、后路显微镜下椎间关节减压术

椎间盘向外侧突出或骨赘突入椎间孔压迫神经根时，可应用椎间关节钥匙孔减压术进行椎间孔减压。这一方法在手术显微镜的辅助下可以减少对软组织和骨质创伤，降低有关并发症的发生率，同时在显微镜下操作，损伤神经的概率减少，使手术更为安全。后路显微镜下椎间关节匙孔切除术的适应证包括：①影像学证实椎间孔有椎间盘突出、髓核位于脊髓外侧、压迫该椎间孔的神经根并且有严重的神经根症状和体征；②关节突的骨赘压迫神经根，有相应的神经根症状和体征；③外侧椎间孔内椎间盘或者外侧骨赘，有慢性的神经根压迫和相应的症状保守治疗无法缓解者。

1. 体表定位 颈部稍屈曲，$C_1 \sim T_1$的棘突可以在中线很容易触到。$C_2$的棘突比$C_3$和$C_7$的棘突更长更突出，$C_2$、$C_3$和$C_6$的棘突通常是分叉的。$C_5$的棘突常常分叉但比$C_6$更短更倾斜。$C_7$的棘突不分叉，比$T_1$的棘突倾斜度更大。$T_1$的棘突倾斜度比$C_7$稍小，但比$T_2$更大。关节突关节通常可在中线旁开1~2个手指触到。枕外隆凸为颅骨后部正中向两边延伸数厘米的骨性突起，项韧带附着在该处。

2. 术前准备和麻醉　在手术前应对患者的肺部疾病、心脏异常和其他可能导致胸腔静脉压升高的疾病进行仔细地检查以防止硬膜外静脉充血而引起术中出血。服用非甾体抗炎止痛药物（NSAIDs）和含有阿司匹林的复方制剂应在术前7~10天停用。术前应准确地测量患者颈部的运动范围，特别要注意到无痛的屈曲和伸展的角度，以便确定插管时可以允许的活动范围。

通过气管内插管进行全麻。在对有明显的根部受压的患者进行插管时，头和颈应保持中立位以避免压迫已经受损的神经根。如果存在明显的不稳定或预计插管困难时，应在光纤辅助下进行插管。避免使用长效的肌松剂。如果估计对神经根的操作比较剧烈应使用激素（甲泼尼龙或地塞米松）。术中可监测躯体感觉诱发电位。

3. 体位　手术常采用俯卧位，由于坐位有可能引起空气栓塞、缺血和不稳定性增加等，因此在颈椎后路手术中已经不再常规使用。如果肥胖的患者或通气量下降的患者必须采取坐位时，必须使用多普勒超声仪持续监测静脉气体栓塞。

颈椎后路手术采用俯卧位需要对颈椎进行可靠的固定，通常应用马蹄形头架。颈椎保持轻微的屈曲位可以增加椎板间隙，扩大手术视野。防止眼睛或面部其他敏感结构受压以及防止腹部受压。

如果没有明显的颈椎不稳，患者在全麻之后可以从仰卧位转为俯卧位，搬动过程中注意保持颈部于中立位，尤其是脊髓型和神经根型颈椎病患者，应固定患者的头部以确保头部颈部和肩部同步搬动，避免牵拉受压迫的脊髓和神经根。在胸部及髂嵴处垫枕，防止胸部和腹部受压，减少腔静脉的压力，防止硬膜外腔静脉充血。理想的体位是颈部轻微屈曲，不应为了扩大椎板间隙过度屈曲颈椎，这样会使位于骨赘前方的神经根和血管被牵拉而受到压迫，可能产生轴突和脊髓缺血。颈椎不稳定的患者在摆体位的过程中应保持颈椎牵引，放置在马蹄形头架之后，保持轻度牵引以便使颈椎在手术过程中得到固定。对于术前已行头环胸支具固定的患者，患者从仰卧位转为俯卧位则较简单。当患者摆好体位后，可松开背部的支架，并辅以持续牵引进行固定。

4. 切口　以需要手术的椎间隙为中心，沿棘突做颈后部正中纵切口。如仅仅只对一个间隙进行手术，3cm的切口已经足以显露相应的椎板间隙。如需要对多个间隙进行手术，则显露相应的椎板间隙可能就需要更长的切口延伸经过几个甚至多个节段。切开皮肤后，沿皮肤边缘用电凝止血。第7颈椎的棘突较长，可作为定位标志，用它作为向上和向下计数的起点可以较准确地确定手术部位。有时即使在皮肤上画线定位，在皮肤切开后也会对定位有疑问，应该把定位针插入棘突间隙，透视进行定位。

5. 浅层显露　沿中线切开浅筋膜至项韧带，项韧带是斜方肌、菱形肌和肩胛提肌在中轴线的汇合。如仅仅是对单个节段的单侧进行手术，可在该棘突间隙偏离中线呈弧形切开项韧带，自上位椎体棘突开始至下位椎体棘突，偏向手术侧作弧形切口。在手术间隙游离出项韧带筋膜瓣，这样可以避免破坏棘上韧带和棘间韧带复合体。如需要对单个节段的双侧进行手术，可在对侧重复同样的操作。

对于多个节段的椎板间隙显露，同样在旁正中弧形切开项韧带，但切口应相应延长，覆盖所有需手术的节段。

6. 显露椎板间隙　附着在棘突、椎板和椎间关节的椎旁肌肉用骨膜剥离器行骨膜下剥离。因为颈椎后部附件较脆弱，这一操作必须完全在直视下进行，并且不能过分用力作用于下面的椎板，尤其在颈椎后部不稳定存在的情况下，这一点更为骨膜剥离器行骨膜下剥离椎旁肌肉重要。如果有严重的不稳定，可以在后部采取某些固定的措施，用齿状钳置于棘突作为一种外部加固措施。如果椎间隙比正常的宽，在显露时要特别注意避免捅破常常是很薄的黄韧带，那会引起灾难性的后果。如果是沿棘突和椎板的骨膜下平面分离很少或几乎没有出血。

向外侧分离直至椎间关节外侧。在剥离椎板间隙和椎间小关节交界处及椎间关节囊周围软组织可能会碰到明显的渗血，因为供应椎间关节、横突和其他椎体附件的节段动脉和静脉丛位于此处。在显露和止血时要注意不要破坏椎间关节的关节囊，然后用自动牵开器牵开椎旁肌肉。如仅显露一侧椎板间隙，用牵开器锯齿形的叶片牵肌肉一侧，因锯齿形的叶片牵开肌肉要比光滑的叶片更稳定。中线一侧的棘上及棘间韧带复合体则插入牵开器的尖角，注意不要撕裂这个位于中线的韧带复合体，同时要避免穿入椎管，破坏这一重要的韧带复合体会引起颈椎不稳。

7. 椎间关节减压　确认椎板间隙并清除周围的软组织。辨别椎板间隙与椎间关节交界处，用高速磨钻在椎板间隙与椎间关节交界处开始进行椎间关节减压。应用磨钻切除上位椎板的下缘相对安全，因其下面有黄韧带保护，下位椎板上缘表面皮质用磨钻磨除后，用椎板咬骨钳咬除剩余部分，因其下面黄韧带较少，用磨钻易损伤其下面的神经。这样便在椎板间隙外侧与椎间关节交界部位开了一个直径约2cm的孔。

进一步扩大减压孔，首先切除上位椎板的外侧部分及下关节突的内侧部分，扩大椎板间隙后，进一步切除下节段上关节突的内侧和椎板的外侧角，而神经根就位于上关节突的下面。在黄韧带外侧下面有一层疏松纤维组织，其中包含着硬膜外静脉，向内侧小心地切除黄韧带可以安全地显露硬脊膜的外侧。椎管和硬脊膜外缘可以用作解剖定位标志，从此处开始可以沿神经根逐步向外侧探查。

确定椎弓根的内侧缘，在其内侧缘与硬脊膜之间的间隙探查至前面的椎体后缘，分离椎体后缘与硬脊膜之间的间隙，沿该间隙向外侧分离椎间隙与其后方的神经根之间的间隙。通过切除上关节突及其下面神经根的周围组织，即可达到解除神经根的压迫。进一步切除下关节突便可以看到上下椎弓根，还可以沿神经根向椎间孔探查5~6mm。

在神经根受压情况下，神经根周围常有粘连，术中应用双极电凝仔细分离神经根周围的粘连，分离神经根与周围硬膜外组织，包括脂肪、纤维组织和硬膜外静脉。这样可以清楚地显露神经根，有助于发现隐藏其下方的椎间盘组织碎片或骨赘。将神经根向头侧牵拉，可以到达椎间盘的后面。

在椎间孔椎间盘突出患者，椎间盘髓核组织通过纤维环和后纵韧带突出并移位到硬膜囊外侧。受压的神经根显露后将其轻轻地向上牵拉，突出的椎间盘髓核组织就可以用髓核钳取出。突出的椎间盘髓核组织与神经根的关系有多种，可位于神经根的前方、肩上、腋下或沿神经根位移至神经根尾侧，但最常见的是位于神经根肩部。当显露神经根前方突出的椎间盘组织和骨赘而牵拉神经根时要格外小心谨慎，通常不主张从颈椎后侧入路进入椎间隙。当减压充分时，神经根鞘膜囊马上被脑脊液充满并随着脑脊液的搏动而扩张。

通过有限的椎间关节切除开窗后，有时候还需要进一步的探查椎间孔是否有骨赘或者突出的椎间盘组织。这时，需要进一步咬除下位椎体的椎板上缘，向下扩大窗口。但是，切除的关节突不能超过50%。来自椎体钩突的骨赘突入椎间孔的前面，常常伴有神经周围纤维粘连，将神经根束缚于骨性椎间孔的前外侧。因此在清除这些骨赘之前，要用一把钝的神经剥离子仔细地分离这些粘连。在此区域清除骨赘必须在直视下进行。如果前方的骨赘看不见，则不需切除骨赘，仅在后方进行减压已足够了，不应试图切除位于脊髓前方的骨赘。

8. 止血　椎间孔内神经根周围的静脉丛和椎管外侧丰富的硬膜外静脉丛常引起术中硬膜外出血。可应用双极电凝和（或）填塞明胶海绵止血。在神经根的周围或硬脊膜上进行电凝时必须十分小心，因为有可能损伤神经导致术后麻木、感觉异常、疼痛或者轻瘫。用明胶海绵包裹这些静脉丛可以达到立刻止血，但是会使视野模糊妨碍进一步的探查。

9. 关闭切口　充分止血后一小片湿的明胶海绵松散地放在椎板切除的缺损处以消除无效腔。小心地取下自动牵开器，注意避免牵开器齿状的叶片或者尖钩损伤周围的肌肉和韧带组织。在手术显微镜的观察下仔细对椎旁肌肉止血，然后逐层缝合伤口。

# 第七节 脊髓型颈椎病的微创治疗

## 一、疾病概述

### （一）概述

脊髓型颈椎病（CSM）是指因颈椎椎间盘、小关节、韧带和结缔组织出现年龄相关的退变性骨关节炎改变而导致的脊髓病。颈脊髓神经根病的确切患病率和发病率尚不清楚，但仍可以认为是一种常见的疾病。

### （二）临床表现

1. 肢体麻木　此主要由于脊髓丘脑束同时受累所致。该束纤维排列顺序与锥体束相似，自内向外为颈、上肢、胸、腰、下肢和骶段的神经纤维，因此，出现症状的部位及分型与锥体束征相一致。在脊髓丘脑束内的痛、温觉纤维与触觉纤维分布不同，因而受压迫的程度亦有所差异，即痛觉、温觉障碍明显，而触觉可能完全正常。此种分离性感觉障碍易与脊髓空洞症相混淆，临床上应注意鉴别。

2. 锥体束征　此为脊髓型颈椎病的主要特点。其产生机制是由于致压物对锥体束的直接压迫或局部血供的减少、中断引起。临床上多先有下肢无力、双腿发紧、抬步沉重感等，渐而出现跛行、易跪倒或跌倒、足尖不能离地、步态笨拙及束胸感等。检查时可发现反射亢进，踝、膝阵挛及肌肉挛缩等典型的锥体束征。腹壁反射及提睾反射大多减退或消失，手持物易于坠落，渐而出现典型的痉挛性瘫痪。

锥体束在髓内的排列顺序由内及外，病变依序为颈、上肢、胸、腰、下肢及骶部的神经纤维，视该束纤维受累的部位不同可分为以下三种类型。

（1）周围型（下肢为主型）：指压力先作用于锥体束表面，下肢先出现症状，当压力持续增加波及深部纤维时，则症状延及上肢，但其程度仍以下肢为重。

（2）中央型（上肢为主型）：即由于锥体束深部（近中央管处，故称中央型）先被累及，因而上述症状先从上肢开始，以后方波及下肢。此主要由于沟动脉受压或受刺激所致。一侧受压表现一侧症状，双侧受压则双侧出现症状。

（3）前中央血管型（四肢型）：指上、下肢同时发病，此主要由于脊髓前中央动脉受累所致。

以上三种类型又可根据症状之轻重不同而分为轻、中、重三度。轻度指早期出现症状。中度指已失去工作能力，但个人生活仍可自理者。如只能卧床休息，不能下地及失去生活自理能力者则属重度，重度者如能及早除去致压物，仍有恢复之希望；但如继续发展至深度脊髓出现变性时，则脊髓功能难以获得逆转。

3．反射障碍

（1）生理反射异常：病变波及脊髓的节段不同，各种生理反射会出现相应的改变，包括上肢的肱二头肌、肱三头肌和桡骨膜反射，下肢的膝反射和跟腱反射，早期多为亢进或活跃，后期则减弱或消失。此外，腹壁反射、提睾反射和肛门反射可减弱或消失。

（2）病理反射出现：以Hoffmann征及掌颏反射阳性率高；其次为踝阵挛、髌阵挛及Babinski征等。

4．排便、排尿功能障碍　多在后期出现，起初以尿急、排空不良、尿频及便秘多见，渐而引起尿潴留或大小便失禁。

5．自主神经症状　临床上并非少见，可涉及全身各系统，其中以胃肠、心血管及泌尿系统为多见，且许多患者是在减压术后当症状获得改善时，才追忆可能因颈椎病所致。可见术前详问病史的重要性。

6．屈颈试验　此种类型最怕屈颈动作。如突然将头颈前屈，双下肢或四肢可有"触电"样感觉，这主要是由于在前屈情况下不仅椎管前方的骨性或软骨性致压物可直接"撞击"脊髓及其血管，且硬脊膜囊后壁向前方形成的张力更加重了对脊髓的压迫。

7．影像学表现

（1）椎管矢状径小：按比值计算，多小于1∶0.753，绝对值也多小于4 mm，约半数在12 mm以下。

（2）骨赘形成：约80%以上病例患节椎体后缘可见较明显之骨赘，其矢状径在2～8 mm，一般以3～5 mm者居多。

（3）梯形变：年龄较轻尚未形成骨赘的病例，大多因突出或脱出的髓核及椎节不稳所致。因此，患节椎体间关节多显示明显的梯形变（对脊髓型者均须拍摄动力性侧位片）外，患者有骨赘形成的病例，其邻节在出现骨赘之前亦先从梯形变开始。

（4）其他改变：某些病例可伴有后纵韧带钙化、先天性椎体融合及前纵韧带钙化等异常所见。此种异常与本型症状的发生与发展亦有密切关系。

（三）诊断

1．临床上具有脊髓受压表现

（1）周围型：症状先从下肢开始。

（2）中央型：症状先从上肢开始。

（3）前中央血管型：上、下肢同时出现症状。

以上三者又可依据症状严重程度分为轻、中、重三度。

2. 除外其他疾患　包括肌萎缩性脊髓侧索硬化症、脊髓肿瘤、脊髓空洞症、脊髓痨、颅底凹陷症、多发性神经炎、继发性粘连性脊蛛网膜炎、共济失调症及多发性硬化症等。

3. 腰椎穿刺及脊髓造影检查　腰穿时，一般多显示不全性阻塞征。对个别诊断困难者，可做脊髓造影，但应选择刺激性较小的造影剂。注意除外假阳性及假阴性结果。注意观察并除外枕骨大孔处肿瘤。

4. 影像学表现　多显示椎管矢状径狭窄、骨质增生或骨赘形成、椎节不稳及梯形变等异常所见。

5. 其他辅助检查　对有条件者应根据病情需要，可选择性做断层摄影、CT扫描、磁共振、数字减影或其他特殊检查。

**（四）鉴别诊断**

1. 原发性侧索硬化症　与肌萎缩型脊髓侧索硬化症相似，惟其运动神经元变性仅限于上神经元而不波及下神经元，较少见。主要表现为进行性、强直性截瘫或四肢瘫，无感觉及膀胱症状。如病变波及皮质延髓束，则可出现假性延髓麻痹征象。鉴别要领与肌萎缩型脊髓侧索硬化症相同。

2. 进行性脊髓萎缩症　指运动神经元变性局限于脊髓前角细胞而不波及上神经元者。肌萎缩症先从部分肌肉开始，渐而累及全身。表现为肌无力、肌萎缩及肌束颤动，强直症不明显。鉴别诊断要领与肌萎缩型者相似。

3. 肌萎缩型脊髓侧索硬化症　本病属于运动神经元疾患中的一种类型，其病因至今尚未明了，在临床上主要引起以上肢为主或四肢性瘫痪，因此，易与脊髓型颈椎病相混淆。两者必须加以鉴别，以明确诊断及选择相应的治疗方法。

（1）年龄：脊髓型颈椎病多发生于50岁以上者。本病发病年龄较早，常在40岁前后起病。

（2）感觉障碍：本病一般无感觉障碍，仅部分病例以感觉异常为主诉，而颈椎病则由于脊髓受压，在出现运动障碍的同时伴有不同程度的感觉障碍症状与体征。

（3）起病：颈椎病者发病较慢，且多有一定的诱因。本病则多无任何原因而突然发病，常先从肌无力开始，且病情发展较快。

（4）肌萎缩：本病虽可发生于身体任何部位，但以上肢先发者为多，尤以手部小肌肉明显。大、小鱼际肌萎缩，蚓状肌萎缩，掌骨骨间隙凹陷，双手可呈鹰爪状，并迅速向前臂、肘及肩部发展，甚至引起颈部肌肉无力与萎缩。故对此类病例应常规检查胸锁乳突肌、肩胛提肌及颈部肌群，以判定有无萎缩症。而颈椎病者肌肉受累水平有超过肩部以上者。

（5）自主神经症状：此症状者本病少见；而脊髓型颈椎病者常可遇到。

（6）发音障碍：当侧索硬化波及延髓时，则出现发音含糊，渐而影响咀嚼肌及吞咽动作；脊髓型颈椎病者则无此症状，只有当病变波及椎动脉时方有轻度发音障碍。

（7）椎管矢状径：本病多属正常；而脊髓型颈椎病者则显示较明显的狭窄。

（8）脑液检查：颈椎病多为不全性阻塞，脑脊液生化检查异常；而本病多属正常。

（9）脊髓造影：本病均属阴性，而颈椎病者多见阳性。

（10）其他：包括各期所特有的肌电图、肌肉活组织检查、CT扫描和磁共振等，均有助于本病与脊髓型颈椎病的鉴别。

4．脊髓空洞症　本病与延髓空洞症均属慢性退行性病变，以髓内空洞形成及胶质增生为特点。多见于青壮年，其病程进展缓慢，早期影响上肢，呈节段性分布。当空洞逐渐扩大，由于压力或胶质增生不断加重，可使脊髓白质内的长传导束也被累及。临床上易与脊髓型颈椎病混淆。应根据本病以下特点进行鉴别。

（1）感觉障碍：本病早期为一侧痛觉、温觉障碍。当病变波及前连合时则可有双侧手部、前臂尺侧或部分颈、胸部的痛觉、温觉丧失而触觉及深感觉则基本正常，此现象称为感觉分离性障碍。而颈椎病者则无此种现象。

（2）营养性障碍：由于痛觉障碍，不仅局部易发生溃疡、烫伤皮下组织增厚及排汗功能障碍等，且关节处可引起过度增生、磨损性改变，甚至出现超限活动，但无痛感，此称为夏科关节。应注意与脊髓痨所致者相鉴别（主要根据冶游史、病史及康华反应进行区别）。

（3）其他：尚可参考其他体征、年龄、颈椎X线平片、颈椎椎管矢状径测量、腰穿、CT扫描等检查，必要时可行磁共振或脊髓造影检查以确诊。

5．周围神经炎　本病系由于中毒、感染以及感染后变态反应等引起的周围神经病变。表现为对称性或非对称性的肢体运动、感觉及自主神经障碍，可单发或多发。其中因病毒感染或自体免疫功能低下急性发病者，称为急性多发性神经根炎（即Guillain-Barre syndrome，吉兰-巴雷综合征）。本病类型较多，其中共有的症状如下。

（1）对称性运动障碍：通常表现为四肢远端为主的对称性、弛缓性不全瘫痪，此不同于颈椎病时的不对称性痉挛性瘫痪。

（2）对称性感觉障碍：可出现上肢或下肢双侧对称性似手套-袜子型感觉减退，颈椎病者此种改变较少。

（3）对称性自主神经功能障碍：主要表现为手足部血管舒缩、出汗和营养性改变。根据以上三点不难与脊髓型颈椎病区别。此外，尚可参考病史、X线片及其他有关检查。非病情特别需要，一般不须做脊髓造影。

6. 多发性硬化症 为中枢神经脱髓鞘疾病，因可出现锥体束症状及感觉障碍，易与脊髓型颈椎病相混淆，应注意鉴别。本病具有以下特点。

（1）好发年龄：多在20～30岁，女性多于男性。

（2）精神症状：常呈欣快状，情绪易于激动等不同程度的精神症状。

（3）发音障碍：病变波及脑干者可出现发音不清，甚至声带瘫痪。

（4）脑神经症状：以视神经受累为多，其他脑神经亦可波及。

（5）共济失调症状：当病变波及小脑时则可出现。

7. 颈椎后纵韧带骨化症 本症可引起椎管狭窄，压迫脊髓和神经。临床表现为颈部疼痛，僵硬，走路不稳，摇晃欲倒，以及大小便功能障碍，甚至瘫痪。往往与颈椎病相混淆或诊断不清而延误治疗。本病具有以下特点。

（1）发病多在40岁以上。

（2）发病缓解，病程较长。

（3）有颈疼痛、颈僵硬及下肢步态不稳，甚至瘫痪的表现。

（4）大小便功能障碍、肌腱反射亢进及霍夫曼征阳性等体征。

8. 颈髓过伸性损伤 又称脊髓中央管综合征或挥鞭性损伤，本病属于颈部外伤中的一型，临床上易与在颈椎病基础上遭受过屈损伤所造成的脊髓前中央动脉综合征相混淆。前者早期宜采用保守疗法，后者则需早期施行手术，故两者的鉴别具有临床意义。

9. 粘连性继发性脊蛛网膜炎 近年来本病日渐增多，除由于外伤、脊髓与脊神经根受压迫症引起外，大多由于椎管穿刺、注药、腰麻及脊髓造影而引起，因此，多属于医源性因素。本病可与颈椎病伴发，也可单独存在。临床诊断的主要根据如下。

（1）病史：既往多有椎管穿刺、注药或造影等病史，尤其某些刺激性较大的造影剂更易引起。

（2）根性刺激症状：多较明显，尤其是病程较长者，常表现为根性痛。其范围较广泛，呈持续性，可有缓解期，腹压增加时加剧。

（3）X线片：既往曾行碘油造影者，于X线片上显示椎管内有烛泪状阴影，多散布于两侧根袖处。以往未行碘油造影者主要观察颈椎椎管矢状径大小，骨质增生范围及程度，有助于与脊髓型颈椎病相鉴别，但不少病例有两者伴发现象。

（4）其他：脊髓造影虽有助于本病诊断，但可加重病情，不如磁共振等更为理想。

10. 肿瘤 主要指颈髓本身及邻近可波及脊髓的肿瘤，后者除了椎管内髓外肿瘤，尚应注意颈椎椎骨上的原发性及转移性肿瘤，尤其病变早期，如不注意观察，则容易误诊或漏诊。

11. 共济失调症 本病多有明显的遗传因素，不难与颈椎病鉴别。只要在查体时注意其有无肢体共济失调、眼球震颤及肢体肌张力低下等症状即可判定。

## 二、显微镜下后路颈椎椎管减压术

颈椎后路椎管减压术是通过对颈椎后方椎板切除或成形来达到减压及切除病变，是临床上较多用的手术方式。在显微镜的辅助下进行该手术，有助于减少手术并发症。

1．适应证

（1）单个到多个节段的椎管狭窄伴有脊髓压迫症状，主要的压迫病变不是位于前方时。

（2）多个节段的先天性或发育性颈椎椎管狭窄（直径<13mm）并有相应的脊髓压迫症状。

（3）脊髓肿瘤、硬膜外感染、脊髓空洞症以及其他疾病进行手术必须在多个节段广泛显露椎管。

（4）后纵韧带多个节段钙化伴有脊髓压迫症状。

2．手术入路　手术需广泛显露颈椎后部结构，包括棘突、椎板、椎板间隙，外侧至椎间关节。对于后路椎管广泛减压术，因为棘上–棘间韧带复合体已经不可能保留，可沿正中线切开项韧带。沿着正中线切开项韧带出血较少，在这一平面切开可以避免进入竖脊肌。在切开时进入肌纤维就预示着筋膜的切口已经离开了中线。要注意避免过多的切开进入或者破坏竖脊肌，因为这可以导致节段性的神经切断。在广泛的减压时，这可以引起永久性脊柱后凸（鹅颈畸形）和其他严重屈曲畸形。

由于椎旁肌肉由下向上斜行附着在棘突及椎板上，因此对椎旁肌肉行骨膜下剥离时，应自上而下进行。广泛显露双侧椎板时，自动牵开器两边均使用锯齿状叶片以牵开椎旁肌肉。牵开器叶片应放置适当，正好位于椎间关节表面，既要充分牵开两侧椎旁肌，又要避免损伤椎间关节囊。进行多节段椎管广泛减压时应保护竖脊肌，避免破坏其完整性，以免引起术后并发症。

3．双侧椎板切除术　用高速磨钻由内侧向外侧切除椎板，同时切除每一个椎板还要从下缘开始，确定下面黄韧带的附着点后向头侧方切割。如果用椎板咬骨钳还需分离黄韧带与椎板间隙，使用高速钻可以免除这一步骤。首先取下的通常是尾侧的椎板，然后逐渐向头侧进行直到有关的椎板全部切除。

将棘突与椎板连接处用磨钻打薄，用棘突咬骨钳咬除棘突。双侧椎板取出完成之后，应注意保护黄韧带，它可以保护下面的硬膜和脊髓。在切除椎板时一定要注意不要向下压迫黄韧带和脊髓。椎管非常狭窄，椎管直径<13mm时，应尽量避免使用椎板咬骨钳咬除椎板，这样有可能加重脊髓损伤。切除椎板向外侧至椎间关节和椎弓根内侧。

4. 多节段椎板整块切除　用高速磨钻在要切除的每个椎板的外侧与椎间关节内侧的交界处开一个纵行的骨槽。在椎板的双侧都完成开槽，然后切断头侧和尾侧的黄韧带，连在一起的数个椎板作为一整块被撬起。在进行这一操作时要注意避免下面的椎管内容物有任何的扭结。

5. 椎间孔切开术　对于有神经根压迫的患者，还要进一步向外侧减压。用高速磨钻自椎间关节内侧开始，向外侧切除上下关节突，其中下位椎体的上关节突切除较多，而上位椎体的下关节突仅切除一小部分。整个椎间关节切除不超过50%，仍可保证术后颈椎的稳定性。如切除超过椎间关节50%，尤其是双侧椎间关节均切除超过50%，则手术出现颈椎不稳的可能性较大。通过切除部分关节突可以探查神经根近端5～6mm。必要时还可以进一步向外侧探查。

椎间孔后壁骨质可以完全用高速磨钻切除，如遗留有小的骨片也可以用角度刮匙或者小的咬骨钳咬除。椎间孔后壁切除后，神经根周围静脉后扩张并出现渗血，可以用双极电凝和明胶海绵填塞相结合的方法进行止血。椎间孔切除术一直向外侧延伸到椎弓根外侧至少5mm，才能充分减压。应用神经玻璃器进行探查时必须在直视下进行。术中注意切开的椎板边缘不要留下尖锐的骨刺，以防刺破硬脊膜。骨质渗血可用骨蜡止血，硬膜外出血可以用明胶海绵片填塞止血。对椎间孔进行有限的切开有助于防止出现术后后凸畸形或其他畸形，尤其是年轻患者。椎板切除的范围应该只包括有症状的节段的椎板，不应该向上和向下进行不必要的扩展。这种方法不能用于取出脊髓前方的骨赘，这样容易损伤脊髓。

6. 椎板成形术　长期以来，颈椎后路椎板切除减压术广泛应用于颈椎外伤、肿瘤、颈椎病和后纵韧带钙化所导致的颈脊髓压迫。该方法虽有一定的疗效，但椎板切除减压常导致颈椎后方稳定结构的破坏，脊髓缺乏硬性结构的保护，易产生硬膜外积血粘连及瘢痕，使脊髓受压。因此，很多学者对后路减压术进行了改进，应用椎板成形术来扩大椎管矢状径。颈椎椎管成形术最早由平林和中野等人报道，早期的术式是将椎板一侧全切断，另一侧仅切断外板，造成骨折及移位来扩大椎管矢状径达到减压目的。此后很多学者对这一术式进行了改进，不断有新的术式出现。目前常用的术式有三种：单开门式椎管成形术、双开门式椎管成形术、"Z"字成形术。这一手术的优点是能持久的扩大颈椎椎管以达到彻底减压，同时保持了颈椎的稳定和脊髓骨性保护装置。

（1）单开门椎板成形术：用高速磨钻沿两侧椎间关节内侧开骨槽，在双侧的骨槽开好之后，切断上下两端的黄韧带，将椎板向一侧掀开。在棘突上穿线将棘突固定在椎间关节囊上。仔细地分离硬脊膜和椎板内侧之间的纤维粘连。手术也可在掀起的椎板间隙放置骨槽以维持开门的位置。

（2）双开门椎板成形术：沿椎弓中线经棘突切开椎弓，在双侧椎弓根的内侧切开椎板，将两侧椎板向两侧掰开，中间用骨块支撑。

（3）"Z"字椎板成形术：用高速磨钻在椎板上交替的作"Z"字形切开，然后撬起各个椎板向外分离，并互相缝合起来，将椎管管径扩大。

# 附：典型病例

## ——脊髓型颈椎病的微创治疗，颈椎前路手术治疗颈椎管狭窄

## 病例1　颈椎管狭窄，脊髓型颈椎病

### 一、病历摘要

患者女性，49岁，主因"颈部不适样四肢麻木1个月，加重伴无力20天"入院。

现病史：患者缘于入院前1个月无明显病因下出现颈部不适，伴有四肢肢体麻木。未行药物、理疗、推拿治疗，于入院前20天出现症状加重伴四肢无力，不伴双上肢放射痛，双手精细运动略减退，行走有踏棉感，无胸腹部束带感。无大便功能障碍，无小便功能障碍。外院行MRI检查，显示颈椎病（具体以实际报告为准）。为求诊治，今就诊于我院。门诊拟"脊髓型颈椎病"收住入院。患者自本次发病以来，精神可，胃纳可，睡眠可，大便如常，小便如常，体力无明显下降，体重未见明显下降。

既往史：高血压病史15年，既往最高160/110mmHg，口服福辛普利钠治疗，自诉血压控制可，无糖尿病、冠心病病史。

专科查体：颈椎无脊柱侧弯畸形。棘突无压痛，无放射痛。颈椎活动正常。双手指尖感觉减退，双上肢肌力Ⅴ级，双下肢肌力Ⅴ级，双下肢步态不稳，踏棉感，双手精细动作减退，双下肢肌张力正常，双侧膝反射略增高，右侧Hoffmann征阳性，左侧巴氏征可疑阳性。

颈椎MRI示：多节段颈椎管狭窄等。

颈椎CT显示：颈椎曲度变直，后纵韧带骨化等。

患者入院后完善相关检查，无明显手术禁忌，全麻下行"颈椎前路减压椎间植骨融合术"。

## 二、影像资料

1. 术前影像　见下文图1至图5所示。

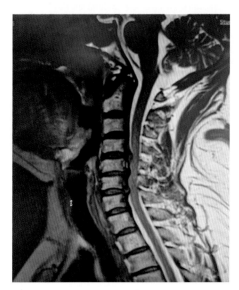

图1　术前颈椎MRI

注：椎间盘突出，多节段颈椎管狭窄，髓内可见高信号。

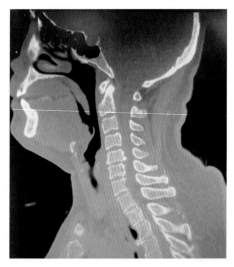

图2　术前颈椎CT

注：局灶性后纵韧带骨化

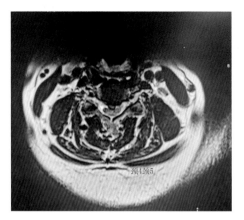

图3 术前颈椎MRI 颈4颈5横断位

注：可见间盘突出压迫硬膜囊

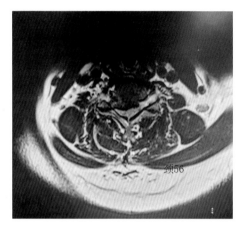

图4 术前颈椎MRI 颈5、颈6横断位

注：可见间盘突出压迫硬膜囊及右侧神经根

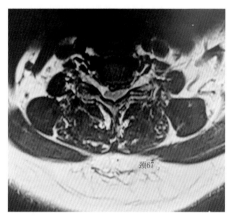

图5 术前颈椎MRI 颈6颈7横断位

注：可见间盘突出压迫硬膜囊及左侧神经根

2. 术后影像　见下文图6至图10所示。

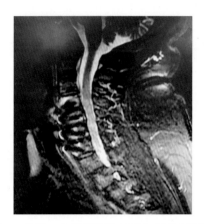

**图6　术后一年复查颈椎MRI矢状位抑脂像**

注：可见颈椎减压良好，压迫解除，椎管通畅

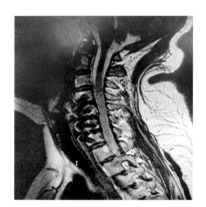

**图7　术后1年复查颈椎MRI矢状位T$_2$像**

注：可见颈椎减压良好，压迫解除，椎管通畅

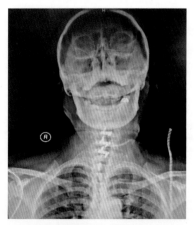

**图8　术后一年复查颈椎X-RAY正位片**

注：内固定位置良好，MRI矢状位抑脂像可见颈椎减压良好，压迫解除，椎管通畅

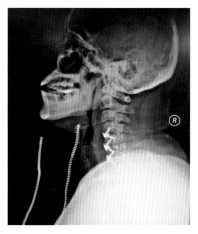

图9 术后一年复查颈椎X–RAY侧位片
注：内固定位置良好，颈椎生理曲度恢复

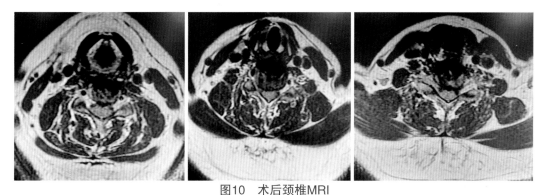

图10 术后颈椎MRI
注：颈4~5、颈5~6、颈6~7横断位，致压物完全去除，脊髓减压良好

## 病例2 颈部脊髓损伤，颈椎管狭窄

### 一、病历摘要

患者男性，50岁，主因"外伤致四肢麻木无力4天"入院。

现病史：患者缘于入院前4天外伤后出现四肢无力，伴四肢感觉异常，伴双手精细运动减退，伴颈部活动受限，伴双足踩棉花感，不伴意识丧失，于当地医院行CT检查示颈椎间盘突出（具体以正式报告为准），行保守治疗（具体不详），于我院急诊就诊，查颈椎MRI示"颈部脊髓损伤，颈椎管狭窄"，患者为求进一步诊治入院。患者自本次发病以来，精神可，胃纳略差，睡眠可，大便如常，小便如常，体力无明显下降，体重未见明显下降。

既往史：体健。

专科查体：脊柱无畸形，棘突无压痛，颈椎活动受限。双手感觉过敏，左下肢浅感觉减退，双下肢肌力Ⅴ级，行走有踏棉感，双手精细动作减退，双下肢肌张力正常，双侧膝反射未见增高，右侧Hoffmann征阳性，右侧Babinski征阳性。

颈椎MRI示：多节段颈椎管狭窄，颈5、6髓内高信号，可见蛇眼征。

颈椎CT示：颈椎曲度变直，未见明显后纵韧带骨化等

患者入院后完善相关检查，无明显手术禁忌，全麻下行"颈椎前路减压椎间植骨融合术"。

## 二、影像资料

1. 术前影像　见下文图1至图4。

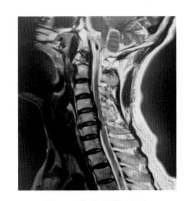 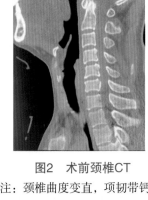

图1　术前颈椎MRI　　　　　　　　　图2　术前颈椎CT
注：椎间盘突出，髓内可见高信号　　注：颈椎曲度变直，项韧带钙化

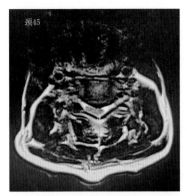 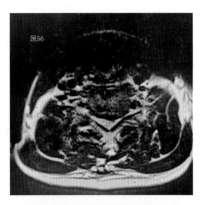

图3　术前颈椎MRI　　　　　　　　　图4　术前颈椎MRI
注：颈4、5横断位可见间盘突出　　　注：颈5、6横断位可见间盘突出压迫硬
压迫硬膜囊　　　　　　　　　　　　膜囊，髓内高信号，可见蛇眼征

2．术后影像　见下文图5至图7。

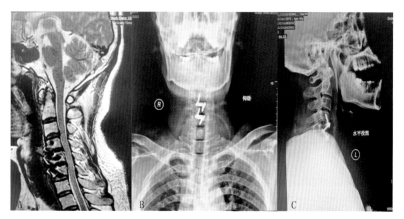

图5　术后影像

注：A.术后6个月复查颈椎MRI矢状位$T_2$像可见颈椎减压良好，压迫解除，椎管通畅；B.术后一年复查颈椎X-RAY正位片示内固定位置良好，MRI矢状位抑脂像可见颈椎减压良好，压迫解除，椎管通畅；C.术后一年复查颈椎X-RAY正位片示内固定位置良好，颈椎曲度恢复。MRI矢状位抑脂像可见颈椎减压良好，压迫解除，椎管通畅

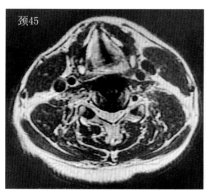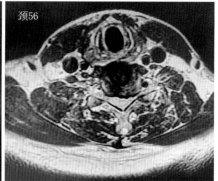

图6　术后6个月颈椎MRI

注：颈4～5、颈5～6横断位示，致压物完全去除，脊髓减压良好

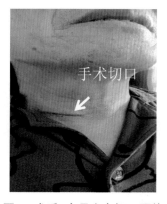

图7　术后2个月患者切口照片

# 病例3　颈椎管狭窄，脊髓型颈椎病

## 一、病历摘要

患者男性，39岁，主因"颈部不适伴双上肢麻木4个月，加重1个月"入院。

现病史：患者缘于入院前4个月无明显诱因下出现颈部不适，伴双上肢麻木，不伴双上肢放射痛。行药物、理疗、推拿治疗，症状未见明显缓解。入院前1个月上述症状加重，并伴有双手精细活动减退。行走略有踏棉感，无胸腹部束带感。无大便功能障碍，无小便功能障碍。外院行MRI检查显示：颈椎间盘突出，椎管狭窄等（具体以实际报告为准）。患者为求进一步诊治入院。自发病以来，二便正常，体力无明显下降，体重未见明显减轻。

既往史：体健。

专科查体：颈椎无脊柱侧弯畸形。棘突无压痛，无放射痛。颈椎活动正常。双手指尖感觉减退，双上肢肌力Ⅴ级，双下肢肌力Ⅴ级，双下肢步态不稳，踏棉感，双手精细动作减退，双下肢肌张力正常，双侧膝反射略增高，右侧Hoffmann征阳性，左侧巴氏征可疑阳性。双手Hoffmann征阳性。

颈椎MRI示：颈椎间盘突出，椎管狭窄。

颈椎CT示：颈椎曲度变直，后纵韧带骨化等。

患者入院后完善相关检查，无明显手术禁忌，全麻下行"颈椎前路减压椎间植骨融合术"。

## 二、影像资料

1. 术前影像　见下文图1、图2。

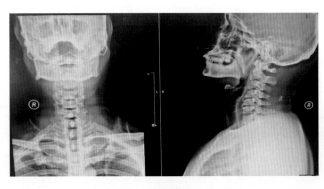

图1　术前X-ray正侧位
注：可见颈椎曲度变直，椎体骨质增生，项韧带钙化

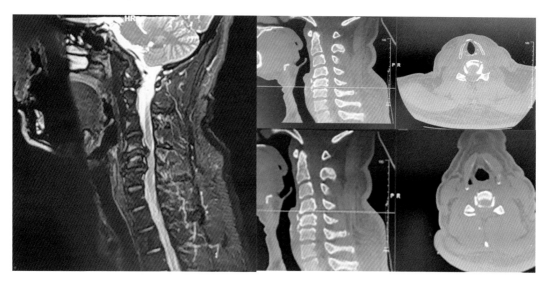

图2　术前颈椎MRI检查及颈椎CT检查

　　注：左图为术前颈椎MRI检查可见颈4～5、颈5～6间盘突出，椎管狭窄，硬膜囊严重受压；右图为颈椎CT检查，可见颈4～5、颈5～6间盘突出，未见明显钙化，椎体后缘后纵韧带骨化

　　2．术后影像　见图3。

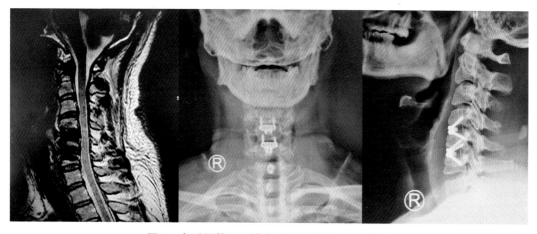

图3　术后颈椎MRI检查及术后颈椎X-ray检查

　　注：左图为术后颈椎MRI检查，可见颈4～5、颈5～6间盘突出完全去除，脊髓压迫完全解除，脊髓前方脑脊液通畅。右图为术后颈椎X-RAY检查，可见内固定位置良好，颈椎曲度恢复

# 病例解析

1. 颈椎前路手术由于采用肌间隙入路，对正常组织破坏很少，因此是常用的一种治疗颈椎管狭窄、颈椎间盘突出、脊髓损伤等的微创手术方式。由于手术切口是按照颈前皮纹的方向进行切开，切口愈合后不影响美观效果。

2. 术前定位非常重要，术前侧位片定位责任椎间隙有利于手术的顺利完成。

3. 手术入路时一定要先摸到颈动脉的搏动，再向内侧分离，从肩胛舌骨肌的上面进入，从而将食管、气管以及其他重要椎前结构推向对侧。切不可盲目的分离肌肉，造成出血增多。

4. 病例1和病例3中为脊髓型颈椎病患者合并神经根的压迫，由于大多数致压物来自脊髓前方，所以从前方进行减压最直接，充分减压的标准是前方暴露硬膜囊，两侧去除部分钩突充分减压神经根，神经钩能够很顺利地探查通过神经根走行的通道即可。零切记的固定方式可以减少患者术后吞咽的不适感（如病例1、病例2、病例3所示）。

5. 术中牵拉一定要轻柔，看清结构再进行分离切断操作，否则容易损伤喉上神经和喉返神经。在进行下位颈椎（如颈6、颈7间隙）的操作时，其入路也应该从肩胛舌骨肌的上面进行操作，将肩胛舌骨肌以及其余的颈前结构一起牵向对侧，这样可以最大程度上地避免喉返神经的牵拉损伤。

6. 病例2为无骨折脱位颈部脊髓损伤，上肢的运动障碍比下肢严重，膀胱功能障碍（通常为尿潴留）以及不同程度地损伤平面以下的感觉丧失为主要特征；患者在受伤前多存在颈椎椎管狭窄，没有症状或者仅有轻微症状，多数为过伸性损伤，过伸时前方的骨赘和椎间盘、后方皱褶的黄韧带共同挤压脊髓。几乎所有患者均会出现不同程度的神经功能自发恢复。通常情况下，伤后一周恢复最多，最初一周的恢复是预测最终结果的重要参考，但存在肢体痉挛的患者预后较差。

7. 病例2手术的注意事项与病例1、病例3相同，手术时机颇具争议，一般情况下要结合损伤程度、伤后一周内的恢复情况以及患者的身体条件等因素综合考虑，脊髓损伤属于脊髓的瞬间暴力致伤，和颈椎管狭窄造成的慢性压迫略有不同，脊髓损伤的瞬间往往会造成大量神经细胞不可逆的损伤。对于脊髓水肿严重的患者不必勉强选择前路手术，可以采用后路椎板成型的手术方式同样可以达到神经减压的目的，但后路手术相较于前路手术创伤大、恢复时间长。

# 第八节　椎动脉型颈椎病的微创治疗

## 一、疾病概述

### （一）概述

椎动脉型颈椎病是因为椎动脉受压迫或刺激而引起其供血不足所产生的一系列症状。颈椎是活动量最大的脊柱节段，因而易产生劳损，并随着年龄的增长及损伤的积累而发生颈椎退行性变，尤其是第4~5、第5~6颈椎段是个多事的椎段。因为颈椎退变包括向后方突出的椎间盘、钩椎关节或椎体骨刺，以及椎体半脱位或上关节突向后方滑脱都可压迫椎动脉或刺激椎动脉周围之交感神经丛，使椎动脉痉挛，管腔狭窄，造成椎基底动脉供血不足，引起一系列临床症状。其临床最常见的是头痛、眩晕和视觉障碍等。头痛由于枕大神经病变，常呈发作性疼痛，持续数分钟、数小时乃至更长，偶尔也可为持续性疼痛，阵发性加剧。眩晕最为常见，几乎每个患者都有轻重不一的眩晕感觉，多伴有复视、眼震、耳鸣、耳聋、恶心呕吐等症状。

### （二）临床表现

1. 椎-基底动脉供血不足　椎动脉分为4段，其中任何一段病变引起缺血时，均可出现各种相似症状，主要表现为以下方面。

（1）偏头痛：为多发症状，约占70%，常因头颈部突然旋转而诱发，以颞部为剧，多呈抽痛或刺痛状。一般均为单（患）侧，有定位意义；如双侧椎动脉受累时则表现为双侧症状。

（2）迷路症状：主要为耳鸣、听力减退及耳聋等症状，其发生十分多见，这是由于内耳动脉血供不全所致。

（3）前庭症状：多表现为眩晕，其发生、发展及加剧与颈部旋转动作有直接关系。注意与梅尼埃病相鉴别。

（4）记忆力减退：约半数病例出现此种现象，往往在椎动脉减压性手术刚结束时，患者即主诉"头脑清楚了"。

（5）视力障碍：有些病例出现视力减退、视力模糊、复视、幻视及短暂的失明等，此主要由于大脑枕叶视觉中枢，第Ⅲ、Ⅳ、Ⅵ对脑神经核及内侧束缺血所致。

（6）精神症状：以神经衰弱为主要表现，其中精神抑郁者较多，欣快者较少。多伴有近事健忘、失眠及多梦现象。

（7）发音障碍：主要表现为发音不清、嘶哑及口唇麻木感等，严重者可出现发音困难，甚至影响吞咽。此主要由于延髓缺血及脑神经受累所致，这种症状更多见于侧索硬化症。

（8）猝倒：此为椎动脉痉挛引起锥体交叉处缺血所致，多系突然发作，并有一定的规律性。即当患者在某一体位头颈转动时，突感头昏、头痛，患者立即抱头且双下肢似失控状，身软无力，随即跌倒在地。发作前多无任何征兆，在发作过程中因无意识障碍，跌倒后可自行爬起。

2. 自主神经症状　由于椎动脉周围附有大量交感神经的节后纤维，因此，当椎动脉受累时必然波及此处的交感神经而引起自主神经系统平衡失调。临床上以胃肠、呼吸及心血管症状为多；个别病例可出现Horner综合征，表现为瞳孔缩小、眼睑下垂及眼球内陷等。

3. 一般症状　如颈痛、枕部痛及颈部活动受限等。如病变同时波及脊髓或脊神经根时，则出现相应之症状。对颈部症状应注意检查，是排除椎动脉第1段、第3段和第4段供血不全的主要根据之一。

4. 影像学改变　可发现钩椎增生、椎间孔狭小、椎节不稳、梯形变、椎骨畸形等异常。观察有无其他异常，包括气管是否居中（胸骨后甲状腺瘤或其他肿瘤时，可将气管压向一侧），颅底与第1颈椎之间、第1颈椎与第2颈椎之间有无不稳（从动力性侧位片上观察，前者表明椎动脉第3段受累），有无颅底凹陷症（椎动脉第3段可被累及），寰椎后上方有无骨环形成。这些对鉴别诊断具有重要意义。

（三）诊断

1. 有椎-基底动脉供血不足，以眩晕为主，或曾有猝倒病史者。

2. 旋颈诱发试验阳性。

3. X线片显示椎体、椎间关节失稳或钩椎关节骨质增生。一般均有较明显的交感神经症状。

4. 除外眼源性和耳源性眩晕。

5. 除外椎动脉第1段（进入第6颈椎横突孔以前的椎动脉）受压所引起的基底动脉供血不足者。

6. 除外神经官能症与颅内肿瘤等。

7. 本病确诊，尤其是手术前定位，应根据椎动脉造影；椎动脉血流图及脑血流图具有参考价值，但不宜作为诊断依据。

（四）鉴别诊断

1. 内耳疾患　主要为梅尼埃病，因内耳淋巴回流受阻引起水肿所致。本病在临床上具有以下三大特点：①发作性眩晕；②波动性、进行性和感音性听力减退；③耳鸣。

椎动脉型颈椎病时虽亦可出现上述相似症状，如对两耳前庭功能加以检查，则不难除外。因此，凡诊断椎动脉型颈椎病者，应常规请耳科医师进行会诊，以排除外耳源性眩晕。

2. 眼源性眩晕　多因眼肌麻痹、屈光不正（尤以散光）所致。其与颈性眩晕的鉴别主要依据如下。

（1）闭目时眩晕消失（闭目难立征阴性）。

（2）眼源性眼震试验多呈异常反应。

（3）眼科检查有屈光不正，散光者多见。

（4）闭目转颈试验阴性。

3. 颅内肿瘤　除由于肿瘤组织直接侵犯前庭神经及其中枢外，多因肿瘤继发颅内压升高所致。因此，在伴有眩晕症状的同时常出现颅内压升高的其他症状，临床上不难与颈源性眩晕相鉴别。个别困难者可行CT扫描或MRI检查。

4. 动脉硬化症　主要由于椎动脉本身发生硬化引起，其病理改变除管壁增厚、硬化及弹性减弱或消失外，可出现结节样变。因其所产生的症状常与颈源性椎动脉供血不完全相同，因此，多需依据椎动脉造影确诊。当然，对长期有高血压病史者可作为参考依据之一。

5. 胸骨柄后肿瘤　以肿瘤及胸骨后甲状腺肿者为多见，可直接压迫椎动脉第1段而引起椎动脉供血不全症状。除可依据有无颈椎骨质异常改变、颈性眩晕及其他颈椎病症状外，确诊仍需依据椎动脉造影。

6. 其他　凡可引起眩晕症状者均应加以鉴别。

（1）药物中毒性眩晕，以链霉素中毒最为多见。

（2）流行性眩晕，具有群发性，预后较佳。

（3）体位性眩晕，多因贫血或长期卧床所引起。

（4）损伤性眩晕，凡外伤致内耳、前庭蜗神经、中枢前庭核等受累者，均可引起。

（5）神经官能症，多因长期失眠所致。

以上诸病如能注意检查，则不难做出诊断。

## 二、椎动脉型颈椎病的微创治疗

椎动脉型颈椎病（CSA）多发生于中老年人群及长期伏案工作的人。椎动脉从前斜角肌内侧发出，经过第$C_6 \sim C_1$颈椎横突孔，且在$C_1 \sim C_2$处有两个弯曲的走形，上穿枕骨大的椎动脉再汇合成一条基底动脉，故当颈椎发生退行性病变、椎节不稳、钩椎关节代偿性骨质增生等原因都容易使椎动脉受压，椎-基底动脉血流受影响，颅脑供血不足，活动颈椎时可产生眩晕、恶心，甚至昏厥的症状。

西医认为CSA的发病原因主要与椎-基底动脉供血不足有关，发病机制主要有机械压迫学说、颈交感神经刺激学说、体液因子学说、血管病变学说。目前还没有一个学说能够明确且全方位的解释CSA的发病机制，大家通过从不同的角度和领域对CSA的发病机制进行研究和总结后，认为机械压迫及交感神经刺激是当前较认可的因素，它们互为因果导致了CSA的发病。体液因子、血管病变也是不可忽视的因素。

虽然现代医学认为CSA发病机制有多种，治疗上主要通过手术治疗和非手术治疗的方法以改善椎-基底动脉的血流为目的，非手术药物治疗主要为脑细胞活化剂（脑复康、脑复新）、血管扩张剂（盐酸氟桂利嗪、长春西汀）、抗炎镇痛剂（双氯芬酸钠）等对CSA的治疗都有一定的效果，但由于西药具有一定的作用时限，药物代谢的过程使药物浓度减低，其药效单一，只能单纯的扩张血管或者单纯的抗炎镇痛，故其疗效有限，且难以达到远期疗效。此外非手术治疗还有颈椎牵引疗法、颈椎制动法、理疗等。

手术治疗适合头颈部的活动伴有椎动脉在寰椎沟环区的活动时出现严重眩晕症状的患者，经保守治疗无效者，一般可用手术治疗。但是手术治疗存在治疗费用昂贵、风险较高等弊端，同时手术也会产生一些并发症，如感染、皮肤坏死和关节活动受限等，给患者带来极大的痛苦。

1. 针刀为主治疗椎动脉型颈椎病　针刀治疗理论是以筋经理论为基础的，既结合了现代外科手术刀的特点，又继承了传统中医针刺的优势，它的优势在于不仅能够定点松解、剥离局部粘连、阻塞，甚至能够切开形成瘢痕的软组织，减轻炎症反应，缓解软组织对神经血管的卡压，改善脑部供血，还能够发挥其传统针灸针的优势，根据"不通则痛"的理论，针刀所刺的部位为十四经脉的经穴或者阿是穴，或者西医解剖理论中的特定位置，起到调畅气血、化瘀通络、祛除邪气的作用。

2. 穴位埋线　穴位埋线属于植入疗法的范畴，在针灸经络理论指导下，主要用可降解的羊肠线作为异体蛋白，埋入指定的穴位。羊肠线在体内降解吸收的周期较长，其降解的过程相当于延长了对穴位感受器的刺激时间，对颈椎局部组织的痉挛状态、炎性反应、血管血流量的改善较毫针效果更好，相当于毫针的长时间守针。

3. 穴位注射　穴位注射疗法又称水针疗法，是以传统经络理论为指导，选用一定的中医、西医药物注入到穴位中，通过注射器及药物对经络、腧穴的刺激，加上药物本身具有的药理作用，使临床疗效大幅提升，充分发挥经穴和药物对疾病与人体的综合效应。由于穴位注射取得的综合疗效较为显著，逐渐成为了临床上许多疾病的常用疗法。

药、针、穴三者的共同作用，调整了椎动脉的血流速度，改善了脑部供血，缓解了症状。

# 第九节　交感神经型颈椎病的微创治疗

## 一、疾病概述

### （一）概述

交感神经型颈椎病症状繁多，多数表现为交感神经兴奋症状，少数为交感神经抑制症状。由于椎动脉表面富含交感神经纤维，当交感神经功能紊乱时常常累及椎动脉，导致椎动脉的舒缩功能异常。因此交感神经型颈椎病在出现全身多个系统症状的同时，还常常伴有椎基底动脉系统供血不足的表现。发生的本质原因是椎间盘组织的退行性病变；另外，外界的多种诱发因素也可能会加剧该病的发生。交感神经型颈椎病是由于年龄的增长，颈椎发生老化或因颈部软组织慢性积累性劳损，炎症刺激或压迫交感神经纤维所引起的一系列反射性自主神经功能紊乱的症候群。

### （二）临床表现

由于交感神经功能不稳定，有时以兴奋为主，有时以抑制为主，兴奋与抑制又互相转化，主要表现出自主神经功能紊乱的症状。

1. 头痛　以枕部痛、偏头痛为主，可伴有头昏沉。一般头昏与头颈活动无明显关系。面部发热、发麻、蚁行感、肿胀不适等。其症状与情绪、劳累、天气变化及女性月经周期等因素有关。

2. 感官症状

（1）眼部：眼部胀痛，眼球外突感，畏光，流泪，视物不清，视力下降，眼睑无力，瞳孔扩大，眼前发花，或有飞蚊症等交感神经兴奋的症状；而交感神经抑制时，则有眼球内陷、眼睑下垂、瞳孔缩小、眼球干涩及Horner综合征表现。

（2）耳部：主要为耳鸣，有时为蝉鸣样，有时为持续性低调嗡嗡声，多为单侧，伴有听力下降。

（3）鼻部：鼻部不适，鼻塞、鼻痛、嗅觉过敏等。

（4）咽喉：咽喉不适，有异物感、发音不清、吞咽困难等。

3. 心脏症状　心律不齐，有时心动过速，有时心动过缓，心悸心慌，或心前区疼痛，但心电图无改变，故称为"颈性冠心病"。

4. 血管运动功能障碍　交感神经受刺激兴奋时，血管收缩、痉挛，出现手足发凉，疼痛，发绀，脉搏细数，皮温低；当交感神经受抑制时则血管扩张，肢端发热，有烧灼感，或有手指肿胀、奇痒及血压不稳等表现。

5. 汗腺分泌障碍　主要在上胸部、颈部、头面部以及手部，表现为多汗或少汗，可为双侧，也可为一侧；有时半侧面部多汗，而对侧则无汗。

6. 胃肠道或泌尿系统症状　患者可有胃脘不适、胃纳不佳、恶心呕吐、腹泻或便秘等消化道症状；有些患者也可表现为尿频、尿急、排尿不畅或淋漓不尽等泌尿系统症状。

**（三）诊断**

单纯性交感神经型颈椎病比较少见。如果具有上述自主神经紊乱的症状，而病因不清，又同时有颈肩疼痛，手指麻木，或有头痛头昏、眩晕等椎-基底动脉系统供血不足的症状，或有下肢感觉、运动及反射异常等表现，特别是影像学检查有颈椎病的典型改变，诊断即可确立。

**（四）鉴别诊断**

1. 梅尼埃病　梅尼埃综合征又称梅尼埃病，主要表现有四大特征。

（1）眩晕：多为突发性而无前驱症状，一出现即达高峰，持续数分钟或数小时之后，逐渐减轻而愈，可反复发作，间隔时间不等。发作期间前庭功能多显示轻度障碍。

（2）耳鸣耳聋：为耳蜗受累的表现，每次发作前多有耳鸣，一般为单侧性，高音调鸣叫样，或有神经性耳聋的症状。

（3）震颤：因膜迷路半规管受累，在眩晕发作的同时可出现短暂的眼球震颤，呈水平震颤或混合性震颤。

（4）呕吐：为前庭器的病理兴奋传达到脑干前庭神经核，并波及相邻的迷走神经背核，使迷走神经兴奋，引起恶心呕吐，面色苍白，出冷汗，甚至有腹部不适感。

临床上常将颈椎病误认为梅尼埃病。二者最主要的区别是梅尼埃病引起的眩晕属于周围性眩晕，其特点为眩晕发作有规律性，持续时间短，可伴有水平性眼球震颤，缓解后毫无症状，检查发现前庭功能试验不正常。而颈椎病引起的眩晕多为中枢性，发作与头颈转动有关，伴有颈神经症状，且颈椎影像学检查骨质有异常改变。

2. 内耳动脉栓塞　内耳动脉为基底动脉的终末支，又无侧支循环，所以栓塞后突然会发生耳鸣、耳聋和眩晕，症状可持续数月、数年，甚至终身。与颈椎病发作性眩晕易于区别。

## 二、交感神经型颈椎病的微创治疗

交感型颈椎病是颈椎病中的一个特殊类型，目前尚无明确的定义，国内外学者多支持Barré-Liéou等提出的"颈后交感神经综合征"，将其定义为"颈椎间盘退行性改变刺激或压迫颈部交感神经纤维而引发的一系列反射性症状"。临床主要表现为反复发作的交感神经症状，如头晕、恶心、心动过速等，部分还伴有耳鸣、视物模糊等，临床上又称为BarreLieou综合征。该病好发于青年人，特别是女性，严重影响正常工作、学习和生活。

1. 中医微创治疗

（1）小针刀：既可直接对交感神经起到调控作用，又可松解因颈椎炎症而引起的组织粘连；这对于促进炎症吸收，改善局部组织代谢与循环功能和缓解痉挛均有积极意义，对由交感型颈椎病引起的颈肩部疼痛也有很好的缓解效果。且小针刀创伤小，不易感染，治疗时间短，可反复多次治疗，操作实用方便。

（2）微创埋线技术：埋线通常选用的夹脊穴周围组织中存在着许多神经末梢，且颈椎的脊神经后支及内侧支与颈椎夹脊穴之间距离最近，因此夹脊穴埋线可持续刺激深部神经末梢，促进血液循环，加强局部炎症的吸收，解除其对周围神经血管的压迫，从而取得较理想的治疗效果。借助于超声技术发现，埋线治疗颈椎病的最佳深度层次为多裂肌层，即针刺深度为2～3cm，针尖达到椎板，制定了以$C_5$、$C_6$夹脊穴为主，大椎穴的"颈五针"颈源性疾病治疗方案。除脊髓型颈椎病引起的严重症状外，多数该类患者症状均明显改善。

2. 西医微创治疗

（1）等离子低温髓核消融技术：该技术能减少椎间盘体积，降低椎间盘内压力，缓解对神经组织的刺激，获得部分类似手术直接减压的效果。有学者运用该消融术治疗交感型颈椎病47例，术前平均视觉模拟评分（VAS）为（6.58±0.56）分，术后即刻VAS为（2.26±0.68）分，末次随访时VAS为（2.82±0.72）分。随访期间14例术后交感神经症状即刻完全消失，18例主要交感神经症状消失，10例症状改善，5例症状无明显变化，治疗有效率为89.4%。近些年，有将低温等离子与其他微创方法联合应用的相关报道，均证实低温等离子技术对于交感型颈椎病的疗效确切。

（2）射频消融术：射频治疗是利用射频电极在椎间盘内形成电场，通过射频能量气化部分椎间盘髓核组织获得椎间盘减压和消炎的一种方法。有学者选取46例交感型颈椎应用射频消融治疗，均于术后1周内恢复工作和生活，除3例颈肩痛及上肢酸痛等症状缓解不明显外，其余患者的症状均于术后消失或术后1～2周逐渐缓解，该研究还对射频消融术后椎间盘高度及稳定性做了进一步研究，于术后3个月时复查颈椎动力片，手术前后颈椎稳定性，发现术前与术后（椎体水平位移）和（椎体角度位移）比较差异无统计学意义，说明射频消融术不影响患者颈椎的稳定性。

（3）臭氧消融治疗：臭氧可以氧化髓核，使突出的颈椎间盘还纳，盘外注射可氧化硬膜腹侧、后纵韧带和椎旁肌群之间的代谢产物和致炎因子，臭氧还原为氧气之后则能改善局部组织的缺氧状态。有学者在19例交感型颈椎病病例中运用臭氧消融治疗，16例于术后1周内即获得良好的疗效，另外3例于手术后1个月内症状逐渐缓解，并发现交感型颈椎病更强调盘内注射（60μg/mL）和椎旁臭氧注射（40μg/mL），使臭氧分布到双侧椎旁组织和椎管内硬膜外前间隙，疗效最佳。

（4）经皮激光椎间盘减压治疗：激光治疗椎间盘突出的原理主要涉及3个方面。首先髓核的含水量高达85%，经激光作用后小部分髓核组织可被气化；其次，Choys和Altman早在1995年就测量得出，激光作用于椎间盘后可使其内压力降低，盘内压力较大程度的降低可减轻突出物对神经根的压迫，神经根的传导速度也会因此获得改善；再次，Iwatsuki等发现激光可降低盘内炎症介质水平，减轻其对神经的刺激从而进一步缓解疼痛。另外，激光产生的热效应在某种程度上还能促进椎间盘周围的血液循环与脑脊液回流，这也可缓解部分神经症状。除了传统的激光治疗，有学者将经皮激光椎间盘减压术和颈椎间盘激光修复术进行分析，后者更强调了"椎间盘修复"的概念，使减压后的椎间盘高度得到了保障，提高了疗效。

（5）胶原酶融核术：1963年，Smith等首次用木瓜凝乳蛋白酶（简称木瓜酶）治疗腰椎间盘突出症患者并取得成功，从此开创了融盘术治疗椎间盘突出症的历史先河。1968年，Sussman首先提出用胶原酶代替木瓜酶治疗，大量基础和临床研究显示，胶原酶融核术是一种安全有效的治疗方法。单纯胶原酶注射治疗椎间盘突出症已得到大量的临床病例和观察，近些年，很多将胶原酶联合其他治疗方法的试验也开展起来，国内学者在应用胶原酶溶解术治疗混合型颈椎病方面也取得了较好效果，可以较好地改善头痛、头晕、恶心、胸闷、失眠等交感症状。

交感型颈椎病由于发病时体征少，缺乏客观的诊断证据，常规的体格检查常难以做出判断，故诊断困难。交感型颈椎病的发病机制不清一般认为，颈椎周围的交感神经受到刺激从而引发椎动脉痉挛，导致椎基底动脉供血异常是引发头晕的主要原因，同时交感神经系统的异常兴奋和抑制可引起心脏功能的异常，产生心慌、胸闷等症状。微创手术因其创伤小，术后并发症少等优势已经成为交感型颈椎病治疗的重要方法，尤其是两种微创治疗联合应用，拓宽了治疗适应证，提高了治疗有效率。近年来，得益于影像学及超声医学的发展，微创技术更加精准的作用于靶点，加之今后越来越多的临床病例总结，对交感型颈椎病从多方面深层次探索，为诊断治疗本病提供新依据和新方法。

# 第十节 颈椎后纵韧带骨化症合并脊髓型颈椎病
## 的微创治疗

## 一、疾病概述

### （一）概述

后纵韧带起于C$_2$齿突后方，上至枕骨斜坡，下沿着各椎体后缘止于骶椎，参与构成椎管前壁。主要由网状纤维、胶原纤维和弹性纤维构成。颈椎后纵韧带在颈椎后缘连接和稳定中起到重要作用。有研究表明颈椎间盘退变和后纵韧带的退变有着密切的联系，椎间盘退变时可引发颈椎稳定性降低，局部应力异常，后纵韧带纤维处于被牵拉的紧张状态，加之后纵韧带本身的退行性变，可导致异常的增生、肥厚、软骨化及骨化。随着医学的发展和各种医学仪器的不断出现，越来越多的学者注意到后纵韧带在颈椎病发生发展和术后患者的预后中都扮演着相当重要的角色。

颈椎后纵韧带骨化症（OPLL）可以引起颈椎椎管的明显狭窄，并导致进行性四肢瘫痪等严重后果，因此，近年来日益为学术界所重视。OPLL骨化块中大部分为板层骨，可见纤维软骨及钙化的软骨。在颈椎的不同区域，骨化情况不尽相同，有的部位可能已经完全骨化，而有的部位尚未骨化或刚刚出现软骨细胞。因此，OPLL在组织病理学上至少应分为成熟型和未成熟型两种类型。骨化的后纵韧带较正常后纵韧带明显增厚，且横径增宽。

### （二）发病机制

OPLL造成脊髓或神经根损伤可能是通过下述三种机制。

1. 挤压　异常增厚的后纵韧带骨化块无疑会对脊髓或神经根构成威胁，但在OPLL患者中，椎管被侵占而未出现症状者临床上并不少见，可见脊髓对于缓慢发展的压迫具有相当好的耐受性。不过，对于严重OPLL的患者，骨化块的挤压已使脊髓的耐受性接近极限，同时也使脊髓处于缺血状态，在此情况下，任何微小的颈部外伤即可造成显著的脊髓损伤。

2. 邻接区失稳　在两骨化区邻接处的椎间关节处于显著不稳定状态。当颈椎前屈运动时，两骨化带尖端向后方成角，可能撞击向前移动的脊髓使其受伤。

3. 挫磨　骨化的后纵韧带的表面粗糙。随着颈椎屈伸活动，硬膜及脊髓不断碰撞挫磨，势必会产生组织结构的损伤。

**（三）诊断**

临床表现的差异很大，其症状分为三类。①颈脊髓病：四肢及躯干感觉、运动功能障碍，痉挛性瘫痪，括约肌功能障碍；②颈神经根病：上肢疼痛或其他感觉异常；③轴性症状：颈痛、颈僵。

这些表现通常是混合的，其中最主要的问题是颈脊髓病，因其可导致严重的功能障碍，影响日常生活。起病一般呈隐袭性，可以在较轻微的颈部外伤后出现急性脊髓损伤，是无骨折脱位型颈脊髓损伤的主要原因之一。当患者逐渐出现上述症状后才能诊断为OPLL。摄颈椎X线片是首选方法，当在侧位片上看到椎体后方不透射线影时，可以做出OPLL的诊断。CT最敏感，也被认为是诊断OPLL的"金标准"。MRI在认识颈脊髓病及脊髓压迫的情况中具有不可替代的优越性，不同进展时期的OPLL有不同的MRI信号强度，因此可以据此推测其进展。另外，MRI较CT对肥厚的后纵韧带及椎间盘突出更加敏感。

## 二、微创治疗

OPLL以往常采用后路椎板切除减压术，由于其减压不彻底，疗效常不佳。而常规前路手术由于手术视野小，操作不方便，几乎无法完整切除骨化韧带组织，且稍有不当容易导致脊髓损伤造成永久性截瘫。近年来，国内外有许多学者采用显微镜下前路骨化后纵韧带切除术（采用气动磨钻和金刚钻），取得了满意的疗效。显微镜自带光源，放大后术野会更加清晰，操作中微小的动作经放大后在术野会显得很大，这样可提醒术者更加小心操作，从而提高了手术精细度和安全性。目前，几乎在每个外科专科手术领域都能发现外科显微镜的身影。随着现代显微镜中光源技术的进步以及镜下手术操作熟练程度的不断提高，显微镜已经成为颈椎前路手术中极具价值的辅助装备。外科显微技术的不断改进，也使得颈椎间盘疾患治疗受益匪浅。大量临床实践表明在颈椎手术中应用外科显微技术的前途是光明的，但同时还有很多方面需要大家共同努力改进。

# 第四章

# 脊柱损伤微创技术的应用

## 第一节 概 述

脊柱损伤是最常发生于年轻人的严重损伤，致残率高。在脊柱骨折脱位中，任何椎节均可发生，但有60%~70%的病例好发于胸10~腰2段。胸12~腰1段更为高发，约占其中的80%，颈段的4~6椎节及颈1~2为次多发区，占20%~25%，其余病例散见于其他椎节。

### 一、各型骨折之病理解剖特点

1. 椎节脱位 除颈椎可单独发生外，胸腰段者大多与各型骨折伴发，尤以屈曲型多见。由于上节段椎体下缘在下椎节椎体上缘向前滑动，使椎管内形成一骨性之阶梯样致压物，可引起对脊髓或马尾神经的刺激或压迫，构成早期脊髓损伤的主要原因。同时，其也是妨碍脊髓功能完全恢复的重要因素之一。

2. 侧屈型损伤 其病理改变与屈曲型大体相似，主要表现为一侧椎体的侧方压缩，多见于胸腰段。脊髓受损程度，在同样暴力情况下较之前屈型为轻。

3. 伸展性骨折 主要表现为关节突骨折或椎板骨折后向椎管方向塌陷性改变，对硬膜囊形成压迫。轻者感觉障碍，重者可引起截瘫。伴有椎体间关节自前方分离或椎体中部分裂者较为少见。前纵韧带可完全断裂，但临床上并不多见。棘突骨折并向前方塌陷偶可发现，多系直接作用于棘突上的暴力所致，此时多伴有软组织挫伤。关节突跳跃征常见于颈椎，其次为胸椎，在腰椎节段十分罕见。

4. 椎体压缩性骨折 最为多见。当椎体前缘压缩超过垂直径1/2时，该节段出现一个约18°成角畸形；压缩2/3时，成角达25°左右；椎体前缘完全压缩，则成角可达40°。因此，被压缩的椎体数量愈多，程度愈重，则角度愈大，并出现以下后果。

（1）引起椎节不稳：压缩愈多，其稳定性愈差。除因小关节处于半脱位状态及前纵韧带松弛失去原有之制动作用外，椎体的短缩及成角畸形本身就已经改变了脊柱的正常负荷力线，易引起椎节失稳。

（2）椎管矢状径减少：其减少程度与畸形的角度大小呈正比，并易对椎管内的脊髓组织及其伴行血管等引起压迫而出现脊髓受累症状，尤其是后方小关节松动伴有严重椎节不稳者。

（3）椎管延长：由于成角畸形，其后方椎间小关节的关节囊因呈展开状而使椎管后壁托长，以致椎管内组织，特别是后方的黄韧带、硬膜囊壁及血管均处于紧张状态，易引起损伤，并波及脊髓，尤其是当节段长度超过10%时。

5. 椎体爆裂性骨折　此种类型骨折椎体后缘骨片最易进入椎管，且在X线片上又不易被发现。常可出现以下后果：

（1）易漏诊：突向椎管方向的骨块（片）因受多种组织的遮挡而不易在X线片上发现，尤其是在胸椎段，以致易漏诊而失去早期手术治疗的机会。因此，对伤者在病情允许的情况下，尽量早做CT检查或断层摄影。

（2）脊髓受压：压缩碎裂之椎体后方骨块或爆裂型骨折的骨片之所以不易向前方移位，主要是由于前纵韧带坚强，且受屈曲体位影响。而后方恰巧是压力较低的椎管，以致椎体骨片易突向椎管而成为临床上较为常见的脊髓前方致压物，并构成后期阻碍脊髓功能进一步恢复的病理解剖学基础。

（3）难以还纳：后纵韧带在损伤时，如果其尚未失去纵向联系，碎裂之骨块（片）仍附着后纵韧带前方者，通过牵引可使骨块还纳；但在损伤时，如果后纵韧带完全断裂，此时椎体后方的骨块多呈游离而失去联系，即使通过牵引使椎体骨折获得复位，而该骨片也难以还纳原位。

6. 其他类型　包括目前发现较为多见的急性椎间盘突出、单纯之棘突骨折、横突骨折等，病变大多较局限，受损程度亦轻。通过椎体中部至后方椎板的水平分裂骨折等，近年来在临床上亦不少见。

此外，除上述各型骨折外，脊柱的不同解剖段，如颈椎、胸椎和腰骶椎等尚有各自独特的骨折类型。

## 三、临床表现

脊柱脊髓损伤患者一般均有明确的外伤史，临床表现可概括为脊柱相应区域局部症状、神经系统症状、其他合并伤和全身反应情况。因损伤的部位、程度、范围、时间及个体差异，临床表现差别较大。

1．局部表现

（1）疼痛：脊柱损伤区域剧烈疼痛，除昏迷或重度休克病例外，几乎每个病例均出现，尤以在搬动躯干时为甚，常感无法忍受。患者多呈被动体位，不愿做任何活动。检查及搬动时应设法尽量减轻伤者的疼痛。查体时骨折局部均有明显压痛、叩击痛（后者一般不做检查，以免增加患者痛苦）。单纯椎体骨折者，压痛较深，主要通过棘突传导。椎板及棘突骨折的压痛较表浅。除单纯棘突、横突骨折外，一般均有间接叩痛，疼痛部位与损伤部位相一致。

（2）活动受限：无论何型骨折，脊柱均出现明显的活动受限。检查时，切忌让患者坐起或使身体扭曲，以防椎管变形而引起或加重脊髓及神经根损伤；也不应让患者做各个方向的活动（主动或被动），以免加剧骨折移位及引起副损伤，甚至导致或加重截瘫。

2．神经症状　指脊髓、神经根或马尾受累引起的症状。依脊柱损伤平面不同而表现不同的症状。

（1）高位颈髓损伤：指$C_1$、$C_2$或枕颈交界处骨折脱位所引起的颈髓损伤。如该处的生命中枢直接受到压迫并超过其代偿限度时，患者多立即死亡。所幸该处椎管矢状径较大，仍有一定数量的存活者，但也可引起四肢瘫痪及因并发症而发生意外。

（2）下位颈髓损伤：指$C_3$以下部位的颈髓伤。严重者不仅四肢瘫痪，且胸部呼吸肌多受累，仅保留腹式呼吸。完全性瘫痪者脊髓休克期后，损伤平面以下呈痉挛性瘫痪。

（3）胸段或腰段脊髓损伤：以完全性损伤多见，尤其是在胸段。损伤平面以下感觉、运动及膀胱和直肠的功能均出现障碍。

（4）神经根损伤：多与脊髓症状同时出现，常因神经根受压引起剧烈疼痛，尤以完全性脊髓伤者多见，且常为该类患者要求手术治疗的主要原因之一。

（5）马尾损伤：视受损的范围不同，马尾损伤的症状差异较大，除下肢运动及感觉有程度不同的障碍外，直肠、膀胱功能也可受累。

3．其他症状　根据脊柱损伤的部位、程度、脊髓受累情况及其他多种因素的不同，脊髓损伤患者可出现其他症状与体征。

（1）并发伤：根据损伤情况，患者可出现其他部位的损伤，如四肢骨折等。

（2）全身反应：除全身创伤性反应外，其他如休克、创伤性炎症反应及其他各种并发症均有可能发生，应全面观察。

（3）肌肉痉挛：指受损脊椎椎旁肌肉的防御性挛缩。实质上，它对骨折的脊椎起固定和制动作用。

（4）腹肌痉挛或假性急腹症：常见于胸腰段骨折。主要原因是由于椎体骨折所致的腹膜后血肿刺激局部神经丛，造成反射性腹肌紧张或痉挛。个别病例甚至可出现酷似急腹症样的症状与体征，以致因被误诊而行手术治疗探查，最后在术中才发现系腹膜后血肿所致。

（5）发热反应：多见于高位脊髓损伤者。主要因全身的散热反应失调所致，也与中枢反射、代谢产物的刺激炎性反应等有关。

（6）急性尿潴留：除脊髓损伤外，单纯胸腰段骨折患者也可发生急性尿潴留。后者主要是由于腹膜后出血所致的反射性反应。

4. 神经损伤的平面判定　一般情况下，脊柱骨折导致的感觉、运动障碍的出现平面与脊柱骨折平面相一致。尽管脊髓节段平面与相应的脊椎节段平面存在差异，但神经根出椎间孔的顺序与脊椎节段仍相一致。如$T_{12}$骨折，引起脊髓压迫时，脊髓受压节段为圆锥部，但$T_{12}$神经根从$T_{12}$椎弓根下出椎间孔，神经根受累仍为$T_{12}$神经根，临床表现为$T_{12}$神经根平面以下的感觉、运动障碍。

## 四、临床检查与脊髓受损状态判定

### （一）病史

对每例脊柱伤者均应按常规详细了解，包括既往史、家族史及其他相关的病史等。

1. 一般情况　指患者的年龄、性别、职业及籍贯等均应详细加以了解。

2. 外伤史　对因外伤后出现脊柱症状及体征者均应全面加以了解，应注意遭受外伤瞬间的详细情况，即使是多年以前发生的急性或慢性外伤也应了解。

（1）外伤机制：包括外伤发生的场所、机体的状态和姿势，外力作用的方向、速度和作用点，伤后人体的演变过程及体位的改变等均应详细了解。

（2）外伤后的早期改变：指伤后即出现的症状，此不仅对诊断，且对治疗方法的选择及预后判定均有着密切关系。

（3）伤后的初期处理：包括现场急救、输送途中的医疗监护和脊柱的体位，以及在运送过程中有无不合要求的搬动及其他不当的措施等。

（4）伤后治疗及症状改变：应详细了解其在各转运站或当地医疗机构等所采用的各种治疗措施（包括手术疗法）及其疗效和并发症等。

3. 病程的演变　外伤早期病例易于了解，对病程长者亦应全面加以询问，了解该患者伤病的全貌，以便于作出正确诊断及选择合理的治疗措施。

### （二）体格检查

因脊柱与脊髓及脊神经根关系密切，在外伤时易同时受累；因此，在体检时应将其包括在内。

### （三）对脊髓功能状态的判定

脊髓的活动是在高级中枢神经影响下进行的。动物越高等，脊髓的功能则退居相对次要地位。但当研究高等脊椎动物脊髓的功能，又多在一般动物之脊髓模型上进行的，它必然和人类的整体情况有所不同。因此，目前尚不能阐明脊髓功能活动的本质。现仅就脊髓结构和损伤后果略加阐述。

1. 脊髓的生理功能

（1）反射功能

1）脊髓灰质是主要的脊髓反射活动的中枢，并兼有传递神经冲动（向上或向下）的功能。例如，躯体和内脏反射中枢均位于脊髓的不同节段的脊髓节内。躯体反射有如四肢的伸屈反射，其中膝反射、跟腱反射、肱二头肌反射常用于临床检查。此外，还有腹壁反射、提睾反射等。膝反射最简单，其反射弧只有两级神经元，传入神经元位于脊神经节，其轴突的周缘突通过股神经分布于股四头肌的肌梭，轴突的中枢突经腰神经的后根至脊髓前柱，直接与前柱运动神经元形成单突触联系，一般并不横过至对侧，且仅涉及一两个脊髓节。前柱运动神经元是其传出神经元，它的轴突经前根分布到股四头肌的梭外肌纤维。因此，叩击股四头肌腱使之受到牵拉，股四头肌当即收缩，以伸直小腿。这种反射是牵张反射的一种。大多数牵张反射的反射弧在传入神经元和传出神经元之间还有中间神经元，此种神经元位于脊髓灰质内，它联络邻近脊髓节的传入和传出神经元。肌紧张是牵张反射的另一种，它是姿势反射的基础，对维持躯体姿势十分重要。

2）脊髓内还有内脏反射的中枢，如排尿和排便反射中枢位于腰骶脊髓节。排尿反射是膀胱有尿液充胀时将尿液排出的活动，膀胱充胀的感觉主要经盆神经、腹下神经的传入，到达腰骶脊髓的中枢，其传出神经经上述两种神经至膀胱内、外括约肌和逼尿肌，逼尿肌收缩和内括约肌松弛，尿即排出，排空后外括约肌收缩（阴部神经兴奋），排尿即完成。

（2）传递功能：脊髓中有大量上升和下降的传导束，各自行使一定的功能，有些传导束专管特定的感觉，有些专管特定的运动。不难想象，脊髓灰质受损，与之相关的反射活动必然因之减弱或消失。

2. 传导束受损 当传导束受损，与之相应的感觉和运动减弱或丧失。因此，脊髓横断性损伤后（如枪弹伤或横断脊髓炎），在损伤平面以下，一切感觉和随意运动均丧失。每位外科医生都必须对椎节平面与脊髓及脊神经根平面的关节有一明确概念。

此外，在受伤当时还出现脊髓休克，即断面以下的躯体和内脏感觉全部消失，肌肉软瘫，骨骼肌张力消失，深浅反射亦消失，但肛门反射仍保存。

在损伤平面以上有过敏带和自发性疼痛，腰部可有紧缩感，大小便潴留。这种现象在人类较严重，并可延续1～3周。过后即逐渐恢复。首先恢复的是较简单或较原始的反射，依次为较复杂的躯体反射和内脏反射——排尿和排便反射。

3. 脊髓休克　　之所以产生脊髓休克，据认为是脊髓受损伤时，突然失去高级中枢控制的结果。此处所说的高级中枢控制，主要反映大脑皮质、前庭复合核和脑干网状结构对脊髓的易化性影响。脊髓全部横断性损伤的后果，已如前述。其半横断性损害结果，与此不完全相同，出现下面所谈的布朗-塞加综合征。

4. 布朗-塞加综合征　　布朗-塞加综合征主要表现为损伤平面以下同侧运动障碍，并伴有痉挛性瘫痪，跖屈反射变为伸反射，腹壁反射消失和腱反射增强，深感觉消失。损伤平面1～2脊髓节以下，对侧浅感觉消失。膀胱、直肠和生殖器官的功能不受干扰。实际上，这种典型的布朗-塞加综合征在临床上较为多见，因为脊髓半横断损伤并不十分规律，因而临床表现亦各异。

5. 各平面损伤后的功能改变特点　　脊髓不同水平的损伤，后果并不一样，它们除有损伤平面以下的感觉和运动障碍以及排尿障碍外，还各有独特的临床表现。视平面高低不同症状差别较大。

（1）颈段受损：颈5水平以上的脊髓横断性损伤，会因不能呼吸（膈神经和肋间神经麻痹）而死亡。颈5～胸1脊髓节的横断性损伤，出现四肢瘫，上肢瘫痪程度因损伤位置而定：颈5节损害，上肢完全瘫痪；颈6节的损害上臂处于外展和外旋位，并带有肘屈和前臂旋前，这是由于供应三角肌、菱形肌、肱二头肌和肱肌的颈5脊神经未受损害的缘故。颈脊髓损伤节段愈向下，供应上肢的神经损害愈少。

（2）胸段受损：胸段胸1脊髓节的横断性损害，手肌（小肌肉）瘫痪，并伴有胸1交感神经睫状脊髓中枢横断的症状，即霍纳综合征，其表现为眼球内陷、瞳孔缩小和眼睑下垂，伴有面部干燥无汗。但第二肋间隙水平以上的颈、胸部皮肤感觉仍保存，因为这部分皮肤由锁骨上神经（$C_2 \sim C_4$）供应。胸脊髓的横断性损伤，损伤平面以下的躯干和下肢瘫痪。

（3）腰骶段受损：骶脊髓的横断性损害，导致膀胱、直肠功能障碍，会阴部、臀部等处的皮肤感觉呈马鞍形缺损，若腰神经同时受累，则出现双下肢瘫痪。

6. 脊髓血管受累　　供应脊髓的血管受到干扰，也会出现一系列神经证候，具体临床表现，要看受累血管的部位而定。

7. 脊髓实质病变受累之后果　　除外伤病例外，有些疾病常侵犯脊髓，如脊髓空洞症和脊髓结核等。前者系脊髓内部病变形成空洞，其周围被神经胶质细胞包绕；它首先侵犯灰质，渐次不同程度地损坏白质，可上下蔓延到邻近的脊髓节。空洞常见于颈下和胸上部脊髓节，甚至可蔓延到延髓而引起严重后果。其临床表现：先是痛觉、温觉消失，后则累及触觉和本体感觉，肌肉软弱无力。这是因为空洞首先破坏脊髓丘脑侧束，该束在脊髓白质前连合内交叉，空洞又常常自中央管向四周扩张，此束首当其冲，其后逐渐累及后索。为前柱所供应的肌肉软弱无力或失用，首先表现在手肌。脊髓结核常侵及后根髓内段。其主要临床表现：首先为各种感觉异常、感觉过敏和刺痛。紧接着各种感觉不同程度的丧失，特别是深感觉、位置觉和被动运动觉，并伴有感觉性运动失调等。

8. 脊神经根的功能与损伤后的改变　脊神经依靠前后神经根的小根和脊髓相连。脊神经根的损伤也必然影响脊髓的正常生理功能。后根为一切躯体和内脏感觉的传入纤维进入脊髓的必经之道；前根是支配躯体和内脏（胸腰段侧柱和骶段的相当于侧柱的灰质）的传出纤维经过的途径。因此，脊神经前后根的损伤，直接关系到向脊髓的传入神经冲动和由脊髓传出的神经冲动的传递。本节只涉及脊神经前后根损伤的后果。若将全部后根切断，结果一切向脊髓的传入冲动都被阻断，因而一切感觉消失，同时脊髓反射亦消失。如只切断一根脊神经的后根，它的皮肤分布区的感觉并不受影响，只轻微减弱，这是因为一根脊神经在周围皮节的分布常是重叠的。若三根相邻的脊神经受到损害，那么中间那根脊神经分布区（皮节）的感觉丧失。虽然一块肌肉经常受两个或多个脊髓节供应，但其肌张力却受节段反射的整合。例如，全部切断颈5脊神经的后根，其结果是冈上肌和菱形肌肌张力严重丧失，三角肌、肩胛下肌、肱二头肌、肱肌和肱桡肌的肌张力也减弱。前两肌由颈4~5脊节发育而成，即由颈5~6脊神经供应。其余诸肌由颈5~6脊节发育而成，即由颈5~6脊神经供应。由此可见，颈5是其节段反射的中心部位，因而影响到其上下位脊神经所分布的肌张力。倘若同时切断颈5~6脊神经的后根，从这些肌肉传入的本体感觉全部受阻，那么这些肌肉就会失去反射能力。这些肌肉的肌张力丧失，称为无肌紧张，但是这些肌肉仍然可以收缩，因为供应它们的脊神经前根还完好无损。完全切断供应肢体的脊神经后根和保留其一部分，所产生的缺陷是不同的。早年的研究指出：完全阻断肢体的传入神经冲动，结果导致肢体实际上的瘫痪。

# 第二节　脊柱损伤的分类

## 一、颈椎损伤

有关颈椎损伤的分类法较多，但多有一定局限性。临床上由于损伤机制的复杂性，又不能直接观察，因此损伤暴力的判断只有依赖于病史、临床和放射学检查。最有可能是多种损伤暴力同时存在，且以某一种暴力为主，而不是单一的外力作用。从人工控制的实验模型所获得的颈椎损伤结果，与临床相接近。为了治疗上的需要，将颈椎损伤分为解剖部位和损伤机制两种。

1. 根据解剖部位分类

（1）寰枕脱位：寰枕前脱位、寰枕后脱位。

（2）单纯寰椎骨折：寰椎后弓骨折、寰椎前弓骨折、寰椎前后弓骨折（Jefferson骨折）、侧块压缩性骨折。

（3）寰枢椎脱位：寰枢前脱位、后脱位及旋转脱位。

（4）枢椎骨折脱位：合并齿突骨折的寰枢前脱位、枢椎椎弓骨折（Hangman骨折）。

（5）低位颈椎骨折脱位（颈3~7）：①后结构损伤，即单侧小关节脱位、双侧小关节脱位、双侧小关节交锁、关节突骨折、棘突骨折、椎板骨折；②前结构损伤，即椎体压缩骨折（无脱位）、椎体压缩骨折合并脱位、撕脱骨折、椎间隙骨折（滑脱）；③侧方结构损伤，如侧方结构骨折。

2. 根据损伤机制分类

（1）屈曲暴力：过屈性扭伤（向前半脱位）、双侧小关节半脱位、单纯楔形骨折、屈曲状骨折（椎体前角大块三角形撕脱骨折）、棘突撕脱骨折（多在颈6至胸1）。

（2）屈曲旋转暴力，如单侧小关节脱位。

（3）伸展旋转暴力，如单侧关节突关节骨折。

（4）垂直压缩暴力：寰椎爆裂性骨折（Jefferson骨折）、其他椎体爆裂骨折。

（5）过伸性脱位：过伸性脱位、寰椎前弓撕脱骨折、枢椎椎弓骨折（Hangman骨折）、寰椎后弓骨折、椎板骨折、过伸性骨折脱位。

（6）侧屈暴力，如钩突骨折。

（7）纵向牵拉暴力，如纵向分离骨折脱位。

（8）不明损伤机制：寰枕脱位、齿突骨折。

## 二、胸腰椎损伤

1. 按受力机制分类

（1）屈曲压缩：是最常见的损伤机制如在前屈腰体位，背部受砸压伤则发生脊柱的屈曲压缩损伤，轻者椎体楔形压缩骨折，重者发生骨折脱位，脊柱前部压缩，后部分离。

（2）屈曲分离损伤：例如安全带损伤，躯干被安全带固定，头颈及上半身向前屈曲，致脊柱损伤，发生骨折或脱位；由于上部并无受压砸力，故为分离损伤。

（3）垂直压缩：如重物砸于头顶或肩部，或高处落下，足着地或臀部着地，脊柱受垂直方向的压力，致椎间盘髓核突入椎体中致椎体发生骨折如爆炸状，故称爆裂骨折。

（4）旋转及侧屈：脊柱由小关节突及椎体等连接，由于小关节的方向不同，侧屈时常伴有旋转、旋转侧屈或前屈可发生单侧关节脱位，常见于颈椎损伤；侧屈可致椎体侧方压缩骨折。

（5）伸展损伤：常发生在颈椎。例如向前摔倒时，头或前额撞击于物体上致颈向后伸展则发生伸展损伤，坐在汽车前座，突然撞车时，头面撞于前挡风玻璃上致颈后伸损伤，常无骨折或脱位；有时可见棘突被挤压骨折或椎体前下缘撕裂小骨折片，称泪滴骨折。上述损伤暴力亦可为复合的如屈曲并垂直压缩、屈曲旋转等。

2. 按脊椎损伤的部位　如棘突骨折、关节突骨折、横突骨折（由肌肉突然收缩牵拉所致）、椎体骨折及骨折脱位等。

3. 按骨折形态分类（为临床最常采用的分类）

（1）压缩骨折：椎体前方压缩骨折，系上位椎间盘压其下方椎体上缘骨折。压缩程度以椎体前缘高度占后缘高度的比值计算，分Ⅰ度轻度压缩1/3，Ⅱ度中度压缩1/2及Ⅲ度重度压缩2/3压缩骨折。Ⅲ度及Ⅱ度压缩骨折常伴有其后方棘韧带断裂。

（2）爆裂骨折：髓核突入椎体致爆裂骨折，其骨折块可向左右前后移位，但主要是向椎管内移位，并常损伤脊髓。骨折向两侧移位，致两侧椎弓根距离加宽。

（3）chance骨折：骨折线呈水平走行，由椎体前缘向后经椎弓根至棘突发生水平骨折或致棘间韧带断裂。常见于安全带损伤，骨折移位不大，脊髓损伤少见。

（4）骨折脱位：椎体骨折可为屈曲压缩或爆裂骨折，其上位椎向前方脱位。在腰椎可发生反向损伤，如腰背部被横向暴力打击，可发生上位椎向后方脱位。前脱位程度以关节突算分为：Ⅰ度脱位；Ⅱ度关节突起跳跃，上位椎下关节突尖正在下位椎上关节突上；Ⅲ度关节突起交锁，上位椎的下关节突位于下位椎上关节突的前方，发生交锁不能自行复位。脱位程度以椎体前后径计算，上下椎体后缘相差1/4椎矢径以内为Ⅰ度，1/4～1/2为Ⅱ度，大于1/2不超过3/4为Ⅲ度，大于3/4为Ⅳ度，大于1为全脱位。Ⅱ度、Ⅲ度脱位常伴有脊髓损伤。

（5）脱位：分离屈曲损伤常致脊椎关节脱位而无压缩骨折，多见于颈椎，亦见于腰椎。有单侧脱位及双侧脱位。

4. 按脊柱稳定性分类　分为稳定性骨折与不稳定性骨折。棘突骨折、横突骨折、单纯压缩骨折属于稳定骨折。Dens将脊椎分为前中后三柱，椎体及椎间盘前1/2为前柱，后1/2加后纵韧带为中柱，椎弓根后结构为后柱。McAfee等将伴有后柱损伤的爆裂骨折视为不稳定骨折，而无后方结构损伤爆裂骨折为稳定骨折。所有骨折脱位的三柱均受破坏，故为不稳定骨折；对压缩骨折伴有棘间韧带断裂的颈椎、胸腰段及腰椎骨折应视为不稳定骨折；腰4、腰5峡部骨折亦属于不稳定者。

# 第三节　上颈椎损伤的微创治疗

## 一、寰椎骨折

### （一）解剖特点

寰椎即第1颈椎（颈1），系联结枕骨和其他颈椎的主要解剖结构。它是一节非典型的脊椎，外观呈椭圆环状，无椎体，而在环形两侧增厚变粗，称之侧块，其上下表面各自为斜向内前方的关节面，与枕骨髁状突和枢椎关节面相对应，分别构成枕寰和寰枢关节。从侧块伸出两臂左右联结成环，即为前后弓，两弓中央增粗为结节，在与侧块相遇处骨质较纤弱，是骨折好发部位所在。前弓后面的中央与齿突对应构成寰齿关节，由寰椎两侧块间的横韧带和关节囊维持其稳定性。寰椎椎管矢径约为3 cm，其间容纳脊髓约1 cm，齿突约占据1 cm，尚有1 cm空间为缓冲间隙。

### （二）病因和发病机制

自上而下的传导暴力已被公认是造成寰椎骨折的主要作用形式。当暴力作用到头顶后，通过枕骨两髁状突分别向下并向后到达寰椎两侧块的关节面。由于枢椎两关节侧块作为人体纵轴对抗这种冲击暴力，致使寰椎介于外力之间，就可能导致寰椎前后弓与其侧块联结处的薄弱带发生骨折。

寰椎介于垂直暴力对抗力之间损伤的具体原因有多种，然而，头顶直接遭到外力作用，例如最常见的创伤，如跌倒、交通事故及跳水等运动创伤，都有可能造成此类损伤。直接暴力作用多是由于刀或子弹引起穿透性损伤，此时可因椎动脉和颈椎脊髓损伤而立即死亡，故平时医疗单位极少见到。由于暴力的大小、方向以及损伤瞬间伤者头颈姿势的不同，寰椎骨折具有多样性。

根据骨折部位和移位状况可分为4种类型：

Ⅰ型：寰椎后弓骨折，系由过伸和纵轴暴力作用于枕骨髁与枢椎棘突之间，并形成相互挤压外力所致，也可能与枢椎骨折和齿突骨折并发。

Ⅱ型：寰椎侧块骨折，多发生在一侧，骨折线通过寰椎关节面前后部，有时波及椎动脉孔。

Ⅲ型：寰椎前后弓双骨折，即在侧块前部和后部都发生骨折，通常称之为Jefferson骨折，多系单纯垂直暴力作用结果。骨折移位特点与该部解剖结构和暴力大小有关。寰椎的前后弓4处骨折是本损伤的基本特点，4个骨折块分别为两侧块的外厚内薄膜状结构，作用力呈离心式分布，骨折块也常随作用力呈分离移位，即造成爆裂性骨折。

Ⅳ型：寰椎稳定性骨折，包括寰椎椎弓单处骨折、经侧块关节面骨折及单纯横突骨折。

### （三）临床表现

颈部僵硬和枕下区域疼痛是寰椎椎弓骨折的主要临床表现，局部压痛限于枕粗隆下方，头部被动运动以旋转受限最明显。颈部疼痛、僵硬，患者常以双手托住头部，防止其活动；有时出现咽后血肿，但通常不会引起呼吸困难和吞咽障碍；头部前倾呈强迫体位，有时用于扶持头部，避免头颈向任何方向转动。枕骨髁与枢椎棘突挤压可致寰椎后弓骨折，脊髓或神经根受压比较少见，这与该区椎管矢状径大，骨折后其骨折片离心分离有关。如第2颈神经（枕大神经）受累时，患者感觉枕部疼痛，颈肌痉挛，颈部活动受限，若伴脊髓损伤，可有运动感觉丧失，损伤严重者可致瘫痪甚至立即死亡。

### （四）诊断和鉴别诊断

1. X线检查及表现　寰椎椎弓骨折的诊断主要依赖X线检查。普通的前后位和侧位X线拍片常因该部结构复杂造成影像重叠，影响对损伤的判断。因此，寰枢区前后位开口拍片，能够集中显示解剖形态，利于上颈椎损伤的判断。

2. 稳定性的判断　寰椎爆裂性骨折诊断时多因对此类损伤认识不足，或摄片时投照部位、角度不佳，参数选择不当而发生困难。清晰的上颈椎前后位开口片通常可以显示寰椎骨折和解剖关系的变化。根据该区正常X线解剖关系的变化，能够较准确地作出诊断。

3. 骨折与神经损害的关系　根据Jefferson骨折机制和骨折移位特点，可以推测此损伤不应合并严重神经损害。因寰枢区椎管矢径和横径大，骨折后骨折块自椎管向外滑动，使椎管容积扩大，通常对脊髓不会产生压迫。

### （五）手术方法

寰椎骨折的主要争议在于寰椎Jefferson骨折的治疗。Jefferson骨折即寰椎爆裂性骨折，寰椎前弓、后弓有3或4处骨折，骨折块常分离。一般认为寰椎骨折的治疗方法主要根据横韧带损伤的程度来确定。对已明确横韧带损伤、寰枢椎不稳者应早期行手术治疗。术前5kg牵引侧块能大部分复位，可考虑采用经皮前路寰枢关节内固定术，在完成螺钉内固定后即将内径为6mm的保护套管送到寰枢关节处，用电刀烧灼寰枢关节前部软组织，再用长柄刮匙刮除，寰枢关节前方已烧灼软组织暴露骨皮质后，将已取自髂骨的松质骨泥通过保护套管植入寰枢关节前方和齿状突基底部与寰椎前结节间隙一期植骨融合；或后路迷你切口寰枢椎后方植骨加经皮后路寰枢关节内固定术。

Hangman骨折指发生在枢椎上下关节突间骨质连接区域的骨折，如发生滑移，也可称枢椎创伤性滑移。目前争议较多的是Ⅱ型和Ⅱa型的治疗。如Ⅱ型和Ⅱa型骨折可通过牵引以矫正成角和移位，可采用经皮椎弓根螺钉内固定，建议在导航或有术中CT成像设备下施行。齿突骨折是一种常见的颈椎损伤，目前对Ⅱ型和浅Ⅲ型的治疗争议较大，一般多采用前路齿突螺钉内固定。与开放手术相比，经皮前路齿突螺钉内固定显示出很大优势，手术操作简单、安全、无失血、手术时间短、未明显增加X线照射时间，而获得相似的临床和影像结果。另外，该技术操作部位为咽喉部，无食道结构存在，因此手术比较安全，该技术可以推广应用。

寰枢椎联合骨折，处理棘手。此时，可考虑经皮前路齿状突螺钉加双侧寰枢关节螺钉固定（三钉固定技术），其优点是三钉固定后寰枢关节能产生即刻最大的稳定性，且创伤小，手术时间短。适应证选择如下：①老年患者，寰椎骨折伴横韧带断裂+齿状突Ⅱ型或浅Ⅲ型骨折。该类患者有横韧带断裂导致寰枢关节不稳，需要寰枢关节固定；②老年患者，颅脑损伤伴神志改变，寰椎骨折+齿状突Ⅱ型或浅Ⅲ型骨折；该类患者无法行长期牵引、Halo-vest或头颈胸支具治疗，甚至由于颅脑手术后颅骨瓣减压无法行颅骨置钉牵引，因此经皮前路三钉固定后有利于患者护理和康复；③高龄患者，合并多发伤特别是胸部损伤，寰椎骨折齿状突Ⅱ型或浅Ⅲ型骨折。该类患者如只选择前路齿状突螺钉固定，术后仍需辅助一定的外固定，且在高龄患者中不愈合率高，易发生骨折移位。因此，选择三钉固定有利于骨折愈合，减少并发症。

总之，临床证实微创治疗寰枢椎创伤是一项安全有效的手术方式。微创技术的虽有一定的学习曲线，但只要熟悉上颈椎解剖，有一定开放手术的经验，上颈椎微创技术的学习曲线并不长。另外，由于前路寰枢关节螺钉内固定较后路不容易损伤椎动脉，掌握经皮内固定技术可以克服一些后路手术缺陷，如经皮前路寰枢关节螺钉内固定术可作为枢椎椎动脉高拱患者或患者后弓缺如等行寰枢关节融合内固定的方法，还可以作为后路置钉失败的一种挽救措施。因此掌握上颈椎微创外科技术能使术者在处理上颈椎损伤时更加游刃有余，使患者得到更好治疗效果。

## 二、齿突骨折

1. 解剖特点　齿突是枕寰枢椎的骨性中轴，长14~16 mm，被寰椎横韧带束缚在前弓的内面并与前弓和韧带分别构成关节。其两侧和尖部分别有翼状韧带附着并止于枕骨大孔前缘和枕骨髁的内侧面。齿突对于寰枢椎稳定具有重要作用，它与横韧带以及其他韧带一起共同限制着寰枢椎的过度活动。例如，当上颈椎屈曲至一定程度时，齿突即与枕骨大孔前缘相抵触，使屈曲活动受到阻碍，从而防止因寰枢椎过度活动引起颈髓损伤。

2. 病因和损伤机制　齿突骨折在成人的颈椎损伤中占10%~15%，而尽管小儿颈椎损伤并不常见，但齿突骨折所占比例却相当高。Althoff在生物力学实验中用尸体颈椎标本进行研究，分别对寰枢关节施加过屈、过伸及水平剪切等负荷，结果均未能造成齿突的骨折。因此他认为前、后水平方面的外力主要引起韧带结构的破坏或Jefferson骨折，而不引起齿突骨折。研究还表明，引起齿突骨折不同类型的负荷量由小至大依次为：水平剪切+轴向压缩、来自前侧方或后侧方与矢状面呈45°的打击、与矢状面成直角的侧方打击。因此提出水平剪切与轴向压缩力的共同作用是造成齿突骨折的主要机制。而Mouradin在实验中加载寰枢椎侧弯造成齿突骨折，并认为寰椎侧块撞击所产生的剪切力可能起重要作用。

3. 临床表现　枕部和颈后部疼痛是最常见的临床症状，并常有枕大神经分布区域的放射痛。颈部僵硬呈屈曲位置，典型的体征为患者以手扶持头部可缓解疼痛，但在临床上并不常见。有15%~33%的患者有神经系统的症状和异常体征，其中以轻度截瘫和神经痛最为常见，严重者还可发生呼吸骤停，多见于老年人，常常当即死亡。

4. 诊断　X线检查是诊断齿突骨折的主要手段和依据。上颈椎的常规检查应包括正、侧位片和开口位片，如疑有齿突骨折应进一步摄断层片或行CT扫描。齿突和脊髓各占据椎管矢状径的1/3，而其余1/3为缓冲间隙。成人寰椎前结节后缘与齿突之间的距离（寰齿间距）一般为2~3mm，而儿童略偏大，为3~4mm，超出这一范围即应考虑有齿突骨折和（或）韧带结构的断裂。有时引起向前水平位移的负荷首先引起骨的破坏而非韧带断裂，但Fielding研究中发现，横韧带断裂时也可无齿突骨折。在Ⅱ型齿突骨折时骨折断端间的接触面积要小于X线片所显示的范围。骨折段向后移位4mm可减少接触面积50%，如同时有侧方移位则将使接触面积进一步减少。如两个方向的移位均不超过2mm，接触面积将在64%以上。

详尽准确的损伤史和局部的检查，常能使医师考虑到这种损伤存在的可能。

早期诊断十分重要，尤其无移位的齿突骨折，常常因满足于常规拍片未发现骨折而误诊；有时虽已拍摄开口位片，但因拍片角度不合适，齿突骨折处显示不清或多重骨影掩盖等因素而漏诊。对有临床上可疑者必须密切观察，随时复查，必要时多次拍开口位断层片。有学者经常遇到损伤后未能及时发现骨折，日后经复查反复摄片再确诊的病例已为陈旧性骨折，给治疗带来困难。

清晰的开口位片可以显示齿突骨折及其骨折的类型，侧位片能够显示寰枢椎是否脱位。必须注意齿突骨折可能合并寰椎骨折。

5. 微创治疗　可采用经皮齿状突螺钉内固定术。根据Anderson 和D'Alanzo齿状突骨折分类方法将这种最常见的上颈椎骨折类型分成3个亚型，其中Ⅱ型骨折一般需采取手术治疗，约占齿状突骨折总数的近3/4。Ⅱ型骨折的治疗有挑战性，保守治疗后骨不连很常见，骨不连的原因可能包括：①相对较小的骨折面，血供较差；②高度不稳定性；③外部固定方法不足。早期手术的适应证仍存在争议，这使Ⅱ型骨折患者很难决定是否应该进行一期手术稳定，或者是否有机会通过保守的方法进行骨愈合。多年来，这些骨折一般采用寰枢关节融合内固定方法融合$C_1$和$C_2$来稳定。这种稳定方法使所有颈椎旋转活动度减少 50%以上，颈椎活动度减少10%。齿状突骨折理想的手术方式应该使骨折愈合的同时，最大程度的保留寰枢关节的正常解剖和功能。前路齿状突螺钉内固定术在Bohler早期报道后几乎成为治疗齿状突骨折的最佳选择。经前路螺钉固定可获得齿状突骨折即刻稳定，骨折愈合率高于外固定，且保留了寰枢椎旋转功能，但是开放前路手术由于分离范围广，组织牵拉重，容易损伤颈部周围的血管、神经。该方法操作简单、创伤小、对骨折端血运破坏轻、术后恢复快，相比于传统手术保留了颈椎的活动度。

经皮前路齿状突螺钉内固定常见的相关并发症包括钉尾过长、螺钉松动脱出、损伤后方脊髓造成出血形成血肿、骨折不愈合，而骨质疏松降低内固定的把持强度，术后支具保护时间不足，可能是造成术后内固定失败的主要原因。经皮前路齿状突螺钉内固定术后的骨性愈合率为80%～100%，经皮手术治疗齿状突骨折，相比传统开放手术，能够减少术中出血量，缩短手术时间；手术创伤小，对寰枢关节的活动度的干扰也小，加速术后康复。但该技术的学习曲线比传统手术长，且存在损伤前方软组织（颈动脉、食管、气管）的潜在风险。操作时导管尖端必须紧紧地压在$C_2$椎体的前部，以避免软组织进入导管尖端和$C_2$椎体之间的空间。

### 三、枢椎创伤性滑脱

1. 解剖及生物力学特点　枢椎作为整个枕颈部复合体与下位颈椎的连接部，在脊柱的生物力学功能方面有很重要的意义。其前柱的上部是齿突，与寰椎前弓和横韧带及其他附属结构构成寰枢关节；下方借椎间盘和前、后纵韧带与颈3椎体连接；其后柱的椎板和棘突均较为宽厚、坚实，棘突较长且尾部分叉，与其他颈椎棘突有明显的形态上的区别，在颈椎后路手术中可作为定位的解剖标志；其中柱则较为薄弱，上关节突靠前，下关节突靠后，两关节突之间为一狭窄的骨质连接，通常称为峡部，其间又有一椎动脉孔穿越，在解剖上属于一个脆弱部位。

从生物力学观点上看，一个轴向的压力从上到下呈漏斗状，到枢椎平面合为一条力线，通过峡部。一个伸展力量作用于齿突产生一个集中点，迫使它在矢状面上绕X轴旋转，这个力依靠两个力平衡：一边是张力，作用于前纵韧带、椎间盘和后纵韧带；另一边是压力，作用于颈2、颈3的小关节突关节。这两个相等和相对的力产生了一个平衡点，位于枢椎上下关节突之间的峡部，恰好也是解剖上的薄弱处，当应力超出其极限时，将导致骨折。

2. 临床表现　最常见的症状是颈部疼痛和僵硬。其次是四肢麻木和无力。另一临床特点是合并有头和颌面部的损伤，位于前额或下颏，多为皮肤挫伤。有时可有其他椎体和长骨的骨折。

3. 诊断　诊断程序包括：①骨折的分类；②有无神经损伤；③有无伴随伤；④是否为多发伤。

（1）普通X线检查：包括颈椎常规片和断层片。创伤性枢椎前滑脱的诊断主要依靠侧位片，侧位片可清楚地显示骨折线及移位和成角的情况，据此可作出骨折类型的影像学诊断。在医师陪同保护指导下，谨慎地做颈椎伸、屈位拍片，可进一步提供骨折稳定情况的信息。有时尚需做断层检查才能清楚显示骨折线。X线的典型表现是双侧枢椎椎弓根骨折，骨折线呈垂直或斜形，枢椎椎体可有不同程度的移位和成角畸形。另需注意寰椎、下颈椎有无伴随骨折，对婴幼儿还需注意枢椎椎弓根先天性缺损或软骨连接的可能。检查其他损伤部位可了解有无多发伤的情况。

（2）CT扫描检查：CT可清楚显示骨折线、移位情况及与椎管的关系。CT三维重建有助于对骨折形态的全面了解。

（3）MRI成像：MRI检查可了解脊髓及周围软组织的情况，对整个损伤可有全面的评估，并为手术入路的选择提供依据。

4. 手术治疗　Levine-Edwards Ⅲ型骨折是唯一需要手术治疗的绞刑者骨折，因后方的小关节突骨折和脱位若不予复位，可引起持续的颈部疼痛。可行后路手术复位及"∞"字钢丝固定植骨融合术，然后以Halo支具制动，以获得植骨的融合和骨折的愈合。颈2、颈3前方韧带和椎间盘的断裂，可造成该节段的极度不稳，有时牵引难以维持复位，需行手术固定，术式有后路椎弓根钉内固定术，颈2、颈3开槽植骨融合术，前路钢板内固定术。术后给予有效的外固定制动作为保护，直到有骨性融合的X线表现。手术的目的是减压、复位及提供稳定。Matsumoto等报道1例累及枢椎椎体的枢椎椎弓根骨折患者，MRI提示脊髓压迫来自枕骨大孔和寰椎后弓，开始行颅骨牵引治疗，几天后拍片复查见未复位，而神经症状加重，行枕骨大孔减压、寰椎后弓切除减压、枕-颈融合术，并以Halo支具制动，术后几天神经症状改善，术后12周X线显示牢固的融合，此后改用颈托保护。此时复查MRI，提示高位颈脊髓已获减压，膜下间隙正常。

关于创伤性枢椎前滑脱的预防，在汽车事故中安全带的使用可以大大减少这种损伤，当然，对交通法规的遵守是最有益处的。

## 四、寰枢关节脱位

寰枢关节脱位的病理特点为寰椎后弓和齿突间韧带损伤后机化、挛缩，瘢痕组织增生，甚至产生异位骨化，故难以通过颅骨牵引复位，且寰枢关节脱位常伴有上颈髓的压迫，影像学上表现为齿突凸入枕骨大孔内，或者颈髓延髓角变小，并产生相应的神经症状，需要手术治疗。最早治疗寰枢关节脱位的手术方式为颅骨牵引辅助下的单纯后路减压内固定手术，但是由于寰枢关节脱位的寰椎后弓和齿突间韧带挛缩、瘢痕挛缩且颈髓压迫物来自前方，单纯后路手术无法有效松解寰枢关节从而达到解剖复位，也无法直接解除颈髓压迫，故效果不佳，另外，后路手术中患者为颈椎前屈体位，容易对颈髓造成二次伤害。故目前对寰枢关节脱位大多数研究主张采用先前路松解复位，再行内固定融合手术，以期达到松解、复位、减压、融合、固定的目的。

### （一）解剖特点

寰枢关节包括如下。①寰枢外侧关节：由左右寰椎下关节面与枢椎的上关节面构成；②齿突前后关节：分别位于齿突前面与寰椎前弓的齿凹和齿突后面与寰椎横韧带之间，形成两个滑膜腔。寰枢关节的周围韧带及覆膜有寰椎横韧带、齿突尖韧带、翼状韧带、被膜及寰椎后弓与枢椎椎弓间的黄韧带。头部旋转运动的50%发生于此关节，它不但运动灵活，且周围有许多韧带连接枕骨、寰椎、枢椎及其他颈椎。

### （二）病因和分类

1. 外伤性脱位

（1）合并齿突骨折即寰椎连带着齿突骨折一并移位。从枢椎椎体后上角或骨折线后缘测量到寰椎后弓的前缘，此距离为脊髓可占据的有效空间，可据此估计缓冲间隙的狭窄及脊髓受压的情况。

（2）单纯的寰椎前脱位不伴有齿突骨折的寰枢关节脱位，必有寰枢之间韧带的广泛损伤，尤其是横韧带损伤。由于齿突的存在，脊髓被夹在齿突和寰椎后弓之间，更易受伤。

2. 发育性畸形脱位　枕颈部有发育异常者，外伤后较正常人更易发生寰枢关节急性脱位。多数病例是在少年以后逐渐发生寰枢关节不稳定。常见的有两种：①分节障碍，表现为枕骨寰椎融合即寰椎枕骨化或颈2～3椎体融合；②齿突发育畸形，导致寰枢椎不稳或寰椎脱位。

3. 自发性脱位　成人患者多继发于类风湿关节炎，儿童则多继发于咽部感染。寰枢椎旋转固定的实质是陈旧性脱位。Fielding把自发出现或外伤后出现的寰枢椎旋转性半脱位状态称为寰枢椎旋转固定，以后他又称之为旋转性移位。

4. 病理性脱位 其也为缓慢发生的脱位，与自发性脱位的区别在于确有寰椎和（或）枢椎的骨质破坏性病变。在我国以寰枢椎结核为多见，也偶见于寰枢椎肿瘤或炎症。

**（三）临床表现**

1. 呼吸中枢受到波及时，会于损伤现场致命。

2. 损伤后有一过性神经损伤，表现为短暂肢体瘫痪或肢体无力，但能迅速好转乃至恢复或大部恢复。

3. 四肢瘫痪、大小便失禁及呼吸障碍 此为最严重者。如果未获得及时有效治疗，寰椎脱位则更加严重，脊髓受压也随之加剧。

4. 迟发性神经症状 损伤在当时和早期并不发生，但由于结构损伤而发生不稳，随着头颈活动增加而逐渐出现。寰枢椎脱位典型的临床表现为头颈部倾斜。如果单侧脱位时，头部离开患侧向健侧倾斜，颈部疼痛和僵直，枕大神经或耳大神经痛等。脊髓压迫症状和体征极少发生。有时微小的创伤就可造成寰枢关节旋转脱位，头在旋转位置上，取代了寰椎在枢椎上面的运动，两者仅能有少许活动。

**（四）诊断**

通过有无明确的外伤史可以同炎症所致半脱位相鉴别。要排除上颈椎其他部位损伤，必须借助X线摄片。X线张口位摄片主要特征表现是枢椎齿突与寰椎两枚侧块间距不对称，但张口拍片时合作不好可使投影位置偏斜，引起两者间隙异常，或不能令人满意地显示该区解剖结构。必要时重复多次摄片，排除因投影位置不当造成误诊。侧位X线片能清晰显示齿突和寰枢椎后弓之间的距离变化。正常情况下在3～4mm。应用CT扫描，与寰椎椎弓骨折及上颈椎畸形鉴别。应注意严重的陈旧性半脱位。表现为斜颈及运动受限，颈部活动时疼痛，可导致面部发育不对称。斜颈的出现可引起对侧胸锁乳突肌痉挛。其次，横韧带是软组织，普通X线不能显影，其损伤情况应以间接影像加以判断。寰椎前弓结节后缘中点至齿突距离（ADD）比较有参考价值。

1. 寰齿间距增大侧位片 可见寰椎前弓后缘与齿突相对应点的距离，正常成人和儿童分别为3mm和4mm；如成人寰齿距为3～5mm，常提示有横韧带撕裂；如寰齿距为5～10mm，则提示横韧带有断裂并部分辅助韧带撕裂；如10～12mm则证明全部韧带断裂；但必须指出，有时横韧带完全损伤而不发生间距变化，遇有此种情况不可放弃诊断，应在医师保护下做主动伸屈，动态下摄片。

2. 枕颈伸屈动力性侧位片 显示屈曲位时寰椎前弓和齿突呈"V"形间隙，提示横韧带下纤维以外的部分撕裂，使寰枢椎借助未断纤维束起支点作用，而显示寰齿间隙上部分分离呈"V"形。

### （五）手术治疗

经鼻气管插管麻醉，患者仰卧位，维持颅骨牵引。在右颈前$C_3 \sim C_4$水平做一个3～4 cm的横切口，切开皮肤、皮下，显露并切断颈阔肌，于甲状腺前肌群和胸锁乳突肌间锐性分离，将颈动脉鞘和胸锁乳突肌向外侧牵开，甲状腺前肌群、气管和食管向内侧牵开，显露并切开椎前筋膜。导入内镜工作系统，显露$C_1 \sim C_2$前方结构，内镜直视下切断颈长肌，切开寰枢关节囊，用镜下电凝钩、镜下刮匙、镜下专用高速磨钻彻底清除寰枢关节间的瘢痕组织和异常骨化组织，显露双侧寰枢侧块关节间隙。充分松解后，在X线透视监测下，应用刮匙撬拨、术中牵引使寰枢复位，ADD≤3 mm认为完全复位。前路松解复位完成后，患者改俯卧位，采用Cervifix寰枢椎侧块螺钉-棒固定系统行后路内固定融合手术，固定节段为$C_{0\sim4}$或$C_{0\sim5}$，采用自体髂骨块或大块人工骨植骨融合。

近10年来，治疗难复性寰枢椎脱位的最常用的术式为前路经口松解（齿突切除），后路内固定植骨融合术。但是由于其入路方式存在固有缺陷，术中视野小（张口受限），且并发症较多，文献报道包括术后感染、咽后壁水肿、脊髓神经系统损伤、颅内感染等。特别是由于切口有菌，一旦发生感染，可能引起细菌侵犯蛛网膜下腔，引起脑膜炎，甚至导致患者死亡。为了克服经口入路的缺点，一些学者尝试经鼻内镜齿突切除术，其认为此入路可以减小手术对术后发声的影响，但是这种术式也不能避免污染的切口，而且存在神经损伤的风险，故未得到广泛应用。前路经颈入路是传统暴露上颈椎的手术方式，其优点为切口清洁无菌，即使术中出现硬膜撕裂，也很少出现蛛网膜下腔感染。与经典的经口入路松解复位（齿突切除）术相比，内镜辅助经颈前路松解复位后路内固定术有一定优势，包括切口清洁、无菌，能有效避免术后感染；入路为脊柱外科医生熟悉；内镜系统具有良好的照明和局部放大作用，使得手术操作更加精确、安全。内镜辅助下经颈入路和经口入路手术的目的一致，即去除寰齿关节内的瘢痕组织，恢复寰枢关节的正常相对解剖位置，进而解除上颈髓的压迫。经口入路松解术后的长期随访研究表明，寰枢关节松解复位术后上颈髓压迫解除，症状明显缓解，但远期可能出现再次脱位、压迫上颈髓的情况，故长期随访中，最需要关注患者的影像学资料和神经症状。

有关内镜辅助下经颈前路松解复位后路内固定术治疗难复性寰枢椎脱位的长期疗效如何，目前尚无报道。本组病例的长期随访结果显示，随访过程中，患者的寰齿间距增大、延髓脊髓角减小，但在末次随访时能够得到维持，并未再次发生寰枢关节脱位和上颈髓压迫，且患者的症状、VAS、JOA评分在术后得到改善并在随访过程中得到保持，无病例未发生远期并发症和神经功能恶化。因此，笔者认为，内镜辅助下经颈前路松解复位后路内固定术治疗难复性寰枢椎脱位，除具有切口无菌、入路简单等优点外，还能有效降低远期并发症发生率，复位固定效果能够得到维持，从而得到长期稳定的临床疗效。总之，内镜辅助经颈前路松解后路内固定治疗难复性寰枢椎脱位可以有效改善临床症状，降低并发症发生，并长期维持寰枢关节正常解剖结构。但是，在应用这种手术方法的过程中，还需要注意其局限性及手术适应证的选择。

# 第四节　中下段颈椎损伤的微创治疗

## 一、下颈椎骨折

1. 概述　屈曲暴力伴垂直压缩外力的协同作用，可导致受力节段的椎体相互挤压，引起单纯椎体楔形压缩骨折。这种损伤多见于$C_4 \sim C_6$椎体。

2. 临床表现　临床上主要以局部症状为主。疼痛使运动功能受限，有时头颈部呈前倾僵直状态。棘突和棘间隙有压痛。合并神经压迫者，表现出相应的神经系统症状和体征。但偶尔也可能出现脊髓受压症状。

3. 诊断和鉴别诊断　正位、侧位X线片显示损伤的椎体前部压缩，整个椎体呈楔形改变；有时可表现小关节骨折。椎体密度增加应与肿瘤相鉴别。尤其在MRI成像上，注意与其他疾患鉴别。

4. 微创治疗　皮微创颈椎弓根钉内固定治疗：术前先以X线定位病变段，术区消毒、铺巾，后正中入路暴露病变节段至双侧关节突，直接在原切口两侧，按照颈椎弓根的角度往外延长，找到椎弓根在皮肤的投影，作$1.5 \sim 2.0 \, cm$的纵行切口直至皮下筋膜并止血。将穿刺针敲击进入目标椎弓根内，将穿刺针敲击进入目标椎弓根内，确保失状面和水平面进针方向（失状面正位透视不穿过椎弓根内壁、水平面与上下终板保持水平）。截取适合长度的20G双套管作软通道，沿穿刺针置入导针，通过软通道应用常规手法测量、置入颈椎弓根钉。必要时将同侧小切口联通，置入钛棒，关闭切口，常规留置引流管，缝合切口。固定后抗生素治疗$24 \sim 48$小时预防感染。

## 二、下颈椎脱位

### （一）颈椎双侧关节突关节脱位

1. 概述　颈椎双侧关节突关节脱位是典型的屈曲性损伤，可以发生在颈2～胸1的任何节段，但以颈4以下节段最多见。这种损伤多较严重，极易合并脊髓不可逆损伤。

2. 病因和发病机制　多见于高处跌落头颈部撞击地面，或重物直接打击，致枕颈部受到屈曲性暴力作用。有时也可能见于乘坐的高速行驶车辆骤然刹车，头颈部因惯性作用而猛烈屈曲等暴力形式。

当头颈部遭受屈曲暴力作用时，颈椎活动单位的支点位于椎间盘中央偏后部。由于颈椎的小关节突关节面平坦，且与水平面呈45°交角，骤然屈曲的外力，引起上位颈椎的下关节突将关节囊撕裂而向后上方翘起。随着外力的惯性和头颅的重力作用，使已移位的下关节突继续向前滑动移位，整个上位椎体也相随前移。作用力消失后，因颈部肌肉收缩作用呈弹性固定。如果上下关节突关节相互依托，形成顶对顶，即为"栖息"状态；如果上位椎体的下关节突越过了下位椎体的上关节突，形成小关节突关节背靠背的形态，即为所谓"交锁"状态。

3．临床表现

（1）局部表现：①颈部疼痛，包括颈项前后部在内明显疼痛，颈部伸展、屈曲和旋转功能丧失；②头部呈强迫性固定并略有前倾畸形，颈部周围肌肉痉挛。这种特征在颈部肿胀的条件下不易被发现；③压痛广泛，但以脱位节段的棘突和棘间隙及两侧肌肉最明显，同时颈前部也有压痛；④椎前凸凹畸形，在损伤节段水平，可在颈椎前方（颈内脏鞘之后）触及脱位的椎体突起，但在颈7和颈3以上因部位深而不易发现。

（2）多数合并脊髓损伤，伴有不同严重程度的瘫痪或伴有相应神经根疼痛。损伤位置在颈4以上者常合并有呼吸功能障碍，呼吸表浅、缓慢或丧失正常节律。因此，损伤早期可因呼吸衰竭而死亡。

4．诊断和鉴别诊断　损伤节段椎体前移的距离，常为椎体前后径的2/5或1/2，上位颈椎的下关节突位于下位颈椎上关节突的顶部或前方，两棘突间距离增大。

前后位X线片，因多个骨性结构重叠，小关节相互关系显示并不十分清楚，但钩椎关节关系紊乱，其相互平行和对应关系及两椎体边缘相互重叠，经仔细辨认还是能够确定的。

5．治疗　在非手术治疗时，脊髓损伤症状逐渐加重者、骨折脱位经非手术复位失败者、陈旧性骨折脱位伴有不全瘫痪者，均具有手术指征。根据病情需要手术方式分为后路和前路两种。

（1）后路开放复位、减压和（或）融合术：在颅骨牵引下，气管插管麻醉。俯卧位，头部置于头架上略呈屈曲位。取后正中切口暴露棘突、椎板及脱位的关节突。在直接暴露下将其复位，如有困难，将脱位的关节突的上关节突做部分切除，用钝骨膜剥离器伸入下关节突的下方间隙，在牵引下缓慢撬拨使之复位。复位后，将颈椎伸展并用侧块螺钉或钢丝连环结扎固定。如果关节突关节交锁影响复位者可将其障碍部分切除以利复位。对于合并椎板和关节突骨折并陷入椎管内，则必须将其切除减压。合并脊髓损伤，可在复位后施行损伤节段椎板切除减压，再做固定和植骨融合术。

（2）前路复位、减压和融合术：取仰卧位，经胸锁乳突肌内缘和颈内脏鞘间隙进入，暴露损伤节段。准确定位后，将损伤的椎间盘切除。在持续颅骨牵引下，用骨膜剥离器伸入椎间隙，以下位椎体作为杠杆支点，逐渐加大撬拨力量，用手指推压脱位的椎体使之复位。复位后，如有骨折片突入椎管，则采用刮匙细心刮出。取自体髂骨植入减压部的间隙固定融合。

如合并椎体和关节突关节骨折，则应用前路术式，以牵开器将脱位的上下椎体撑开，并切除损伤的椎体及上下椎间盘椎体终板，可获得复位。取自体髂骨植入，或再用钢板内固定。必须说明，双侧关节交锁非常稳定，完全采用撑开器使之复位会有一定困难。有时即使在术后透视荧光屏显示椎体位置良好，但后方的关节交锁不一定都显示出良好复位。

对小关节脱位或交锁的手法复位有一定的盲目性，操作的经验对复位十分重要。最好在X线透视的监督下进行。复位后处理同后路复位手术。

**（二）颈椎单侧关节突关节脱位**

1. 概述　单侧关节突关节脱位是较为常见的颈椎损伤，通常是由于屈曲和旋转暴力协同作用造成某一侧关节突关节脱位或交锁。

2. 病因和发病机制　这种损伤与屈曲性损伤相似，只是在头顶部撞击地面或重物打击头颈部时，使颈部屈曲并伴一侧旋转。

当屈曲和旋转外力同时作用于颈椎时，损伤节段形成向前下方扭曲暴力，以椎间盘中央偏后为轴心，一侧的上位颈椎下关节突向后旋转，而另一侧下关节突向前方滑动，并可超越下位颈椎的上关节突至其前方，形成交锁现象。有时在上下关节突相互撞击时，造成关节突骨折。

3. 临床表现　单侧关节交锁，①单纯颈椎损伤，只表现为颈部的局限性症状：如疼痛，强迫性头颈倾斜畸形；颈椎伸屈和旋转功能受限；②合并脊髓和神经根损伤，表现相应脊髓节段的症状，四肢瘫、下肢瘫或部分瘫痪；神经根损伤者，表现该神经根分布区域皮肤过敏、疼痛或感觉减退。

4. 诊断和鉴别诊断　X线片特征性表现是诊断的关键。侧位X线片典型征象：脱位的椎体向前移位的距离为椎体前后径的1/3，至多不超过1/2。在脱位的椎体平面上，丧失了关节突关节的相互关系。

前后位片显示脱位颈椎的棘突偏离中央，向小关节脱位的一侧偏移。斜位片可清楚地显示小关节脱位或交锁征象。有时也会发生关节突关节的小骨折片。

5. 治疗

（1）颅骨牵引复位：优点是简便实用，安全可靠，也可使突出椎间盘自动回纳，应用最多。多数医生同意颈椎关节突关节交锁诊断明确后应首先行颅骨牵引复位，复位成功后，传统的治疗方法是维持伸展位牵引3～4周，然后采用头-颈-胸石膏或支具固定3个月，或持续伸展位牵引3个月。因关节突交锁均为不稳定性损伤，现在采用手术固定。常用的牵引弓有Gardner和Crutchfieldliang两种。国内大多采用Gardner颅骨牵引弓，清醒状态下维持颈椎中立位至略屈曲位行纵向牵引，并抬高床头作对抗牵引，要定时透视观察牵引是否复位。有时患者可听到复位的回纳声。复位成功后立即改轻度伸展位，维持颅骨牵引3～5kg。若清醒下牵引失败，也有人采用全麻下牵引，此时肌肉处于松弛状态，容易复位。颅骨牵引的重量、体位、时间与复位成功与否直接相关。牵引起始重量多采用$C_1$ 4～5kg，每增加一个椎体牵引重量增加（1.5～2.5）kg，最重不超过15kg。也有学者采用平均每个椎体1.5kg。国内学者认为牵引重量上限是12.5～15kg，国外文献报道牵引重量上限是18～20kg。有些学者采用大重量快速牵引，即牵引重量10kg以上，牵引时间数小时内，可用于损伤平面高、呼吸明显困难者。有学者认为大重量牵引不会造成脊髓的牵张性损伤。研究表明颈髓本身具有相当大的伸缩性，其本身弹性可使长度拉长10%。可见大重量牵引对脊髓本身牵拉损伤危害性不大。

为了避免过度牵引带来并发症，牵引过程中应当严密观察患者症状体征和影像学方面的监测，对牵引前有神经症状的给予脱水剂和大剂量激素冲击。一旦出现病情加重，立即减少牵引重量，改变牵引体位或停止牵引。可见大重量牵引的成功率比较高，最重要的是复位成功后及时立即减量，否则可能造成严重后果。

小重量持续牵引，牵引重量在10kg以下，维持牵引2周左右比较安全，但患者很痛苦，牵引复位率比大重量快速牵引低。牵引重量取决于不同患者的耐受程度及颅骨所能承受的最大重量，目前还没有文献报道颅骨所能承受的最大重量。若牵引体位不当，不仅影响复位率，还会加重脊髓损伤，因此，正确的体位是非常重要的，目前国内外公认采用中立位至略屈曲位。查阅以往的文献认为：①当颈椎屈曲位时椎管矢状径及硬脊膜的矢状径均增大，而脊髓本身较颈椎过伸时为薄；②屈曲位时有利于交锁的小关节突牵开、复位。至于屈曲的角度应根据透视进行调整，一般认为是20°左右较为理想。如果过伸位牵引，则部分牵引力被交锁的小关节突吸收了，使有效纵向牵引力降低。也有学者主张根据颈椎损伤机理和类型决定牵引轴线。屈曲型损伤先轻度屈曲牵引，再过伸牵引，过伸型损伤采用微屈曲牵引，损伤机理不明采用中立位牵引。关节突交锁脱位为屈曲暴力所致，符合轻度屈曲牵引。袁同洲等发现当上下关节突成对顶位后，取颈部过伸位牵引，对单侧脱位者头颈同时略向脱位侧旋转，继续牵引2～3天可获得复位。何斌等在牵引单侧小关节突交锁时，将颅骨牵引弓安装于非水平位，有一定角度地牵引，以对侧的小关节突关节为支点牵引，有利于脱位侧的关节突关节复位。颅骨牵引复位成功率为30%~100%，双侧关节突交锁成功率为88.0%，单侧关节突交锁仅为15.4%。为什么采用颅骨牵引复位双侧关节突交锁比单侧关节突交锁更容易，要研究其生物力学机制。由于屈曲旋转损伤导致单侧关节突交锁时发生了椎体旋转，当进行轴向牵引时，牵引力不能平均分配到两个关节突上从而加重了椎体旋转。有些医生认为单侧交锁立即采用后路切开复位内固定，而双侧交锁先立即行颅骨牵引复位然后行前路椎间盘切除、植骨内固定。

颅骨牵引复位具体缺点如下：①成功率不高，特别是单侧关节突绞锁及陈旧性患者，即受伤时间超过3周。复位失败可导致关节突骨折，牵引过程中可加重神经症状，还可导致临近椎体骨折；②双侧关节突交锁时伴椎间盘突出的发生率为10%~80%，牵引复位会加重椎间盘损伤，甚至压迫脊髓使神经症状加重。据报道颅骨牵引会导致椎间盘膨出，从而损伤到脱位节段的颈髓，其发生率为46%；③受伤水平出现关节突骨折，软组织嵌入及陈旧性交锁使复位更加困难；④牵引复位时间长，患者痛苦时间长，且不利于脊髓的恢复；⑤可导致或加重椎动脉损伤；⑥需要床边透视及严密观察。因此当CT提示有关节突骨折，MRI提示有较大的椎间盘突出、陈旧性交锁，以及单侧交锁、颅骨骨折时最好不要采用闭合复位。

总之，大多数双侧关节突交锁脱位患者还是可以通过颅骨牵引复位的。对于年龄大、身体一般情况差、受伤非常重者，先行颅骨牵引复位，待病情平稳后再行手术治疗。颅骨牵引复位成功者只需从前路做一个减压融合固定手术，患者痛苦可减轻很多。

（2）颅骨牵引配合手法复位：从受伤机制分析，单纯颅骨牵引成功率较低，这是因为其仅有纵向牵开力量，可牵开交锁的关节突，但缺少旋转的力量。手法复位有旋转的力量，但持续牵引力不够。把两者结合起来可提高复位的成功率，减少患者的痛苦。目前国内有学者采用颅骨牵引配合手法复位治疗此类骨折。方法是在C形臂X线机的监视下，当颅骨牵引到两关节突顶对顶时，术者一手握住颅骨牵引弓，维持纵向牵引，另一手向上顶着脱位的下一位椎体，保持颅骨牵引的手向后上方牵引，当听到弹响时复位成功。但其危险性有待于进一步观察研究。颅骨牵引复位颈椎关节突脱位安全可靠性已得到公认，复位成功患者手术创伤大大减少了，也减少了住院费用。但对某些类型脱位交锁，如单侧、关节突骨折及陈旧性等复位率较低。为了提高复位率，人们提出了新的方法，如大重量快速牵引、配合手法复位、牵引体位的改变。这些技术还不成熟，牵引中可能出现的风险有待于进一步完善。随着医学的不断发展，希望发明更多安全有效的方法，应用于临床。

# 第五节　胸腰椎骨折的微创治疗

脊柱骨折是继脊柱退行性疾病之后，严重威胁着人们身体健康的脊柱外科常见病之一。在所有的脊柱骨折中尤以胸腰椎区域的骨折发生率最高。理想的治疗方法应该是能够最大限度地减小因脊柱骨折带来的一些不良反应，减少疼痛和痛苦，改善患者的预后和神经功能。微创治疗方法为实现这一目的展现了良好的前景。

## 一、局部解剖知识

应用微创技术治疗胸腰椎骨折应具有扎实的脊柱局部解剖知识，在手术中需要有在不能直观的条件下判断相关组织结构的能力。此外，还要有能通过狭窄的工作通道进行病变组织处理的能力。需要适应在不同的视野条件下，选择合适的器械来完成手术。胸腰椎骨折绝大多数都是发生在胸腰椎交界区域，在手术过程中需要术者具有使用内镜技术进行脊柱固定的实践经验。在使用微创技术外科技术进行治疗的同时，在手术过程中有针对性的使用C形臂X线机、计算机辅助的手术导航系统等，可以作为一个术中定位和判断减压位置的仪器。神经电生理监测对防止脊髓神经损伤具有重要作用。

## 二、胸腰椎骨折治疗常用的微创技术

目前，微创技术治疗胸腰椎骨折主要包括4个方面，可单独或联合应用。前路内镜（胸腔镜或腹腔镜）减压固定术，后路经皮张力带重建或增强术，经皮球囊扩张或sky膨胀式椎体后成形术以及经皮后路内固定术。

### （一）前路内镜减压固定术

前路内镜减压固定手术可，作为一个标准的手术方式，治疗胸腰椎的爆裂骨折，在西方部分大型医疗机构已成功应用，国内部分医院竞相开展。Khoo等报道了使用胸腔镜技术联合MACS2TL系统治疗371例胸腰椎骨折病例的临床结果，其中35%的患者单纯使用标准的前路胸腔镜下重建手术。作者发现该系统的学习曲线相对较陡直，平均手术时间在起初50%的病例中超过300分钟，以后部分病例中平均手术时间为180分钟。严重并发症的发生率相对较低（1%～3%），有脾挫伤、神经损伤、脑脊液漏和重度伤口感染等，并有1例主动脉损伤。Verheyden等报道了一组前柱功能重建的病例计42例，从$T_4$～$L_4$共计有59个椎体骨折。仰卧位，用4～5cm长切口，行内镜下脊柱融合术，20例前后路联合手术。该手术较单纯的前路手术能节省更多的时间（平均节省40分钟）。作者指出此方法特别适合于那些单纯前路手术可能出现较重的手术并发症的患者，另外此方法可联合经皮后路内固定技术使用，Sextant椎弓根螺钉系统已经进行了改良，可以和其他的5.5mm的工作通道相适应，此系统主要是用于胸腰椎的微创后路内固定。与传统的切开复位内固定术相比，前路内镜减压固定术可以减少血液丢失和围术期的疼痛，缩短术后制动和住院时间等，但长期随访未见有太大的差异。目前尚缺乏Ⅰ、Ⅱ级证据证明微创技术比传统的技术具有太多的优势。

### （二）后路经皮张力带固定技术

使用后路椎弓根钉棒系统进行固定的技术，可单独用来治疗稳定型椎体骨折或牵拉性损伤。Dekutoski等观察了16例胸腰椎骨折的病例，10例为复合伤，随访时间为12～24个月，16例中11例选择经皮后路张力带固定术联合前路椎体切除术，5例行后路的脊柱融合固定术。有4例经皮微创技术行张力带改行脊柱融合。无手术相关并发症发生，未见内植物松动或脱落等出现；爆裂骨折3例，其骨折部位后凸成角<5°。对此类患者要关注其节段性后凸畸形成角，尤其是在站立位和仰卧位X线片上要特别注意对后凸畸形成角的观察。从目前已有的长期随访结果分析看未见有太大的差异。此外，没有Ⅰ或者Ⅱ级研究的证据显示微创脊柱外科技术要比传统的手术方法具有更多的优点。

### （三）经皮球囊或sky膨胀式椎体后成形术

经皮球囊或sky膨胀式椎体后成形术，现已被用来治疗稳定性的爆裂骨折。很多学者对此技术进行了深入的研究。Oner等从理论上对该项技术的一些细节进行了归纳和总结，认为用于胸腰椎骨折的治疗是该项技术的一个典型代表。目前，经皮球囊或sky膨胀式椎体后成形术，可能有效地防止部分患者特别是高能量脊柱损伤患者可能发生的硬脊膜撕裂、骨块压迫硬膜囊的危险。

### （四）生物力学测试

生物力学方面的测试，也为评估微创技术治疗胸腰椎骨折提供了重要的依据，尤其是在需要达到重建和维持三柱稳定性时更是如此。随着临床实践的积累，微创技术逐步体现出传统的手术所不能比拟的优势。微创技术和计算机辅助三维成像技术进展很快，这些技术不仅扩大了目前微创技术的应用范围，同样能够改善临床应用的结果。目前国内使用微创技术治疗脊柱骨折已取得如手术技巧、微创技术的改进等的初步经验，尚需在临床实践中进行总结和提高。

# 附：典型病例
## 胸腰椎脊柱骨折经皮内固定病例

## 病例1 胸12压缩骨折经皮内固定

### 一、基本信息

患者男性，68岁，主因"摔伤致胸背部疼痛1周"入院。

现病史：患者于入院前1周因摔伤致胸背部疼痛，无下肢放射痛，症状活动后加重，休息后减轻。不伴有下肢无力，无大小便功能障碍，行脊柱MRI检查显示胸椎12骨折，期间于外院保守治疗一周，具体治疗过程不详，未见明显好转，治疗效果欠佳。为求进一步诊治，就诊于我院门诊，以"胸椎骨折"收入院。

既往史：体健。

专科查体：脊柱无畸形。胸椎12棘突压痛阳性。四肢肌力5级，无感觉减退，肌张力正常，腱反射正常，无病理征。

胸椎MRI、CT示：胸椎12骨折。

患者入院后完善相关检查，无明显手术禁忌，全麻下行"胸椎骨折经皮钉内固定术"。

### 二、影像资料

1. 术前影像　见下文图1至图3所示。

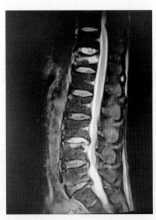

图1　术前MRI
注：显示胸12椎体骨折，抑制像可见骨髓水肿

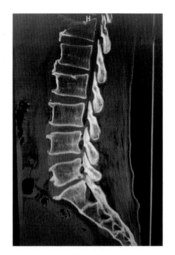

图2　术前CT

注：显示胸12椎体骨折，压缩高度在1/3左右

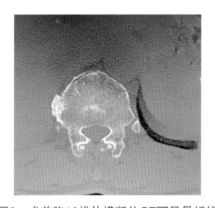

图3　术前胸12椎体横断位CT可见骨折线

2. 术中影像　见下文图4所示。

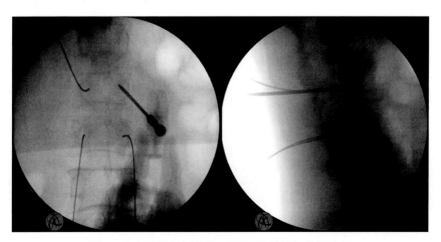

图4　术中透视正侧位片，可见导丝置入位置良好

3. 术后影像　见下文图5至图6所示。

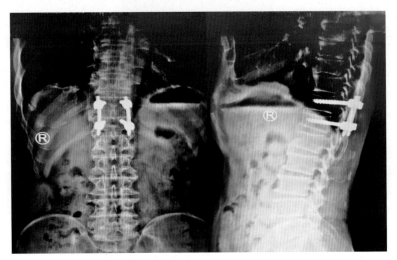

图5　术后1年复查X-RAY可见内固定良好，骨折部位未见明显塌陷

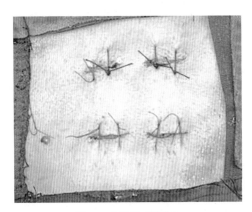

图6　术后伤口照片

## 病例2　胸椎12爆裂骨折经皮内固定

### 一、基本信息

患者男性，63岁，主因"外伤致腰背部疼痛6小时"入院。

现病史：患者于入院前6小时不慎遭受外伤致腰背部疼痛，活动受限，无下肢放射痛，症状活动后加重，休息后减轻。不伴有下肢无力，无大小便功能障碍，外院CT检查显示胸椎12骨折，未行保守治疗。患者为求进一步诊治收住入院。

既往史：体健。

专科查体：脊柱无畸形。胸椎12棘突压痛阳性。四肢肌力5级，无感觉减退，肌张力正常，腱反射正常，无病理征。

胸椎MRI、CT示：胸椎12骨折。

患者入院后完善相关检查，无明显手术禁忌，全麻下行"胸椎骨折经皮钉内固定术"。

## 二、影像资料

1. 术前影像　见下文图1至图3。

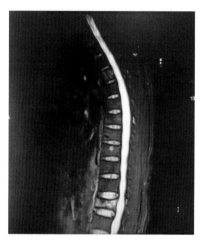

图1　术前MRI

注：$T_{12}$椎体骨折，抑制像可见骨髓水肿

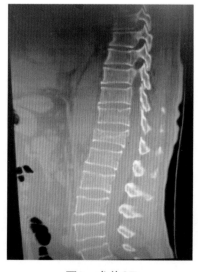

图2　术前CT

注：$T_{12}$椎体骨折，压缩高度在1/2左右

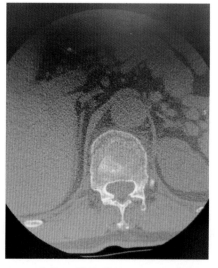

图3　术前$T_{12}$椎体横断位CT可见骨折线

2. 术后影像　见下文图4。

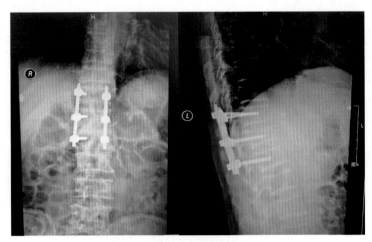

图4　术后1年复查X-RAY

注：可见内固定良好，骨折部位未见继续塌陷

# 病例3　多节段胸椎骨折经皮内固定

## 一、病例摘要

患者女性，55岁，主因"外伤致胸背部疼痛1周"入院。

现病史：患者于入院前1周不慎遭受外伤致胸背部疼痛，活动受限，无下肢放射痛，症状活动后加重，休息后减轻。不伴有下肢无力，无大小便功能障碍，行MRI检查显示胸椎骨折，外院行保守治疗效果欠佳。患者为求进一步诊治收住入院。

既往史：体健。

专科查体：脊柱无畸形。胸12、胸8棘突压痛阳性。四肢肌力5级，无感觉减退，肌张力正常，腱反射正常，无病理征。

胸椎MRI、CT示：胸椎6、8、12压缩骨折，胸11爆裂骨折。

患者入院后完善相关检查，无明显手术禁忌，全麻下行"胸椎骨折经皮钉内固定术"。

## 二、影像资料

1. 术前影像　见下文图1至图3。

2. 术后影像　见下文图4、图5。

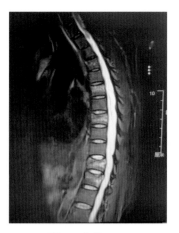 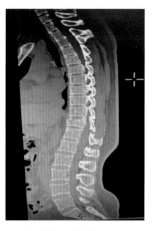

图1　术前MRI　　　　　　　图2　术前CT
注：显示胸6、8、11、12椎体　　注：显示胸11椎体爆裂骨折，
　骨折，抑制像可见骨髓水肿　　　胸6、8、12椎体高度良好

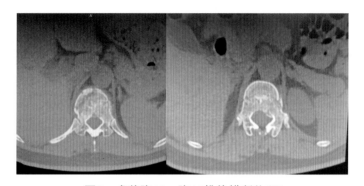

图3　术前胸11、胸12椎体横断位CT
注：左图，术前胸11椎体横断位CT可见椎体爆裂骨折；右图，术前胸12椎体横断位CT可见骨折线

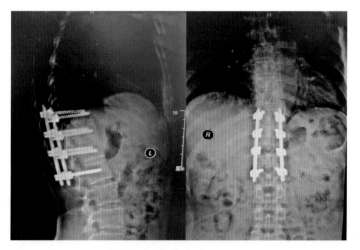

图4　术后1年复查X-RAY
注：可见内固定良好，骨折部位未见继续塌陷，高度维持良好，胸6、胸8骨折因为有肋骨支撑并且没有明显塌陷，故未做内固定

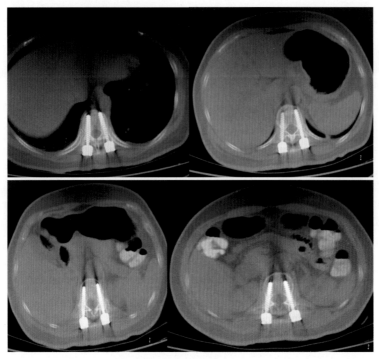

图5　术后复查CT

注：显示椎弓根钉位置良好，未见侵入椎管

# 病例解析

1. 胸腰椎骨折行传统的开放性固定手术有高感染发生风险、慢性疼痛以及邻近节段退化风险高的弊端。术中需对筋膜组织进行剥离，对脊柱的中线结构造成医源性伤害。骨折经皮内固定术在胸腰段脊柱骨折患者中的应用可以明显降低手术出血量，减少手术对损伤周围区域肌肉破坏带来的损伤，有效降低术后并发症。但是对于不同的患者，不同的骨折情况还应该个性化考虑到底是短节段固定还是长节段固定。

2. 病例1中，胸椎12压缩骨折，骨折压缩只有1/3椎体高度，为了患者能够早期下地活动，减少长期卧床带来的并发症，可以采取短节段经皮内固定，这样可以保留胸12腰1节段的椎间活动度，术后1年复查X-RAY骨折未见明显塌陷。

3. 病例2中，骨折椎体压缩高度达到了1/2，单纯短节段固定难以维持椎体高度，故采用6钉固定。

4. 病例3中，虽然胸椎有4个椎体骨折，但胸6、胸8椎体未见明显塌陷，并且有肋骨支撑，故未进行内固定，胸11椎体为爆裂骨折，必须进行固定，然而胸12椎体也有骨折，故应跨过胸12椎体进行8钉固定。8钉固定时经皮钉最后穿棒有困难，可以将近端两个切口连成一个，这样就给穿棒留出了空间

5. 按照之前所述置钉原则，复查CT可见螺钉位置良好，切记要调整C臂机角度或者患者的位置，确保我们在观察螺钉位置时得到椎弓根完全对称的图像，不可在椎体有旋转的状态下判断，这样很容易误判。

# 第六节　脊髓损伤的微创治疗

## 一、疾病概述

### （一）概述

脊髓损伤（spinal cord injury，SCI）为脊柱骨折或骨折脱位的严重并发症。损伤高度以下的脊神经所支配的身体部位的功能会丧失。直接与间接的外力对脊柱的重击是造成脊髓损伤的主要原因，常见的原因：交通事故、枪伤、刀伤、自高处跌落，或是被掉落的东西击中脊椎，以及现在流行的一些水上运动，诸如划水、冲浪、跳水等，也都可能造成脊髓损伤。

脊髓受周围椎骨的保护，但在遭受严重外伤时，椎骨会发生骨折或脱位。实际上，椎骨骨折、脱位和（或）半脱位是脊髓损伤最常见的原因。损伤的骨段撞击脊髓并立即引起病变。这种对脊髓的直接损伤称为原发性损伤。需要注意的是，脊髓几乎从来没有被完全切断；一些脊髓组织通常是幸免的。通常骨折或脱位的椎骨压迫脊髓或仅部分刺穿它。大多数情况下，原发性损伤源于脊髓灰质损伤，当血管受剪切力破裂时直接损伤神经元。在接下来的几个小时内，伤处有明显的出血，伤处附近有小的点片状出血。白质轴突也可能因原发性损伤发生直接病变。这些原发病变引起了复杂的继发连锁反应，导致病变在远距离和长时间内扩大范围。

继发性损伤源于原发性损伤创造的有毒环境。血-脑屏障的开放使红细胞对灰质产生影响，它们所含的铁和血红蛋白对最初未受创伤损害的神经元是有毒的。周围神经元死亡时，它们释放神经毒素和谷氨酸继续杀死原发性损伤部位以外的其他神经元。产生的其他有毒物质包括自由基、活性氧和过氧化物酶，它们降解细胞膜并导致细胞进一步死亡。随着这种坏死细胞的死亡，水肿加剧，受损的血管在远离原发性损伤的几个部分被压迫阻断，从而引起缺血。缺氧导致细胞死亡增多，即使细胞能克服这种压力，一旦

血流返回该区域（再灌注）或者产生更高水平的活性氧，细胞也会死亡。

继发性损伤和病变扩大的另一个主要因素是神经炎症。在受伤后的最初几小时和几天内，外周血流中的常驻小胶质细胞和浸润性巨噬细胞流入病变中心。早期它们在消毒伤口和清除碎片方面发挥着重要的有益作用。然而炎症反应会持续很长时间，在远离受伤部位的地方产生有害作用。活化的小胶质细胞产生高水平的促炎性细胞因子和趋化因子，这些因子会损害位于损伤部位以下10个节段的神经元功能。此外，少突胶质细胞特别容易受到促炎性细胞因子的影响，导致少突胶质细胞死亡并在损伤水平上下的许多节段形成脱髓鞘区。关于脊髓损伤局部化的观点正在受到挑战，重要的是要开始理解远离原发性损伤的区域也将经历继发性损伤，这将影响康复。在继发性损伤阶段，围绕原发性病变的反应性星形胶质细胞形成神经胶质瘢痕，作为再生轴突的物理屏障。星形胶质细胞还产生化学抑制性屏障（例如硫酸软骨素蛋白聚糖，称为CSPG）延伸至原发性损伤上下2~3个节段。反应性星形胶质细胞距离损伤部位很远，但可能不会形成瘢痕。一些观点认为它们在这些远处区域提供了代谢支持，并有助于控制水肿，重要的是这些继发性损伤途径是脊髓损伤后的最佳治疗要点。通过消除其中的部分或全部途径，可大大降低病变的严重程度和导致的运动障碍程度。因此，神经保护已成为科学研究的主要焦点。再生、生长促进和细胞替代疗法在最近的研究中也显示出了一些前景。任何减小的病变范围或有效的细胞生长促进技术都将为改善脊髓损伤后的功能恢复提供重要的基础。

### （二）病因

每年约有12 000人患有脊髓损伤。脊髓损伤最常见的病因是交通事故（36%）、跌倒（28%）、暴力（14%）或运动（9%）造成的创伤。尽管运动损伤曾在各病因中居首位，但它一直在稳步下降，而交通事故和跌倒持续上升。损伤模式的改变与损伤年龄的增加相关。20世纪70年代，脊髓损伤时的平均年龄约为27岁，但现在平均年龄为42岁。尽管如此，几乎一半的脊髓损伤发生在30岁以下的年轻人中。脊髓损伤发生率男性高于女性，为75%~80%。

脊髓损伤的其他病因包括横贯性脊髓炎、椎管狭窄、脊髓脓肿或肿瘤。椎管狭窄是指椎管变窄，其程度可大至使脊髓受到压迫，最常见于颈椎或腰椎。狭窄的椎管可能不会引起任何神经症状，直到轻微的创伤如跌倒或颈部过度伸展。骨关节炎患者尤其容易出现过伸型脊髓损伤。受到这种轻微的创伤，脊髓会受到极大的压迫，导致灰质的原发性损伤。我们将在后面部分讨论伴有椎管狭窄的特定脊髓损伤类型，称为中央脊髓综合征。与椎管狭窄相关的脊髓损伤好发于平均年龄64岁的老年人群中，且女性患此类损伤概率较外伤性脊髓损伤高40%左右。此类损伤的严重程度似乎低于创伤性脊髓损伤，因为截瘫比四肢瘫更常见，康复时间也更短。横贯性脊髓炎是贯穿脊髓两侧的明显炎症，通常在几小时内突然发作，并在几周内恶化。引发炎症的原因目前尚不清楚，但感染病毒的可能性很大。每年约有1 400人被诊断为横贯性脊髓炎，儿童和成人均可能受累。如在创伤性脊髓损伤中一样，炎症级联作用以少突胶质细胞为细胞，导致细胞死亡产生脱髓鞘和轴突丢失的区域。对于大多数有长期运动障碍的患者来说，康复程度是高度可变的。复发很少见但不是没有。

### （三）鉴别诊断

创伤性脊髓损伤通常在急诊科确诊，但非创伤性脊髓损伤通常会被误诊为肌肉骨骼疾病。因此，物理治疗师在治疗这些疾病时必须谨慎。脾肿、肿瘤或横贯性脊髓炎的主要症状是腰痛，其可以是局部疼痛或放射痛。由于这种疼痛在肌肉骨骼疾病和非创伤性脊髓损伤中都很常见，因此，需要周密的神经系统检查以排除脊髓损伤。SCI的最佳指征是疼痛平面以下的反射变化、Babinski征阳性和（或）排便或膀胱排空困难。

脊髓损伤的损伤部位有两个神经病理学区域：灰质中的神经元、白质上行束和白质下行束。当脊髓的一个或多个节段中的运动神经元受损时，会出现下运动神经元（LMN）体征。当白质束受损时，会出现上运动神经元（UMN）体征。大多数情况下，脊髓损伤会同时导致上下运动神经元体征阳性，因为灰质和白质均会受损。

下运动神经元体征包括受伤后早期的反射消失和弛缓性瘫痪，以及数周或数月内的严重肌肉萎缩。这些体征与在损伤水平所支配肌肉的运动神经元的死亡直接相关。弛缓性瘫痪和反射消失的区域用于确定损伤水平，但在没有深肌腱反射或无法进行测试的干中很难检查。在患有肌肉骨骼疾病的人（如腰背痛）中观察到的任何下运动神经元体征都需要立即转诊给神经科医生。脐孔的Beevor征可能有助于确定胸髓段（$T_{10} \sim T_{12}$）运动神经元的缺失。这很明显，当上腹直肌受神经支配，但下腹直肌受神经支配弱且无力时，只有上腹直肌应力收缩。患者仰卧用力抬头时，上腹直肌牵拉脐孔向头部，确定下胸髓段病变。

上运动神经元体征阳性是因为从大脑传递至脊髓的信息在白质束被阻断。上运动神经元病变会引起反射亢进、痉挛、阵挛和Babinski征阳性，但与脑卒中不同，这些问题的出现是由于损伤了脊髓上神经元的轴突而不是神经元体。任何正在接受治疗的患者或肌肉骨骼疾病患者出现了上运动神经元征必须立即转诊给神经科医生。

### （四）分类

脊髓损伤使用美国脊髓损伤学会神经分类标准（AIS）和脊髓损伤神经学分类国际标准（ISNCSCI）按主要病理学的级别和严重程度进行分类。有免费的在线培训项目可供学习来评估损伤。损伤水平是指根据影像学和临床症状确定的原发病变的部位。指向的节段是最远端未受累的功能正常的节段。$C_4$损伤的患者意味着$C_4$以下出现功能障碍。颈椎损伤会导致上肢和下肢的功能障碍，称为四肢瘫痪。当脊髓损伤发生在胸椎或上腰椎区域时，下肢会受到影响，这被称为截瘫。

脊髓损伤的严重程度分为四级，从AIS A到AIS D，从完全性脊髓损伤到不完全性脊髓损伤（表4-1）。

AIS/ISNCSCI系统检查身体尖锐觉、钝觉和轻触觉的每个感觉，并给出以下3个评分之一：0=无感觉；1=感觉异常，可以是高敏感或低敏感；2=正常感觉。使用手动肌力测试（MMT）分别对上肢的5个关键肌群和下肢的5个关键肌群进行运动功能评估。传统的MMT评分范围从0到5，用于每组双侧肌肉群，上肢运动评分（UEMS）满分为50分，下肢运动评分（LEMS）满分为50分。

AIS系统有几个重要的临床注意事项。在受伤后72小时进行AIS评级，可很好地预测患者预后是否会恢复行走功能。肛周存在部分或完整的针刺觉预测脊髓损伤患者的行走功能19.10。在脊髓损伤后的第1年，AIS评级有较高概率向更高的评级转变。这意味着在急性期和住院期间，康复治疗师应期待部分感觉和运动的恢复，并使用康复干预措施来促进康复。传统上，在脊髓损伤发生后1～5年，AIS评级和运动评分的变化微乎其微，这将关注的重点侧重于脊髓损伤后第1年的康复治疗。然而，最近的研究表明，在跑步机上进行的针对AIS C或D损伤的行走训练，极大地提高了亚急性至慢性脊髓损伤患者的上下肢的运动评分。更高的AIS评级转化率高于预期，并且四肢瘫和截瘫患者在治疗后都有所改善。这些发现表明，即使在慢性期，脊髓损伤后的运动功能恢复对所接受的康复类型也高度敏感。

表4-1　脊髓损伤的分期

| | |
|---|---|
| AIS A | 完全性损伤；损伤平面以下无任何感觉和运动功能 |
| AIS B | 不完全性损伤；损伤平面以下，包括脊髓区（$S_{4-5}$）存在部分感觉功能，但无运动功能 |
| AIS C | 不完全性损伤；损伤平面以下存在部分感觉和运动功能，但大部分关键肌肌力 MMT 在 3 分以下 |
| AIS D | 不完全性损伤；损伤平面以下存在感觉和运动功能，且至少一半关键肌肌力 MMT 为 3 分 |
| AIS E | 正常运动和感觉功能 |

尽管AIS系统是广泛应用于脊髓损伤的评级系统，但它有一些局限性。它不能测量作为开展物理治疗重要临床指标的干运动功能。感觉评分1分意味着感觉低于正常（低敏感）或高于正常（高敏感），因此它不适用于评定神经性疼痛。AIS A评级表示该损伤在临床上是完全性损伤，但Richard Bunge对脊髓损伤患者的后期研究发现，在大量AIS A病

例中发生了解剖保留。最近，Harkema及其同事在AIS A或AIS B患者损伤平面以下植入了硬膜外刺激器。在植入前，这些患者没有下肢肌肉的自主控制，但在刺激的第1天，每个人都表现出了腿、脚或脚趾的自主运动。结合Bunge的研究表明，即使评定为AIS A完全性损伤，也可能存在着保留。当开展特定的任务训练时，这种保留可能是功能恢复的重要基础。

一种新的评估工具：脊髓损伤神经肌肉恢复量表（NRS）已被明确开发，专门用于相对正常的损伤前运动表现脊髓损伤进行分类。它共有14项干、上肢和下肢的运动控制任务。项目包括向坐位转移、坐位、向站位转移、行走、单手操作任务和双手操作任务。NRS的概述和测试项目的视频示例是可学习的。根据运动表现的评分大致分级（1~4级），分级越高意味着回归正常活动的可能性越大。每一级都进一步细分为3个类别（A、B或C），以精细地区分功能表现。总体分类由分期和亚分期（例如1A期、4B期等）反映损伤前功能的最低阈值。NRS还可通过为每个损伤前的亚分期安排一个任务来评估功能恢复。总分161分。对接受康复且脊髓损伤AIS A~D的门诊患者和住院患者已进行了NRS的心理测试。与其他脊髓损伤结局评定，包括ISNCSCI运动和感觉评分、10米步行测试、6分钟步行测试、Berg平衡测试和改良功能性前伸测试相比，该方法显示出更高的评估者间信度和测试-复测信度、高效度和对随时间推移的功能提高的更高敏感性。由于正常损伤前的功能是量表的基础，因此，NRS评分系统使治疗师能发现功能受损区域，并针对这些区域开展康复干预治疗不完全性损伤及其临床表现为了有效治疗SCI，了解损伤与临床表现之间的关系是十分重要的。部分损伤会导致永久性功能丧失，而其他部分可能有恢复的潜力。可通过绘制病变部位来区分这些损伤。

脊髓半切综合征是指主要损害脊髓一侧而另一侧相对完整的损伤。这种类型的损伤可能发生在骨折或脱位的情况下，但最常见的情况是玻璃碎片、刀或枪击造成的穿透伤。临床表现为损伤侧的运动障碍、粗触觉和震动觉丧失，以及对侧痛温觉障碍。

通过同侧损伤部位以下出现快速腱反射和Babinski征测量的反射亢进。损伤同侧出现出汗、寒战和面部潮红的自主神经功能障碍病症中央束综合征是由脊髓中央灰质病变引起的，并伴有外伤、肿瘤或脊髓空洞，表现为上运动神经元征阳性（弛缓性和肌肉萎缩），下肢损伤程度较轻。通常手功能的丧失是明显且永久的，而腿部则保留或恢复足以支撑行走时保持相对稳定平衡的功能。病变主要位于颈髓灰质，保留大部分下行运动系统保持完好。因此，由于运动神经元的丧失，损伤水平出现下运动神经元征，而来自大脑的下行输入可启动损伤水平以下完好的中枢模式发生器（CPG）或运动。前束综合征是脊髓前2/3的病变，由脊髓前动脉的损伤或梗死引起。动脉血流可能由于血凝块而断流，通常称为脊柱卒中。其他原因包括骨碎片阻断或切断动脉，脊柱过度弯曲压迫血管，或压迫降主动脉或进行腹部手术，这会导致多达40%的手术患者延迟缺血/再灌注损伤。前束综合征由于皮质脊髓前束和皮质脊髓侧束位于受损区域内，因此在损伤水平及以下的自主运动完全丧失。其他下行运动系统，如前庭脊髓束和网状脊髓束，也占据这些区域，导致完全性运动脊髓损伤。痛温觉的上行感觉束也通过前外侧白质，因此损伤平面及以下的痛温觉丧失。然而，后索从脊髓背动脉接收血液供应，因此振动觉和本体感受保持完好。此损伤模式是脊髓损伤AIS B的典型示例。根据脊髓损伤的程度，也可能发生自主神经功能障碍后束综合征，脊髓后侧可能受到背部穿透伤或椎弓过伸损伤，然而，这是一个罕见的脊髓损伤类型，但有一个经典的表现：本体感觉和振动觉丧失，痛觉和温觉保持完好。运动功能也完好无损脊髓圆锥综合征，脊髓圆锥的损伤发生在$L_1$水平，在该处脊髓逐渐变细直至末端。源自此部分脊髓的神经和穿过该空间的神经均受到损伤的影响。这些神经控制腿、生殖器、膀胱和肠。最常见的症状：下背部深处酸痛，以及大腿、小腿或脚的麻木感。也会出现尿潴留、肠功能障碍和阳痿。这些问题起病突然，通常是双侧表现马尾综合征。马尾一词的意思是马的尾巴，用来命名穿过椎管终端的神经。很难将马尾综合征与脊髓圆锥病变区分开来，因为在这两种情况下，下行至出口的神经常受伤。马尾神经损伤的位置将低于$L_2$水平。由于马尾神经损伤，背痛通常很严重，并且会出现沿着皮节刺痛（放射状），症状很可能是单侧的。

## 二、微创治疗

### （一）手术适应证

1. 患者具备脊髓损伤的明确诊断和影像学证据。

2. 临床症状明显，无法通过非手术治疗获得明显改善。

3. 脊骨关节不稳定或存在严重脊髓压迫等手术可解决的病因。

### （二）手术操作步骤

1. 术前准备

（1）患者进行全面评估，包括脊柱影像学和神经功能评估。

（2）确定手术适应证和手术方案，与患者及家属充分沟通和信息共享。

（3）术前准备相关检查（如血常规、凝血功能、心电图等）。

（4）术前禁食禁饮。

2. 麻醉与定位

（1）静脉麻醉及全身肌松。

（2）行严密的生命体征监测，包括血压、心率、血氧饱和度和二氧化碳分压。

3．切口与暴露

（1）根据患者具体情况确定切口位置。

（2）进行皮肤消毒。

4．骨切除与脊髓减压

（1）根据影像学导航或X线透视确定手术切口与进针点位。

（2）针对压迫物进行骨切除或骨板切除。

（3）迅速行脊髓减压。

5．脊柱稳定与融合

（1）根据手术需求选择合适的内固定装置（如钢板、钢螺丝等）

（2）迅速骨架重建和重建稳定。

6．切口缝合与引流

（1）检查手术切口和止血。

（2）安放引流管，行术后引流。

7．术后处理

（1）行术后室内观察，密切监测生命体征变化。

（2）防治感染、褥疮和深静脉血栓等并发症。

# 第五章

# 腰椎间盘突出症微创技术的应用

## 第一节 概　述

腰椎间盘突出症是最常见的外科手术治疗的脊柱疾病之一，据估计美国每年实施30余万例腰椎间盘切除术。尽管腰椎间盘突出可以发生在腰椎间盘的各个水平，但最常发生于运动范围和载荷较大的节段$L_{4\sim5}$、$L_5\sim S_1$和$L_{3\sim4}$。

椎间盘突出的病理机制目前尚不清楚，但可以肯定它与退行性椎间盘病变病理机制不同。据认为椎间盘突出是一系列椎间盘急性损伤积累的结果，而退行性椎间盘退变是正常衰老过程的一部分，是一个长期的过程，波及运动节段的各个部分，关节增生、黄韧带肥厚等病变可与椎间盘退变同时存在。

椎间盘突出最常发生在椎间盘后外侧缘，在此部位纤维环纤维最薄弱，并且很少有后纵韧带支持，而在椎间盘前缘和前外侧缘有前纵韧带限制椎间盘突出，椎间盘后侧中央部分被后纵韧带限制，也很少发生椎间盘突出。

椎间盘是身体最大的无血管结构，营养物质通过被动扩散方式经由终板中央进入椎间盘。正是由于椎间盘的无血管特性，椎间盘不能以其他正常组织愈合方式愈合，因此椎间盘内部的破裂和损伤无法愈合并将永久性存在。

尽管在脊柱外科医师中描述椎间盘突出的术语不一致，但最普遍使用的是herniated nucleus pulposus，或HNP，这个术语表明髓核试图挤出纤维环裂隙，着重描述了髓核的变化。HNP分为4度。

Ⅰ度，髓核突出：髓核破裂通过纤维环最内层纤维，但不引起外层纤维扭曲或破裂。

Ⅱ度，椎间盘突出：髓核破裂引起纤维环最外层纤维扭曲，导致纤维环向外突出。

Ⅲ度，髓核脱出：纤维环全层破裂，髓核通过裂口进入周围空间，但突出的髓核仍与椎间盘中央的髓核相连。

Ⅳ度，髓核游离：突出的髓核不再与椎间盘中央的髓核相连，形成游离体，漂浮于椎管内，可能完全远离原始突出的部位。

尽管椎间盘是无血管结构，纤维环特别是外层纤维存在神经支配，在初期仅纤维环内层纤维撕裂可无任何症状，但当纤维环撕裂贯穿全层达外层纤维时，可能产生下腰痛，伴有或不伴有臀部和下肢牵涉痛。在这一阶段，疼痛仍为椎间盘源性，而不是由于神经根受压而引起。

一旦外层纤维环被撕裂和扭曲，可能发生椎间盘突出，髓核脱出或游离，突出的椎间盘与相应节段的神经根接触并产生压迫，此时可引起下腰痛疼痛并向下肢放射，由于疼痛沿神经根分布，这种沿神经根分布的下肢后侧疼痛称为下肢放射性疼痛或坐骨神经痛。下肢放射性疼痛的发生机制有两种，一是压迫性机制，神经根被卡压在突出的椎间盘和椎管后侧结构之间；另一种是张力性机制，神经根在突出的椎间盘上被牵拉、伸展。

压迫性机制常发生于老年人，老年性椎间盘突出常伴随有诸如小关节增生肥大、张力性骨赘、和（或）黄韧带肥厚等椎管狭窄因素，甚或小的椎间盘突出都可能顶压神经根，使之靠近椎管后壁结构，引起下肢放射性疼痛。因而对于老年椎间盘突出的治疗，既要考虑突出的椎间盘因素，也要考虑椎管狭窄因素。

年轻人并无椎管狭窄性变化，下肢放射性疼痛来源于突出的椎间盘对神经根的牵张作用。神经根通过韧带黏附在椎体后壁和椎弓根，神经根在椎管内位置相对恒定，椎间盘突出牵拉伸展其上的神经根，导致神经根的肿胀和刺激，产生下肢放射性疼痛。

下肢放射性疼痛还可能存在另外一种机制，突出的髓核即使对神经根没有压迫，也可能导致神经根的化学刺激。在髓核内可能存在一种未知的物质，仅仅通过与神经根的接触即可引起化学反应，然而这种概念还没有得到充分证实。

1. 椎间盘结构　椎间盘位于相邻椎体终板凹面之间，在脊柱形成最重要且独特的关节系统，提供多平面的脊柱运动。椎间盘是运动节段的软骨关节，椎间盘终板纤维软骨复合结构占脊柱全长的1/4。一个运动节段是由相邻的2个椎体、其间的椎间盘、关节突关节和附着于椎体的韧带结构组成，每个椎间盘提供轻度的屈曲、伸展、侧弯、旋转和一定程度的环行运动，单节段的运动范围有限，但运动节段的叠加使脊柱获得较大范围的运动。

椎间盘是由纤维环和髓核组成。纤维环是由一系列同心圆排列的纤维层称为纤维板的结构组成，构成椎间盘的外层，纤维板在椎间盘前侧较厚且丰富。板状结构纤维主要由胶原纤维和弹性蛋白组成，含有蛋白多糖和水分。胶原纤维是构成体内绝大多数连接组织的蛋白质，弹性蛋白提供组织弹性特征，蛋白多糖是一种结合水分的蛋白质，存在于连接组织的细胞外基质中。在每层纤维板内胶原纤维的排列方向一致，均与水平线呈倾斜30°角排列，而相邻的纤维板之间胶原纤维排列方向相反，形成纤维板与纤维板之间120°夹角变化。这种相互交叉的排列方式能抵抗较大的张力，并耐受多平面的运动。椎间盘的结构与子午线轮胎相似，能承受较大的载荷，并且具有同时承载张力和压力的能力。髓核构成椎间盘的内层，是球状凝胶状物质，占椎间盘的40%，包含在纤维环中央，主要由松散的胶原纤维、水和蛋白多糖组成。髓核含有比纤维环更多的水分和蛋白多糖成分，在出生时髓核水分约占到90%，在年轻人髓核的水分含量超过85%，以后逐渐下降，在50岁时降到大约70%，在老年人水分含量可能少于25%。在承载负荷的情况下，椎间盘髓核像一个可变形的流体静力性球体，包含在可膨胀的网状纤维环晶格中，当轴向负荷增加，髓核变扁平，周围纤维环向周边各个方向膨出，同时维持足够的张力以包容髓核。当轴向负荷下降，纤维环的弹性纤维回缩，髓核恢复球状。

2. 椎间盘功能　椎间盘除了提供运动以外，还可吸收震荡力，防止椎体和神经结构的损伤。椎间盘抵抗压应力的能力非常强大，以至于在椎体发生损伤时而椎间盘仍然保持完整。椎间盘是一种纤维弹性复合结构，具有两个重要功能。

（1）吸收震荡：上肢及躯干的轴向负荷大部分被椎间盘吸收，并分散到相邻的椎体。椎间盘的负荷通常比全身的体重高得多，据推算，在静止坐位时腰椎间盘的负荷超过躯干重量的3倍，而在某些运动，诸如跑、跳时腰椎间盘的负荷甚至比静止坐位时更高。

（2）抗生物应力：椎间盘作为运动节段的支点，提供腰椎在各个自由度上的运动，这意味着椎间盘可同时经受各种应力如压力、张力、弯曲力、剪切力和旋转力的复合作用。作为运动节段的支点，髓核像一个可变形的滚轴，纤维环同时显示压缩、伸展和旋转的特性。例如，弯腰从地板拾起物体，腰椎屈曲和旋转，椎间盘同时承受多种应力，椎间盘凹面承受压应力，而凸面处在张力状态，压力侧髓核膨胀迫使纤维环纤维向外膨胀，而张力侧髓核变平，纤维环纤维被拉紧。

# 第二节　腰椎间盘突出症的病因和发病机制

## 一、病因

1. 脊柱损伤或慢性劳损　本病大多是由于脊柱受损伤或慢性劳损所致。创伤因素包括脊柱的扭转运动或搬重物等，据统计50%的胸椎间盘突出症与创伤关系密切。

2. 胸椎退行性改变　退变是胸椎间盘突出症的发病基础。本病也可发生在较年轻的椎间盘退变不明显的患者，由于明显的外伤致椎间盘破裂、突出而发病。胸椎间盘突出症发病率高可能与该节段活动度大、间盘退变发生早有关。

## 二、发病机制

胸椎间盘突出症所致临床症状及体征的产生机制可为血管因素、机械因素或两者兼而有之。胸段脊髓（特别是$T_4 \sim T_9$节段）血供薄弱，代偿功能差，尤其是腹侧受压后易发生损伤产生症状。

# 第三节　腰椎间盘突出症的临床表现

采集病史和进行体格检查非常重要，因为有些情况可能与腰椎间盘突出相混淆，这些包括脊柱的感染和肿瘤，以及许多非脊柱疾病。同样，把下腰痛伴下肢牵涉痛与下腰痛伴下肢放射痛区分开也非常重要。

椎间盘最内层纤维环破裂即可产生下腰痛和下腰部僵硬，同时伴下肢牵涉痛。但牵涉痛不是放射痛，一旦椎间盘与神经根接触，并导致神经根压迫和张力升高，方产生真正的下肢放射痛。

腰椎间盘突出最常影响的是$L_5$、$S_1$和$L_4$神经根。$L_4$神经根受压通常表现为臀部、大腿前侧和胫前区疼痛；$L_5$神经根受压导致整个下肢后外侧从大腿到外踝部疼痛；而$S_1$神经根受累，大腿和小腿的后侧、足底外侧部分被影响。

患者站立时身体往往向一侧倾斜，由于肌肉痉挛，腰部可有触痛，直腿抬高阳性。根据受累的神经根不同，可有不同部位的运动受限和不同区域的感觉下降，感觉缺失沿神经根分布。

## 一、症状

1. 疼痛　疼痛是最为常见的首发症状，根据突出的类型和节段，疼痛可为腰痛、胸壁痛或一侧、两侧下肢痛。咳嗽、打喷嚏或活动增加均可致使疼痛症状加重；休息后上述症状可减轻。也可发生不典型的根性放射性疼痛，如$T_{11}$、$T_{12}$椎间盘突出可产生腹股沟及睾丸疼痛，易与髋部及肾脏疾患相混淆。中胸段胸椎间盘突出症可表现为胸痛或腹痛。$T_1$、$T_2$椎间盘突出可引起颈痛、上肢痛及Horner综合征，也需与颈椎病相鉴别。

2. 感觉障碍 尤其是麻木，也是最常见的首发症状之一。

3. 肌力减退和括约肌功能障碍也时有发生。据统计，患者就诊时30%患者主诉有排尿功能障碍（其中18%同时伴有二便功能障碍），60%的患者主诉有运动和感觉障碍。

## 二、体征

发病早期往往缺乏阳性体征，可仅表现为轻微的感觉障碍。随着病情的发展，一旦出现脊髓压迫症状，则表现为典型的上运动神经元损害表现：肌力减退、肌张力增高或肌肉痉挛、反射亢进、下肢病理征阳性、异常步态和感觉障碍。当旁中央型突出较大时尚可导致脊髓半切综合征（Browns' equard综合征）。

# 第四节 腰椎间盘突出症的辅助检查与诊断

## 一、辅助检查

1. 放射线评估 普通X线平片可以提供腰椎全貌，可显示椎体的排列异常和退行性改变，但不能提供关于神经根受压的信息，不能作出椎间盘突出的诊断。MRI和CT检查是目前用于判断椎间盘突出最精确和恰当的方法，能直接观察和辨认神经受压的来源。矢状面MRI对判断软组织卡压硬膜囊特别敏感，而轴状面CT可清晰显示椎间盘突出，MRI和CT证实有椎间盘突出可作为外科干预的一个指征。假如根据标准MRI和CT不能作出椎间盘突出的诊断，那么动力脊髓造影和造影后CT扫描对判断神经根受压非常有益，俯卧位、坐位和直立位动力脊髓造影可清楚显示在常规CT或MRI检查容易漏诊的神经根压迫征象。当MRI或CT扫描发现多节段椎间盘突出时，激惹性椎间盘造影可能分辨出引起症状的椎间盘突出，然而对于激惹性椎间盘造影在判断椎间盘突出症中的价值还存在着争议。不过，肌电图和神经传导测定在判断椎间盘突出中没有任何意义。

2. CT和造影后CT CT能直接观察脊柱结构，提供神经根受压原因的信息，并可观察到椎间孔和极外侧椎间盘突出，CT对诊断椎间盘突出和神经根受压的准确率为72%～100%。但CT也有不足，不能矢状面重建，只能提供单平面影像。另外，CT常规只能提供3个腰椎的信息，可能遗漏其他腰椎的病变。

脊髓造影后CT（MCT）检查能提供更多的额外信息，神经根结构显示更加清晰，从而提高CT诊断的准确性。老年人脊柱存在退行性改变，椎管狭窄，椎管内正常的脂肪组织消失。常规CT对椎间盘边缘、硬膜囊和黄韧带界限显示不甚清晰，MCT能清晰分辨这三种结构。年轻人不存在脊柱的退行性改变，神经根的压迫主要来源于椎间盘突出，没有必要进行MCT检查。

需要强调的是，在无症状的受试人群中CT扫描也可发现一些异常征象，发现率为35%，因此不能孤立分析影像学资料，必须与临床发现相结合来综合分析。

3. MRI　MRI也能直接观察脊柱结构，提供相互垂直的两个平面的影像，通过系列矢状面图像还能观察椎间孔神经根受压情况。与常规CT比较，MRI能更好分辨神经组织和椎间盘，不能分辨出骨组织或软组织的压迫。然而MCT检查能精确分辨出骨组织和软组织，且能分辨出黄韧带和椎间盘。对于神经根压迫情况的判断，MRI与MCT的精确度相似，亦有报道MRI比MCT、CT或MCT更敏感。另外，MRI对不同信号强度的结构具有极高分辨率，以及能够垂直成像，因此MRI对于游离型椎间盘突出的辨别优于CT或脊髓造影。MRI在无症状的受检者中亦有一些异常发现，在60岁以下的老年受检者中，22%的腰椎MRI显示椎间盘突出和椎管狭窄；而在60岁以上的受检者中，57%显示异常；在80岁以上的受检者中，接近90%显示椎间盘退变。尽管在无症状的人群中椎间盘异常较常见，但绝大多数是包容性的，而不是非包容性的。

4. 脊髓造影　通过填充造影剂的结构轮廓的变化间接提供神经根受压的证据。尽管脊髓造影不像以前那么常用，然而脊髓造影因具有其他检查无法替代的优势，目前仍然在使用。通过动态脊髓造影，在注射造影剂后进行腰椎的屈伸、侧弯运动，可显示标准脊髓造影难以观察到的隐性变化。

脊髓造影在影像增强屏监视下进行，首先将腰椎穿刺针穿入硬膜囊蛛网膜下隙，注入不透X线的造影剂，然后放射床被倾斜，以保留造影剂在特殊检查区域，以观察脊髓和神经根情况。现代的脊髓造影技术使用水溶性造影剂碘海醇（iohexol，Omnipaque）和碘帕醇，能够显示细微的病理变化。在X线片上，造影剂显示为白色，神经结构为黑色，神经结构的压迫和移位能被明确地观察到。

由于脊髓造影是间接推断硬膜外压迫的诊断，对于压迫的准确性质分辨不甚清晰，不能分辨骨赘或椎间盘突出引起的中央型造影剂的缺损，也不能分辨出椎间关节增生或椎间盘后外侧突出引起的外侧型造影剂的缺损，对于脊髓造影的解释必须以客观的神经体征和病史为基础。脊髓造影依赖于造影剂轮廓的变化，在椎间盘突出非足够大、未与硬膜接触时，硬膜囊轮廓可无改变，如在腰椎$L_5$、骶椎$S_1$椎管容积最大，即使中央型椎间盘突出相当大且临床症状明显，椎间盘造影仍可能阴性。另外，硬膜终止于位于椎弓根下方的神经节，造影剂不可能超过椎间孔以外，脊髓造影对极外侧椎间盘突出无诊断价值。

5. 椎间盘造影　可用于评估椎间盘的开放性和确定椎间盘是否是引起下腰痛和放

射性下肢痛的原因。椎间盘造影可以由放射科医师在放射间操作，也可由骨科医师在手术间完成，通常需要影像增强设备。先确定经皮穿刺针通过腰椎后外侧进入椎间盘的正确位置，然后注入不透X线的造影剂，如碘海醇进入椎间盘髓核。在正常的椎间盘，造影剂被包容在髓核中央，形状与扁平球相似。假如造影剂从髓核中央区外溢，进入周围组织，此椎间盘被认为不正常和功能不全。注入造影剂或盐水于椎间盘可能复制临床症状，产生一致的下腰痛和下肢放射痛，此时可考虑椎间盘源性疼痛诊断，这个过程被称为激惹性椎间盘造影。

## 二、诊断

根据病史、体征和放射线检查，对大多数腰椎间盘突出症病例能作出正确的临床诊断。其诊断包括：①腰痛合并下肢放射痛，放射至小腿或足，直腿抬高试验阳性；②棘突间旁有明显压痛并放射至小腿或足；③小腿前或后外侧皮肤感觉消失或减退，伸（mu）或踝背伸力下降或无力，跟腱反射减弱或消失；④放射线检查提示有椎间盘突出。

## 三、鉴别诊断

1. 脊柱结核　结核通常经血流从肺或肾等原发部位扩散到椎体，胸椎最常受累，腰椎次之。结核是一种隐匿性疾病，进展缓慢，临床症状不甚明显。脊柱结核除呈现肺结核的典型症状，如体重下降、全身不适、夜汗和间隙性发热外，还常伴有病变周围区域性背疼和活动受限，病程较长者还表现有后突畸形和神经功能障碍。

X线平片可显示椎体和椎间盘破坏性改变，椎间隙狭窄，终板不规则，椎体塌陷。MRI进一步证实椎体存在骨质破坏，并跨过椎间隙侵入邻近椎体，一般情况下，破坏性病损不扩散进入硬膜囊。

2. 骨髓炎　脊柱骨髓炎是椎体骨髓及周围皮质骨的感染，感染来源可能是细菌、真菌或病毒，但大多数感染来源于革兰阳性菌金黄色葡萄球菌。脊柱的感染途径是血源性，从原发部位经血流扩散到椎体，泌尿生殖道、呼吸道和软组织是最常见的感染原发部位。大约一半的脊柱骨髓炎发生在腰椎，由于椎体中央区丰富的血液供应，骨髓炎通常开始于中央松质骨核心区，然后向邻近的松质骨和皮质骨扩散，终板可能被破坏塌陷，椎间盘暴露于感染因素中。椎间盘的感染称为椎间盘炎，因为椎间盘是无血管结构，难以通过全身应用抗生素治疗，而且椎间盘是纤维软骨结构，易被感染菌分泌的酶分解。

感染菌的毒力决定感染的扩散速度，对症状的严重程度也有影响。低毒力的致病菌可能扩散较慢，下腰痛可以是仅有的症状，因而可能发生诊断延误。而高毒力的致病菌引起急性感染，表现为局部疼痛、发热、肌肉痉挛，以及全身性感染症状，不容易发生诊断延误。

在感染早期，X线平片可能没有任何改变；在进展期或慢性感染，X线平片显示椎间盘间隙狭窄和终板破坏，并扩散到椎体中央部分，存在明显的骨质破坏和椎体塌陷，也可能观察到脓肿形成。CT能清晰地描述骨质破坏和软组织扩散程度，MRI能早期发现和准确描述感染的变化，对于慢性感染具有诊断价值。放射性核素扫描能先于常规X线检查发现早期的病理变化，对于诊断早期脊柱骨髓炎具有特别的价值。

3. 硬膜外和腹膜后肿瘤　可使马尾和椎间孔外腰骶丛神经受累，临床症状与腰椎间盘突出极其相似，腹膜后CT和腰椎MRI对鉴别诊断非常有意义。

4. 骨盆出口综合征　该病是指坐骨神经经过盆腔出口时受到卡压或刺激所产生的症候群，其表现为始于臀部沿坐骨神经行程的放射性疼痛，并伴有其支配区的运动、感觉或反射障碍。有外伤、劳累、着凉史可呈间隙性发作。多为单侧发病，初为臀钝痛、酸胀或沉重感，有时也可表现剧烈锐痛，疼痛向大腿后方、小腿后外侧放射，但很少达跟部及足底部，行走可使疼痛加剧，或出现间隙性跛行。

5. 臀上皮神经卡压综合征　臀上皮神经在经过深筋膜孔处受到刺激或卡压可产生一系列症状。临床表现为腰痛及臀部疼痛，可扩散到大腿及腘窝，但极少累及小腿；在髂后上棘外上方髂嵴下有明显压痛点，局部封闭可立即消除疼痛。

# 第五节　经皮椎间孔镜技术在腰椎间盘突出症的微创治疗

## 一、经皮腰椎间盘切除术（PLD）

经皮腰椎间盘切吸术是治疗腰椎间盘突出症的一项较新的技术。早在1974年Hijikata在椎间盘造影中就发现有些患者造影后腰腿痛症状消失，因此，他产生了经皮椎间盘减压的设想，并于1975年将该项技术应用到临床，取得了较好的效果。20世纪90年代以来我国不少医疗单位也相继开展了此项技术，其优点是创伤小、出血少，手术操作不进入椎管，避免了硬膜和神经根的粘连。对脊柱的稳定性影响小，患者康复快，住院时间短，疗效好。

该技术治疗的原理是经后外侧入路，通过穿刺进入椎间盘抽吸髓核组织，降低椎间盘内压，使突出的髓核回复，甚至改变突出方向，从而达到减轻髓核对神经的机械性压迫和化学刺激的作用。

1. 手术适应证　单纯膨出型及突出型腰椎间盘突出症患者。

2. 手术禁忌证　①游离型腰椎间盘突出症患者；②中央型腰椎间盘突出症，伴马尾神经损伤者；③伴有椎管狭窄者；④伴有腰椎滑脱者；⑤后路术后复发性腰椎间盘突出症患者。

3. 手术主要器械和设备。①手术器械：穿刺针、导向针、套管、纤维环切割器、髓核钳、抽吸等设备；②辅助设备："C"形臂X线透视机，可透X线手术台、吸引器。

4. 手术方法。①体位：侧卧位，患侧在上或俯卧位，腹下垫枕，使椎间隙后方增宽，利于穿刺进导针；②麻醉：局部浸润麻醉；③手术主要步骤："C"形臂X线透视机下确定椎间隙，以患者体征重的一侧为皮肤进针点，进针点与手术椎间隙水平，自腰背后正中线向患侧旁开8～14cm。穿刺角度与躯干矢状面呈25°～40°夹角。用"C"形臂X线透视机确认穿刺针到达病变椎间盘纤维环后外侧缘1/4～1/3处。进针过程如触及神经根应立即退出，调整角度或方向再进。插入导向针至椎间盘中部，拔除穿刺针，沿导向针旋入套管到达纤维环表面，由小到大逐级更换套管逐个旋入，最后拔除其内的小套管及导向针。保留器直径3mm的工作套管，先送入环锯，将管口处的纤维环切开，髓核钳取髓核组织，或再用切吸器在椎间盘内持续负压下各方向反复切吸，约抽吸10分钟，抽吸切割时可适当调整切割器角度及深度，以尽量切除椎间盘，达到最满意的减压目的。当无髓核组织吸出时，把切吸器退到套管内，再一同拔出。穿刺口压迫10分钟后用止血贴覆盖即可。$L_5$～$S_1$椎间盘操作时，可采用身体两端弯向健侧的体位，一般可避开髂嵴的阻挡，否则可用环锯对准该间隙后部在髂骨翼上钻孔，通过此孔进行切割；④术后处理：术后当天即可下地行走，口服3天抗生素。

5. PLD在椎间盘炎病例中的应用　随着脊柱外科手术的增多、介入治疗的推广应用，其并发症也越来越多，特别是椎间盘炎这一少见而严重的并发症，以其症状重、治疗方法少、治疗效果不佳而使临床医师束手无策。

李健等采用经皮穿刺椎间盘病灶切除及用含庆大霉素盐水持续性灌洗的方法进行了椎间盘炎的治疗。手术方法分2类：①单纯病灶清除冲洗术：患者取右侧卧位。在X线荧光屏监视下定位。先以2%利多卡因10mL局麻。然后将18G细长导针距后正中线12～16cm处沿腰后部肌群直抵病变椎间隙后1/3处。在导管与皮肤入口处做一约2mm横切口，分别将套管针、扩张器套入导针，在导针的引导下缓缓旋入向下至椎间隙。嘱患者取俯卧位。透视下证实穿刺针在椎间隙后，拔出导针及扩张器。先用注射器接套管针抽取病灶内的血性液体及脱落的髓核组织，分别送组织学和细胞学检查。然后依照经皮穿刺腰椎间盘切除术的手术步骤清除残余的椎间盘组织，并用含庆大霉素生理盐水在抽吸过程中反复冲洗至流出液由浑浊转为澄清为止。嘱患者轻轻活动腰部感到无疼痛，无腰肌痉挛时即可停止手术。拔出套管针，伤口用创可贴外敷即可。术后予以卧床休息，使用抗生素2~3周。②经皮腰椎间盘穿刺病灶清除加细硅胶管持续灌洗引流术：主要适用于临床症状体征重，全身有中毒反应，穿刺抽吸为脓液者。其手术操作方法同上。在切吸结束时，将一条长30~40cm注射用消毒硅胶管中段折叠，在折叠处的近远端分别剪数个小孔，以便灌洗液可进出椎间隙，将折叠后的小硅胶管通过套管针送入椎间隙，小心拔出套管针，在皮肤接口处予以缝合固定，以防硅胶管脱出。胶管近端接含庆大霉素生理盐水连续滴注，一般每分钟20~30滴，滴速过快患者可产生腰部胀痛不适。另一端接在引流瓶或引流袋。持续性地灌洗引流，一般在24~48小时患者的症状体征缓解，体温正常，引流出液体完全转为澄清时即可拔出引流管。

经皮穿刺椎间盘病灶清除术或病灶清除持续灌洗引流术较传统的保守治疗及手术治疗有疗效确切、缩短疗程、能从根本上缓解症状体征、减少患者经济负担的特点。经皮穿刺腰椎间盘切除术的作用原理主要是对椎间盘组织进行部分或大部分切除以达到缓解对脊髓或神经根的压迫。此外，利用这种方法可使感染得到及时、有效的控制。采用这种方法治疗椎间盘炎同样可达到传统的经前、后入路清除椎间盘病灶的目的，同时又避免了传统手术所带来的创伤。另外，在局麻清醒状态下手术，有利于及时了解患者症状体征缓解阶段情况并使患者积极配合治疗。具有手术操作方法简单、安全、微创、疗效好、无需植骨融合、不影响脊柱稳定性等特点。尤其是手术后不需要石膏或支架进行固定。该手术有操作方法简单、安全、微创、效果好、疗程短、不影响脊柱稳定性等特点，值得推广。

## 二、椎间盘镜下腰椎间盘切除术

椎间盘镜下腰椎间盘切除术又名显微内镜椎间盘切除术（MED），是近年来随着影像学技术发展而兴起的一项微创外科技术。主要由内镜影像系统、光纤冷光源系统和冲洗管道三者合一，通过工作通道直接到达手术部位，并且使整个视野清晰地反映在显示屏上，由于手术野放大了15倍，故较传统开放手术能更仔细操作，创伤更小，患者恢复更快。

1982年，Schroiber首次在内镜下进行髓核摘除术并称之为椎间盘镜。此后在1990年Kambin报道了经后外侧椎间隙途径关节镜腰椎间盘显微切除术（AMD）。从此，内镜下腰椎间盘摘除术作为一种有前途的手术方法不断得到发展和改进。特别是美国枢法模公司为此研制开发了脊柱中后路椎间盘镜手术系统MED，该手术系统将传统手术技术与微创技术融为一体，手术操作方法简便，创伤小，出血少。由于手术不经过椎管，不损伤关节突关节，因此，术后不会造成硬膜囊及神经根粘连，不影响脊椎的稳定性，患者恢复快，疗效好。该技术是当今脊柱外科微创技术发展的趋势。

1. 手术适应证　单纯腰椎间盘突出症患者。

2. 手术禁忌证　同经皮腰椎间盘切除术。

3. 手术主要器械与设备。①器械：穿刺针、椎间盘镜系统、髓核钳、剪刀、神经剥离子、切割刀具等；②辅助设备："C"形臂X线透视机、可透X线手术台、注水压力泵及吸引器。

4. 手术方法

（1）体位：俯卧位。

（2）麻醉：硬膜外麻醉。

（3）手术主要步骤：在病变椎体棘突旁0.5~1cm处，用导针在"C"形臂X线透视机指引下经皮、腰背筋膜、椎旁肌肉达病变椎间隙。然后沿导针做1~1.5cm的皮肤切口，并用扩张套管依次进行手术通道扩张。完成后，用自由臂安装固定手术金属通道、摄像系统、光源，在电视监视器的指引下清除椎板软组织，显露上下椎板边缘、黄韧带、关节突关节内侧缘。止血后，咬除黄韧带及上下椎板边缘，扩大椎板间隙。此时可见椎管内的神经根及硬脊膜囊，把它们牵向内侧后用尖刀切开后纵韧带及纤维环，再用髓核钳取净髓核，必要时扩大神经根管。

（4）手术要点：增加腰椎的后凸度可增加椎板间隙，扩大工作面积。调整金属工作通道时应尽量贴紧椎板，以防止软组织嵌入而影响工作效率。仔细止血，术中出血不仅会干扰术野、延误手术或误伤神经根，且易造成术后血肿及瘢痕粘连等并发症。

## 三、经皮穿刺后外侧入路激光椎间盘切除术（PLDD）

随着化学髓核融解术及经皮椎间盘切除术在临床较的推广普及，许多学者研究创造新的髓核切除方法，以期通过新技术来提高手术的安全性和有效性，其中之一为激光切除。1986年，Choy和Ascher首先报道了经皮激光椎间盘减压术（PLDD），它是用于治疗腰椎间盘突出症的一项新型微创技术。目前已成为一种安全、简易、有效的方法。

PLDD作用机制是，激光照射汽化部分髓核后，椎间盘内压降低，椎间盘内的残余髓核组织逐步由纤维瘢痕组织代替。目前应用的激光有$CO_2$激光和掺钕钇铝石榴石激光（Nd：YAG）。以激光能量的波长而论，以Nd：YAG（1064nm波长）激光有较强的贯穿性，使组织炭化，增强了组织切除率。

1990年，Sherk报道在局麻下用钬-YAG激光（holmiuniy：YAG）为10例门诊患者治疗腰椎间盘突出症，使其腰腿痛缓解。钬-YAG属红外激光，其组织穿透力不到4mm。Choy报道使用Nd：YAG激光汽化切除髓核治疗的结果。患者选择经MRI和CT检查证实的非游离型坏死型椎间盘333例，经随访平均26个月，效果优良者占78.4%，不良者占

31.6%，1/3患者激光治疗后4～6个月复查，MRI示椎间盘呈轻度或中度减退。

1. 适应证：经影像学检查证实为腰椎间盘膨出者，纤维环未完全破裂是其最好的适应证；对一部分后纵韧带下突者，此法亦可有效。

2. 禁忌证：①马尾神经综合征；②腰椎间盘突出伴退行性腰椎不稳或椎管狭窄者；③进行性神经根症状加重，或有严重根性瘫者。

3. 技术操作

（1）体位：一般取侧位，患侧在上，腰背部前屈，使椎间隙后方增宽。

（2）定位与穿刺：在"C"形臂X线监视仪引导下，确定最佳穿刺点和穿刺角度。一般取后外侧入路穿刺点，于患侧距后正中线旁开4横指（8～10cm）处，以病变椎间盘的中心为靶点进行穿刺。用16G或18G穿刺针由穿刺点按术前确定的角度和距离向病变椎间盘穿刺，整个穿刺过程都在X线透视监视下进行。直至穿刺针尖进入椎间盘髓核中央后部5～10mm。穿刺成功后退出针芯，插入内径为400～500mm的光纤，使光纤尖端恰好位于髓核中心。

（3）激光照射：光纤输出功率设置为10～20W，照射时间0.2～5s，间隔时间0.5～10s，照射总量600～1850J（焦耳）。具体治疗参数应根据个体而异。在照射过程中患者如感觉到局部有烧灼感或疼痛，应缩短照射时间或延长间隔时间。照射次数40～50次。局部照射情况，最好用CT监测（也有用实时超声监视），可以每隔100～200J的照射量后进行1次CT扫描，观察照射面积、髓核汽化及蒸发气体位置等情况。如照射早期在椎间隙内扩散的低密影为髓核炭化，当椎间隙内充满游离的蒸发气体时应终止照射。髓核被激光照射后，产生水蒸气、碳、二氧化碳、炭化的组织碎片，应用吸引器将其吸出。最后拔出穿刺针。

# 附：典型病例

## 病例1　腰4～5椎间盘脱出（突出物脱垂至下位1/4椎体）

### 一、病历摘要

患者男性，58岁，主诉"腰痛伴左下肢放射性疼痛1年余，加重4个月"。疼痛可放射至左小腿外侧及踝部，伴麻木，无大小便失禁、下肢水肿等症状。长时间行走后可加重，休息后可缓解。疼痛评分7分。曾外院输液、口服药物、针灸、膏药等治疗，症状无明显缓解。既往史：患者平素体健，无糖尿病、冠心病病史，高血压病史1年余，口服降压药控制尚可。查体：左下肢直腿抬高试验45°（＋），加强试验（＋），4字试验（－），右下肢正常。$L_4 \sim L_5$椎体棘突及椎间隙有压痛及叩击痛。

## 二、影像资料

腰椎核磁平扫（图1）：①$L_{4\sim5}$、$L_5 \sim S_1$椎间盘后突出，继发椎管狭窄；②腰椎退行性脊椎病；③$L_{1\sim2}$至$L_5 \sim S_1$椎间盘变性、膨出；④$S_2$水平骶管囊肿。

腰骶丛神经增强成像（图2）：①$L_{4\sim5}$水平左侧神经根局部卡压；②$L_{4\sim5}$、$L_5 \sim S_1$椎间盘膨出并左后突出；③$L_{2\sim3}$、$L_{3\sim4}$椎间盘膨出；④腰椎退行性脊椎病；⑤$S_2$水平骶管囊肿或神经根鞘囊肿。

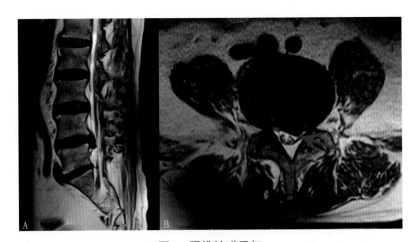

图1 腰椎核磁平扫

注：腰椎矢状位（A）和轴位（B）$T_2$加权MRI图像，注意$L_4 \sim L_5$左侧椎间盘突出（红色箭头）伴左侧$L_5$行走神经根受卡压

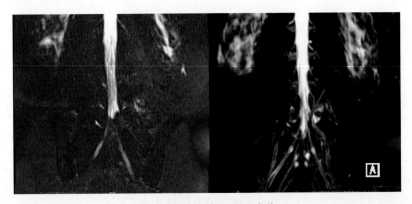

图2 腰骶丛神经增强成像

注：腰骶丛神经增强成像冠状位（a）和腰骶丛神经增强成像3D显示图（b），注意红色箭头区域

造影剂中断，提示腰5行走神经根受卡压

腰椎X线（正侧位、过伸过屈位）（图3）：示腰椎退行性脊椎病。

腰椎CT平扫+二维重建（图4）：①$L_{4-5}$、$L_5 \sim S_1$椎间盘膨出并后突出；②腰椎退行性脊椎病伴侧弯；③$L_{1-2} \sim L_{3-4}$椎间盘膨出；④右侧髂骨内混杂密度影，考虑良性病变。

动静脉–双下肢血管彩色多普勒超声检查示：双下肢动脉、静脉未见明显血栓。

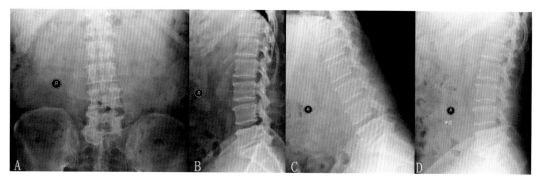

图3　腰椎X线（正侧位、过伸过屈位）

注：腰椎X线正位（A）、侧位（B）、过屈位（C）和过伸位（D）

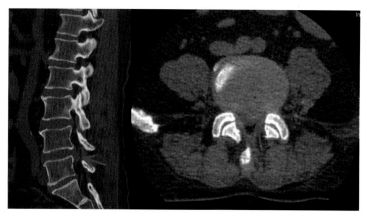

图4　腰椎CT平扫+二维重建

注：腰椎CT+二维重建，注意红色箭头提示$L_{4-5}$椎间盘突出并压迫$L_5$神经根

## 三、病例解析

1. 适应证　经椎间孔内镜下手术利用了椎间孔下方的手术通道，即椎间孔纤维环窗的内侧（Kambin三角）。内镜下经椎间孔入路可以治疗位于行走根腹侧的椎间孔或侧隐窝的软性间盘病变。该入路可以切除椎间孔、关节下和中央型椎间盘突出。接受传统训练的脊柱外科医生并不熟悉这种手术中遇到的解剖问题，故学习曲线陡峭。此外，该术式存在神经根刺激、损伤的可能性，可能导致术后感觉异常。严重的椎间孔狭窄、关节突关节肥大和出行神经根位于椎间孔的下部都增加了出行神经根刺激、损伤的风险，

这些都会增加这种手术方式的困难程度。此类病例应该考虑经上关节突入路。与经上关节突入路相比，椎间孔入路目标为Kambin三角的内侧，切除上关节突是可选择的。椎间孔入路手术时间更短，对设备的需求更少（经椎间孔入路不需要骨钻，因为选择性上关节突切除可以用磨钻或Kerrison咬骨钳在可视下进行）。经椎间孔入路的应用可能局限于$L_5 \sim S_1$，特别是在骨盆髂嵴陡峭的情况下。适合采用经椎间孔入路的手术包括大椎间孔、上腰椎节段和既往做过后路手术者。

2. 手术过程

（1）术前计划：经椎间孔入路直接瞄准椎间孔纤维环窗的内侧部分（靶区，Kambin三角）根据术前的轴位$T_2$加权MRI检查，计算皮肤切口到中线的距离。皮肤进入点和中线之间的距离在$L_5 \sim S_1$节段大约是12 cm，在$L_{4\sim5}$节段是10 cm，在$L_{3\sim4}$节段是8 cm。当目标病变位于椎管的内侧时，可以选择远离中线的皮肤入口点。然而，如果入路角度是平的，那么出行神经根受压的风险就会更高。头尾侧倾斜角度取决于需要处理病变的位置。最常见的适应证之一为关节下椎间盘突出。倾斜度是通过连接上关节突的头侧和椎间孔纤维环窗的内侧来确定的。通常采取15° ~ 25°的头尾侧倾斜，进入临近椎弓峡部的椎间孔。选择这个轨迹能够允许进入关节突关节头侧的椎间孔，避免了手术通道被上关节突侧方化。对于头侧迁移的椎间盘，应该选择较小的倾斜角度。然而，由于倾斜角度较小，手术通道可能会被上关节突阻挡，可能需要部分切除上关节突。不管选择什么倾斜角度，计划的轨迹应该允许对椎间盘纤维环进行探查。在$L_5 \sim S_1$节段，需要考虑髂嵴的陡度，这使得入路更具挑战性。在进行经椎间孔入路手术之前，必须清楚了解关节突关节肥大的程度以及出行神经根的确切位置。当有神经根在椎间孔尾侧时，放置套筒针进入椎间孔时有很高的神经根撞击风险，应考虑采用经关节突或椎间孔外入路。

手术开始前的定位如图5所示。

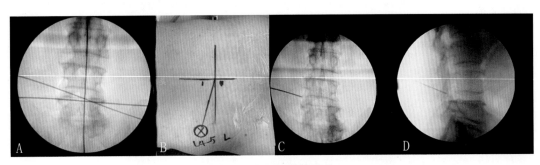

图5　手术开始前的定位

注：通过克氏针定位椎间隙和棘突连线的位置，确定穿刺路径的倾斜角度及旁开距离，并标注上下位椎弓根大致位置（A、B）；穿刺针正位X线定位在上关节突外侧，侧位X线定位在上关节突尖部，确定穿刺路径通路延长线为目标靶点位置（C）

（2）手术入路：对于大致的方向，皮肤上标记的垂直线距离中线8 cm、10 cm和12 cm。尾侧节段椎体前后位透视终板图像上标记椎间盘的位置。头尾侧入路轨迹的倾斜角为20°～30°，通过连接上关节突的头侧部和椎间孔纤维环窗的内侧部确定目标区。标记暂定切口使头尾侧入路的轨迹穿过预先确定中线（图6B），使用侧位透视，切口参照脊柱侧位片。标准经椎间孔入路的切口应靠近连接腰椎棘突顶端的直线。一旦切口位置按照棘突投影向头尾入路轨迹调整，即将一根18 G的可置入导丝的穿刺针向责任椎间孔推进。穿刺针通常是斜面朝向腹侧进入的，并转动斜面转向适当的位置。通常，首先遇到的是关节突关节的外侧面。然后针沿着上关节突的外侧"行走"，逐步推入朝向椎间孔纤维环窗（靶区）。一旦进入椎间孔内，针尖推进到距内侧椎弓根线稍短的位置。通过侧位X线检查，确保针尖保持在侧位椎体后缘线的背侧。如果穿刺针在椎弓根内侧线的椎间盘内，那么直接显示侧隐窝就会受到阻碍。在这种情况下，要么改变入路轨迹，要么考虑经关节突入路。放置导丝，拔除套管穿刺针，用11号刀片做切口，将一系列增大的扩张套管推进至内侧椎弓根线。放入一个斜面管状工作通道，开口朝向出行神经根，然后在椎间孔时旋转工作通道朝向尾侧椎弓根。在放入内镜之前，需要进行X线确认位置，以确定管状牵开器在脊椎后侧线上或稍后方的位置（图6）。

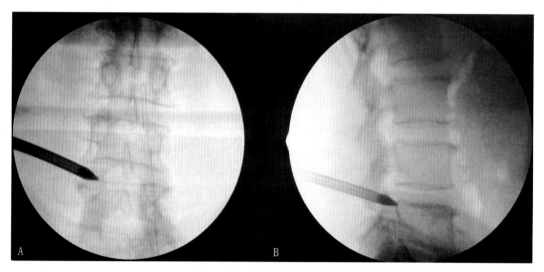

图6　腰椎X线正位（A），腰椎X线侧位（B）

（3）骨性标志与行走神经根的识别，突出椎间盘的切除与破损纤维环的探查。

取出扩张器，将内镜放入工作套筒。使用抓钳和双极电凝去除下方椎间孔内的结缔组织。用双极电凝和组织钳显露上关节突的腹外侧面和尾侧椎弓根的头侧面。如果有必要可以用高速磨钻或咬骨钳切除上关节突的腹侧部，从而扩大侧隐窝的开口。可能会在尾侧椎弓根处使用咬骨钳，这使我们能够从肉眼和影像上确认这一主要解剖标志。

　　在被椎间盘纤维环、椎弓根的头侧面和上关节突的腹侧部限制的空间里，可见结缔组织及椎间孔韧带。黄韧带很好被识别，其附着在上关节突的内腹侧面。黄韧带的腹侧，典型的硬膜脂肪变得清晰可见。使用双极电凝可在椎弓根头侧、上关节突腹侧进入硬膜外腔，使用神经拉钩探查并钝性分离。在解剖过程中，可以看到硬膜外脂肪和行走神经根。行走神经根的定位最好是在椎弓根的头侧。在亚重疾病或翻修手术中，术中神经电生理检查可能有助于定位行走神经根。这是通过连接外科电极和脉冲发生器，并应用单极或双极电刺激来实现的。使用双极电凝，从纤维环区分离出关节下椎间盘碎片。突出的椎间盘碎片可能与后纵韧带混合粘连在一起。在椎间盘尾侧突出的病例中（此病例为脱出的椎间盘），可在椎弓根上部应用磨钻去除一部分骨质，有助于将脱出的椎间盘摘除。最后通过移动工作套筒从头至尾在神经根腹侧进行探查，判断神经根是否得到充分的松解减压，通过观察神经根的自由抖动来确定减压是否充分。最后，向头侧沿着行走神经根切除额外的黄韧带，并检查纤维环的破损区域，使用双极电凝烧灼残存椎间盘的边缘，使其破损区域得到最大限度的封闭。（图7）

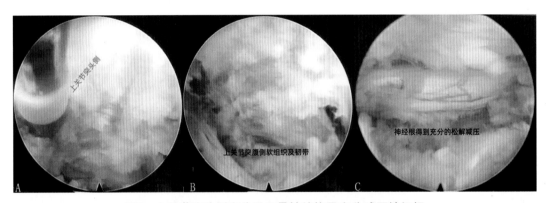

**图7　上关节突头侧充分显示骨性结构及充分减压神经根**

注：上关节突头侧充分显示骨性结构（A），上关节腹侧软组织及韧带充分暴露及识别（B），突出椎间盘彻底摘除并充分显露神经根，神经根得到充分松解减压（C）

## 四、经验总结

　　关于突出椎间盘脱垂至下位椎体的处理及目标穿刺路径的选择：①通过术前核磁检查确定突出椎间盘的位置，结合腰椎CT二维重建判断穿刺路径及目标靶点的穿刺角度，通过加大头倾角度使其穿刺路径能够通过上关节突尖部到达椎弓根上缘，适度增加旁开距离，使工作套筒能够尽量到达椎管中央，以便充分对神经根腹侧减压；②在加大头倾角度和旁开距离时要特别注意对出口神经根的保护，尤其是在上关节突增生病例中，在处理上关节突尖部骨质时工作套筒向头侧移动时最容易卡压出口神经根，因此要充分考虑到此因素，避免长时间卡压出口神经根，以至于患者术后出现神经根麻木症状；③在处理尾侧脱出椎间盘时，由于视野出现盲区，组织钳尽量不要进入过深，避免出现损伤行走神经根。此时，大多数情况下会对椎弓根内侧进行骨质去除，建议使用磨钻按需去除骨质，避免使用镜下环锯大范围去除骨质，因存在损伤下位椎体峡部的风险；④手术结束前一定按照从头至尾的顺序探查神经根腹侧，确定腹侧减压充分及没有残留突出物，并观察神经根能够自由搏动，此时也可嘱患者用力咳嗽，防止残留椎间盘碎片。

# 病例2　腰4~5巨大椎间盘中央型突出

## 一、病历摘要

患者女性，44岁，主诉"左臀部伴左下肢放射性疼痛1年余，加重1个月"。入院前1年无明显诱因下出现左臀部伴下肢疼痛无力，症状活动后加重，休息后缓解。无大小便功能障碍。1年前于外院行药物、理疗、针灸等治疗，治疗效果欠佳。既往史：平素健康状况良好。无高血压、糖尿病、冠心病病史。查体：左下肢直腿抬高试验30°（+），加强试验（+），4字试验（-），右下肢正常。腰4~腰5椎体棘突及椎间隙有压痛及叩击痛。

## 二、影像资料

腰椎X线（正侧位、过伸过屈位）（图1）：①腰椎退行性脊椎病；②过伸过屈位示腰椎活动度减低。

腰椎CT平扫+二维重建（图2）：①$L_4$~$L_5$、$L_5$~$S_1$椎间盘膨出并后突出，不除外$L_4$~$L_5$椎间盘后脱出，继发同水平椎管狭窄，建议MRI检查；②腰3椎体轻度前滑移；③腰椎退行性脊椎病，$L_3$~$L_4$椎间盘膨出。

腰骶丛神经增强成像（图3）：①$L_4$~$L_5$水平双侧神经根于椎间孔区卡压，左侧为著；②$L_4$~$L_5$椎间盘膨出并后脱出，继发椎管狭窄；③$L_5$~$S_1$椎间盘膨出并后突出；④腰椎退行性脊椎病；⑤$L_4$~$L_5$水平棘间韧带炎伴滑膜囊肿。

动静脉–双下肢血管彩色多普勒超声检查示：双下肢动脉、静脉未见明显血栓。

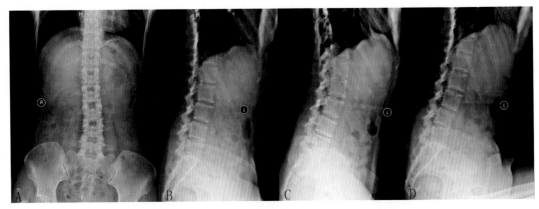

图1　腰椎X线（正侧位、过伸过屈位）

注：腰椎X线正位（A）、侧位（B）、过伸位（C）和过屈位（D）

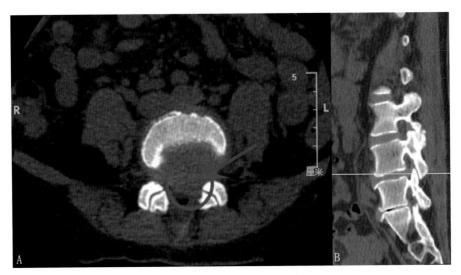

图2　腰椎CT+二维重建

注：红色箭头及红色圆圈提示腰4/5椎间盘突出伴椎管狭窄并压迫$L_5$行走神经根

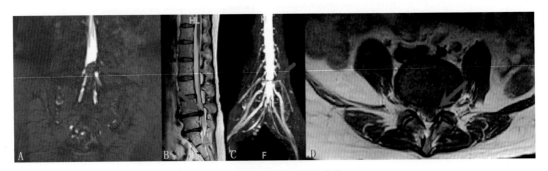

图3　腰骶丛神经增强成像

注：腰骶丛神经增强成像冠状位（A），腰椎核磁平扫矢状位（B），腰骶丛神经增强成像3D显示图（C）和腰椎核磁平扫轴位（D），注意红色箭头区域造影剂中断（A、D），提示腰5行走神经根受卡压

### 三、病例解析

#### （一）适应证

笔者在这里提出"全神经根通道减压"的概念，认为每一个神经根不一定只在一个点被压迫，可以有多点压迫，压迫点也不一定只在一个节段内，因此多节段手术是必然的。此患者属于单节段巨大突出，主要涉及$L_4 \sim L_5$节段突出物压迫$L_5$神经根，因此必须对$L_5$神经根进行彻底减压。

#### （二）手术过程

1. 术前计划及手术入路　从术前腰椎核磁平扫及腰椎CT+二维重建可以看出此患者$L_4 \sim L_5$节段巨大突出且偏中央，对$L_5$神经根压迫严重，因此术中需要充分对中央椎管神经根腹侧进行减压。穿刺定位由于解剖特征不同，下腰椎手术的难点主要在$L_4 \sim L_5$和$L_5 \sim S_1$两个节段上，而大多数疾病主要也集中在这两个部位，此患者为$L_4 \sim L_5$节段，（越是向上的节段头倾角越小，具体角度根据上关节突尖部与下位椎体后上缘的连线来定）在C形臂机透视下确定病变椎间隙的体表投影，并做标记，通过连接上关节突的头侧部和椎间孔纤维环窗的内侧部确定目标区，$L_4 \sim L_5$椎间盘取脊柱后正中线旁开10cm左右为进针点。进针点是在实际操作中根据患者胖瘦做适度调整。上位腰椎间盘旁开距离依次减少2cm。测量旁开距离工具测量位置标准直尺（图4）。

**测量旁开距离**

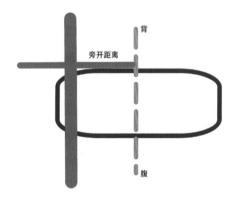

图4　旁开测量示意图

在上关节突尖部与下位椎体后上缘的连线范围，此线并非绝对的穿刺线，可以根据需要上下调整，但绝不能过多向上调整，易损伤出口根，向下调整不受限制，甚至可切割一部分椎弓根上切迹。当穿刺针到达上关节突尖部时，正位像显示针尖在上关节突外缘，穿刺定位针大致头倾45°～60°（图5）。这一步骤保障穿刺安全，决不可省略该透视，尤其是对初学者，因为在侧位像正确时正位像未必正确，此时可以注意体外遗留的针尾长度，过多或过少均为不正常。初学者如果无法掌控穿刺的技巧，可以选用较硬的穿刺针，因为细针在体内很难更改方向。特别提醒的是不能因为穿刺不容易就减少上关节突周围麻醉的范围。

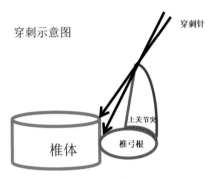

图5　穿刺路径示意图

　　接下来进行软组织扩张，根据需要调整，置换导丝后用尖刀切开皮肤皮下组织约8mm，在这里需注意有时会有明显出血，多为皮下深筋膜出血，不需要多虑，通道置入后自然止血。首先进行软组织扩张，注意深筋膜的扩张，如不顺畅将影响置管，甚至是通道在术中的摆动范围。建立工作通道，沿导丝置入扩张导杆，沿导杆置入工作通道。注意置入时旋转置入，以不引起患者不适为准，工作通道置入后应可以适当移动，如呈固定状，则会影响手术。值得注意的是，当建立手术工作通道的过程中，患者如若出现异常激烈的疼痛反应或下肢的放射性疼痛，应及时暂停手术，仔细阅片，若判定为对神经根或硬膜囊的间接推挤，可结合实际情况向腹侧、尾端进行微调，尽可能地降低神经根或硬膜囊损伤的风险，而不能贸然继续穿刺或扩孔。最后，行X线正侧位透视，确定通道位置合适后便可进行后续全内镜下操作（图6）。

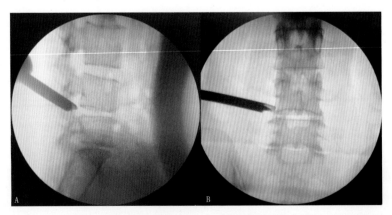

图6　X线侧位透视（A），X线正位透视（B）

经工作通道置入6.3 mm内镜，连接3 000 mL生理盐水袋出水管接入椎间孔镜入水口，盐水悬吊高度高于椎间孔镜入水口1 m，过高易引起类脊髓高压症，打开入水口经椎间孔镜内通道连续冲洗手术野。注意置入内镜过程中勿损伤镜头，应顺着通道置入，脊柱内镜的前端物镜较易擦伤，使得视物不清。

根据术前影像学判断上关节突需要切除的范围，如果切除范围不够，可以使用动力磨钻沿黄韧带表面磨除上关节突的腹侧增生部分，向尾端打磨到椎弓根上缘。但动力磨钻操作导致时间延长，最好在扩孔时一步到位（根据个人习惯选择上关节突成型工具，本人偏于使用动力磨钻，按需成型效果更好，尽量保留关节突关节，在尽可能少的去除骨质的情况完成手术），成功的标志是工作套筒置入椎管内，黄韧带显露清楚。手术操作中髓核钳容易到位，不需要使用带角度的髓核钳。

笔者秉承BEIS技术（见注解）特点完成手术，强调由上关节突的尖部作为扩孔的突破点，可以利用该部位的解剖薄弱区降低手术扩孔难度，又由于其扩孔方向指向下位椎体，则扩大范围恰好涉及上关节突的腹侧能够去除上关节突的内聚部分。

注解：BEIS技术——broad easy immediate surgery，具体含义为"B"——更宽广的手术视野、适应证和扩展空间；"E"——易为医患接受并学习的；"I"——立即见效并近距离直接处理病灶的；"S"——一项非常值得推广的脊柱内镜技术。

经过镜下冲洗可见到上关节突的被磨削部分，清理骨碎片。随后可见黄韧带组织，黄韧带显露的多少取决于扩孔的大小。镜下见黄韧带与椎间盘纤维环间无紧密连接，可切除该部分黄韧带，在神经根背侧的黄韧带使得神经根不可见，修整残余部分以方便显露行走神经根，术中不可过多切除黄韧带，以免失去其对神经根的保护作用，尤其是其对神经根的防粘连作用，因此对黄韧带重在成形修整。椎间孔头端即所谓的盘-黄间隙部分，其可向外侧延伸覆盖在出口根背侧，该部分黄韧带可保留，如增厚明显可以适当切除，暴露部分出口根即可，如需对出口根减压则可切除，直接显露出口根。

镜下显露神经根必然要先清理神经根周围阻碍视线的组织，包括突出的髓核组织纤维环等。年轻或病程短的患者椎间盘的纤维环增生不明显，只要摘除椎间盘突出物即可，但更多的患者由于病程长，纤维环已经明显增生凸起，对行走神经根造成了影响，因此对纤维环的处理势在必行，以椎体后缘为标准切除增生的纤维环显露神经根，使得纤维环与椎体缘平齐，但注意只能切除外层纤维环，向中线清理直到显露后纵韧带，向头尾端显露椎间盘上下缘，至此方可显露部分行走神经根。如果纤维环增生过度，在成形过程中为避免过度切除纤维环使其变薄，可先行髓核摘除，在纤维环下方形成空腔，再用射频刀头皱缩纤维环，达到减压目的。

对纤维环清理后可见突出或脱出的髓核组织，用髓核钳摘除（图7）。在这里要分别对待不同的病例，有的患者可以有明确的突出物摘除即可，而有的患者突出物包裹在纤维环内，更有的患者突出物已经引起了明显的硬化或钙化，因此往往处理纤维环时需要同时与椎间盘髓核摘除同步进行。两者互相粘连需要仔细辨别以免遗漏。在手术即将结束时还需对椎间孔内的纤维环进行成形，并在该区域再次对椎间盘行盘内减压髓核摘除。

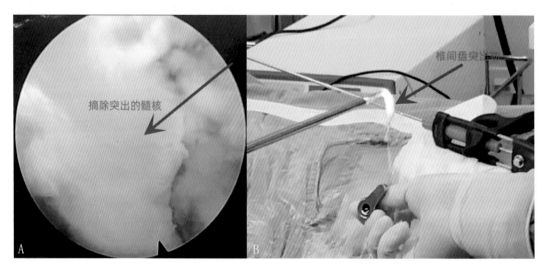

图7　内镜下摘除突出的髓核（A），椎间盘突出物被取出（B）

后纵韧带在下腰椎较窄，其外侧还有伴生的细小韧带与之平行，术中应仔细辨别。自$L_3$向上则明显增宽，显露后纵韧带后可见后纵韧带位于硬膜囊下，与凸起的椎间盘粘连并向两侧增生，部分硬化甚至钙化。所谓后纵韧带成形是指将后纵韧带从包裹物中剥离乃至部分切除。因硬膜囊与神经根基本不与后纵韧带粘连，突出物可以包裹在后纵韧带的附带组织中与其粘连，容易遗漏，突出物可以位于后纵韧带的腹侧或背侧。后纵韧带一般在年轻患者或需体力劳动的患者不予切除，但在老年患者因其与突出物粘连不易分离则应尽量切除，甚至将其止点磨除。

关于骨赘的切除，首先向尾端显露下位椎体约10mm，对于增生的骨赘先使用射频清理，露出骨赘后以镜下环锯、骨凿或动力磨钻切除。摆动工作套筒显露头端，以此方法再处理头端，但要注意勿损伤出口神经根，同时探查出口根旁有否骨赘一并切除。切除骨赘范围可以视骨赘大小来定，如果视野允许可以越过中线清理。术中使用磨钻对终板进行减压。对于后纵韧带止点的骨赘酌情处理，如对神经根有接触或解压一并切除。

侧隐窝在椎弓根部分，也就是局部解剖中说的骨性部分一般没有增生，退变多在骨关节部分，因此上关节突的处理尤为重要。在手术扩孔时侧隐窝其实已经被打开，但有时减压不够，这时候就要用动力磨钻进行扩大，主要是沿黄韧带背侧进行磨除。侧隐窝处在背侧有上关节突的增生影响外，在腹侧也会造成狭窄，因此有侧隐窝狭窄的患者对侧隐窝扩大不能只处理背侧，腹侧结构一样重要。

在完成椎间孔成型、黄韧带成型、纤维环成型、椎间盘摘除、后纵韧带成型、骨赘切除、侧隐窝扩大这7个步骤后探查行走神经根与硬膜囊，对其周围的包裹物进一步松解，如遇翻修手术尚需处理神经根粘连物，直到行走神经根可以自主搏动为止，以确定神经根松解术是否已经完成（图8）。

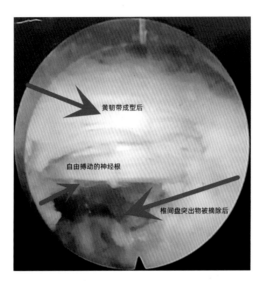

图8　椎间盘突出物被摘除后的状态

结束取出脊柱内镜，如果发生硬脊膜破裂则应慢慢取出，避免造成压力变化，引起神经纤维突出硬膜囊。工作套筒随后取出也可与内镜一同取出，伤口缝合一针或用可吸收线做美容缝合。

2. 手术结束标准

（1）神经根周围充分的空间减压，可见神经根腹侧有明显的空间存在。

（2）充分减压后神经根复位，向腹侧回落。

（3）神经根表面血管充盈，或周围组织出血明显。

（4）硬膜囊、行走神经根、出口神经根均搏动明显。

（5）直腿抬高试验时可见镜下神经根滑动大于1mm。

术后复查腰椎CT+二维重建，确认关节突关节关系及脊柱稳定性（图9）。

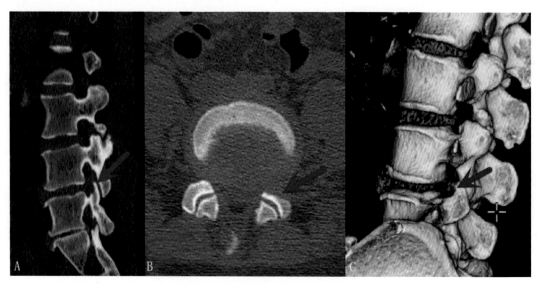

图9　术后复查腰椎CT+二维重建

注：术后腰椎CT矢状位（A）红色箭头提示椎间孔成型后关节面完好；术后腰椎CT轴位（B）红色箭头提示椎间孔成型后关节面完好；术后腰椎CT三维重建（C）红色箭头提示椎间孔成型后关节面完好

3．术后处理及注意事项

（1）术后卧床时间：手术中患者接受局部麻醉下，不需要复苏等过程，此外手术伤口只有8mm，因此，卧床只是为了止血术后2小时后可以自由活动（若上关节突成型去除骨质较多、患者年龄较大且存在骨质疏松等因素时，笔者建议术后24小时再下地活动）。

（2）手术后72小时将开始出现所谓的"术后反应"，表现为术前症状重现，甚至加重，也可以出现新的症状，如麻木、疼痛、酸胀无力等。持续时间可以很短也可以很长，从几天到3个月甚至更长不等，一般到第4个月症状完全缓解，老年人恢复期较长。

（3）术后有少于10%患者会发生"反复期"的各种症状，反复期症状多种多样，但一般表现为患侧腰痛、臀部疼痛、麻木、胀感，或切口部位的酸痛等，也有少数为对侧出现症状，多数为站立和坐位时出现或明显，多数可以自行缓解。如果卧床无法缓解或症状持续进行性加重就应该复查磁共振，看是否出现终板炎或椎间盘炎，此时治疗方案要有所更改，治疗周期也会延长。判断术后反应的标准：虽然患者有症状但是双下肢的痛觉正常，化验血象正常或白细胞单项增加，但不会明显增加，血沉可以明显增快，C反应蛋白不会升高。

（4）手术后应避免长时间卧床而没有任何锻炼，否则会有不良后果，多为术后神经根粘连所致，因为手术后无论在椎间孔内置入何种防粘连物，都无法完全避免粘连和凝血块形成。

（5）术后康复训练应该循序渐进，遵医嘱进行，比较标准的锻炼是直腿抬高和五点支撑，也可嘱患者每晚抱枕俯卧半小时，做所谓的"被动燕飞"，如条件许可也可进行腰部的热疗，如红外线、超短波等理疗仪都可使用。如果必要应该转入康复科进行，康复师提供的体操锻炼尤为重要。


# 病例3　脊柱侧弯+多节段突出


## 一、病历摘要

患者男性，62岁，主诉"腰部疼痛伴右下肢疼痛、麻木20天"。患者于入院前20天无明显诱因下出现腰部疼痛，伴右下肢疼痛、麻木、无力，疼痛范围为臀部及股前外侧，疼痛范围不过膝关节，休息后缓解，无大便功能障碍，无小便功能障碍。遂就诊于外院，外院拍摄腰椎MRI显示：腰椎椎管狭窄，腰椎间盘突出（具体以报告为准）。予针灸治疗，症状控制欠佳。既往史：平素健康状况良好，无高血压、糖尿病、冠心病病史。查体：右下肢直腿抬高试验80°（－），加强试验（－），4字试验（－），左下肢正常。$L_3 \sim L_4$椎体棘突及椎间隙有轻微压痛及叩击痛。右侧椎间孔挤压试验（＋）。


## 二、影像资料

腰椎X线（正侧位、过伸过屈位）（图1）：①腰椎退行性脊椎病伴侧弯；②腰椎活动度减低；③骨盆插入部退变。

脊柱全长正侧位检查（图2）：①颈椎曲度变直、局部反弓；$C_4$椎体轻度后滑移；②颈椎病；③胸腰段脊柱侧弯；④胸椎骨质增生；⑤腰椎退行性脊椎病。

腰椎CT平扫+二维重建检查（图3）：①$L_1 \sim L_2$至$L_5 \sim S_1$椎间盘膨出并后突出；②腰椎退行性脊椎病伴脊柱侧弯、旋转；③考虑$L_5 \sim S_1$椎体相对缘终板骨软骨炎；④椎管内情况请结合MRI检查。

腰骶丛神经增强成像检查（图4）：①$L_3 \sim L_4$水平双侧、$L_4 \sim L_5$水平右侧神经根局部卡压；②$L_1 \sim L_2$至$L_5 \sim S_1$椎间盘膨出并后突出，继发$L_2 \sim L_3$左侧、$L_3 \sim L_4$双侧、$L_4 \sim L_5$右侧椎间孔狭窄；③腰椎退行性脊椎病伴脊柱侧弯、旋转；④$L_3$椎体下缘及$L_5$、$S_1$椎体相对缘终板骨软骨炎；⑤考虑$L_1$、$L_3$椎体血管瘤；⑥腹部情况请结合相关部位检查。

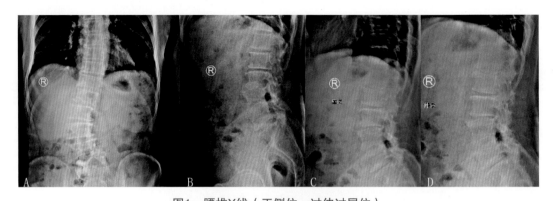

图1　腰椎X线（正侧位、过伸过屈位）

注：腰椎X线正位（A），腰椎X线侧位（B），腰椎X线过屈位（C），腰椎X线过伸位（D）

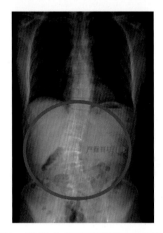

图2　脊柱全长显示腰椎严重侧弯

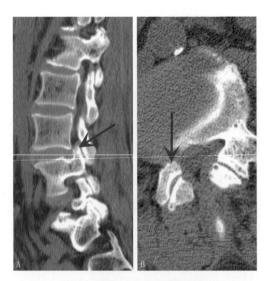

图3　脊柱全长正侧位检查

注：腰椎CT矢状位$L_3 \sim L_4$节段上关节突增生，椎间孔狭窄（A）；腰椎CT轴位右侧椎间孔狭窄（B）

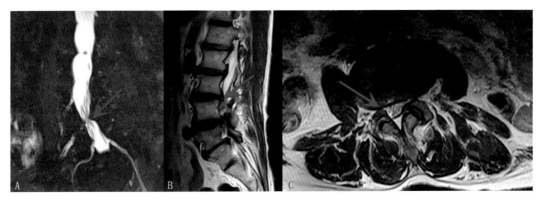

图4　腰椎CT平扫+二维重建检查

注：腰骶丛神经增强成像冠状位（A）红色箭头提示L<sub>3</sub>~L<sub>4</sub>节段严重受压；腰骶丛神经增强成像矢状位（B）红色箭头提示椎间孔狭窄；腰骶丛神经增强成像轴位（C）红色箭头提示椎间盘突出、椎间孔狭窄

## 三、病例解析

1. 术前计划及分析　此患者脊柱存在严重侧弯，且退变增生严重，多节段椎间盘突出伴椎管狭窄，但由于年龄原因及患者和家属意愿原因不愿接受开放脊柱外科手术，因此从去除症状角度出发采取选择性单节段处理方法。此病例首先要确定责任节段，结合影像学、症状及体格检查初步判断L<sub>3~4</sub>为责任节段，因此在微创手术前要进行选择性神经根阻滞术（图5）。

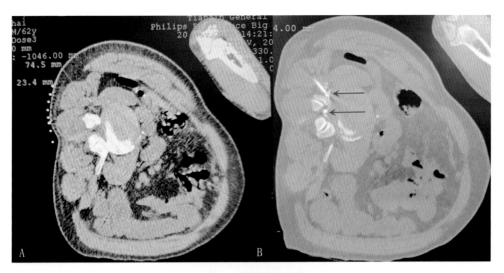

图5　CT引导下定位

注：CT引导下定位L3~4穿刺路径（A）；穿刺位置合适后注射造影剂确定分布状态（B）红色箭头提示造影剂分布情况

三维重建，如图6所示。

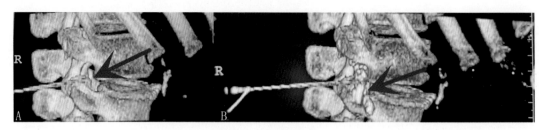

图6　三维重建

注：CT三维重建后确定穿刺针位置（A）；CT三维重建显示造影剂分布情况（B）红色箭头提示造影剂分布情况

通过CT引导下确定穿刺路径及穿刺针最终位置后注射1%利多卡因0.8 mL（在注射前可以通过快速推注生理盐水诱发神经根刺激症状，若能复制出疼痛症状则可证明责任靶点），通过观察症状改善情况（疼痛缓解程度＞50%则提示试验性阻滞有效）判断责任节段是否符合。患者走路疼痛症状充分缓解，缓解程度约为80%，提示$L_3 \sim L_4$右侧椎间孔内口为责任节段靶点，可进行椎间孔镜微创手术。

2. 手术过程分析　此患者行椎间孔镜微创手术治疗基本步骤同日常手术基本一致，但特殊性主要包括以下几点。①脊柱侧弯因素：由于脊柱侧弯旋转导致解剖结构变异，在建立穿刺路径和工作通道时会因为增生骨质和椎间孔结构异常导致目标靶点定位困难，从而增加手术难度；②退行性改变因素：脊柱多节段退行性改变严重，椎间隙高度减低，椎间孔狭窄程度严重，脊柱稳定性差，因此在行椎间孔成型、纤维环成型时需要按需操作，避免骨质去除过多后影响后期脊柱稳定性；③不可预判性因素：由于长期脊柱侧弯旋转，神经根走形存在发生变异的可能，因此不建议行环锯去除骨质，更适合在全内镜下进行手术，在充分辨别并确认解剖结构后再行处理，避免误伤神经根及硬膜，造成不良后果（图7、图8）。

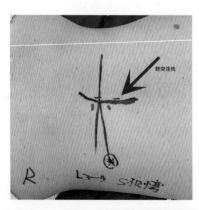

图7　术前体表定位画线，红色箭头提示棘突连线侧弯

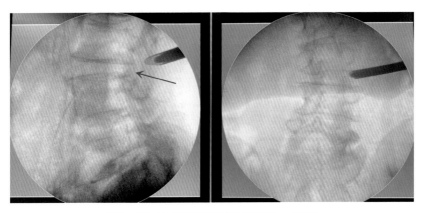

**图8 建立工作通道腰椎X线侧位、正位**

注：红色箭头提示椎间孔、上关节突骨质增生，无法辨认椎间孔正常结构

术后复查腰椎CT+二维重建，确认关节突关节关系及脊柱稳定性（图9）。

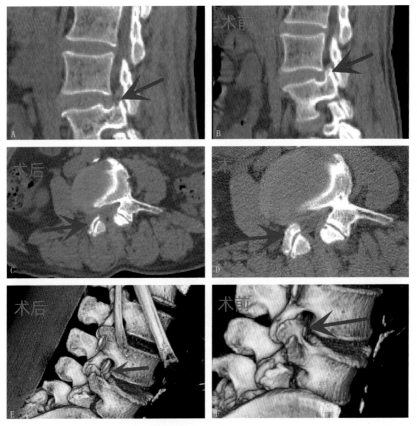

**图9 术后复查腰椎CT+二维重建**

注：术后腰椎CT矢状位（A）红色箭头提示上关节突成型后状态；术后腰椎CT轴位（C）红色箭头提示上关节突成型后状态；术后腰椎CT三维重建（E）红色箭头提示上关节突成型后状态；术前腰椎CT矢状位（D）红色箭头提示上关节突成型后状态；术前腰椎CT轴位（D）红色箭头提示上关节突成型后状态；术前腰椎CT三维重建（F）红色箭头提示上关节突成型后状态

# 第六节 UBE（单侧双通道内镜）在腰椎间盘突出症的微创治疗

## 一、显微腰椎间盘切除术的解剖要点

显微椎间盘切除术在3~5cm的切口内操作，术野范围小，因此要求术者对腰椎的解剖特点要非常熟悉，只有这样才能在小的切口内准确定位，迅速找到病变和手术部位，避免不必要的延长切口和减少对神经的损伤。腰椎间盘间隙与腰椎板间隙的关系是随着腰椎向近端移行，上位椎板对椎间隙的覆盖越来越多，也就是说越高的椎间盘突出，需要咬除更多的上位椎体的椎板，才能暴露出相应的椎间隙。暴露出相应的椎间隙后，必须明确神经根的位置，才能进行纤维环切开，而寻找神经根的关键是明确椎弓根的位置。神经根自不同平面出硬膜囊后，紧绕椎弓根出椎间孔。腰3及腰4神经根皆自相应的椎体上1/3或中1/3水平出硬膜囊，紧贴椎弓根入椎间孔。腰5神经根自腰4~腰5椎间盘水平或其上缘出硬膜囊，向外下走行越过腰5椎体后上部绕椎弓根入腰5~骶1椎间孔。骶1神经根发自腰5~骶1椎间盘的上缘或腰5椎体下1/3水平，向下外走行越过腰5~骶1椎间盘的外1/3，绕骶1椎弓根入出椎管。

## 二、手术原理

随着对脊柱疾病认识的加深和现代影像学的飞速发展，外科医师能够在术前对腰椎间盘突出症的病理做出精确的判断，解剖上进行准确定位，从而在术前可以制定详尽的手术计划，明确减压范围，从而使微创手术的开展成为可能。而通过显微镜提供的光源和放大作用可以在一个小而深的切口得到良好的显露和照明。

最大限度保留脊柱的稳定性，尽可能减少椎板切除术后瘢痕形成是椎间盘切除术需要考虑的重要问题。手术暴露范围的大小决定硬膜和神经根周围瘢痕的量，越少的组织剥离和显露可以使术后瘢痕形成更少，显微镜下椎间盘切除术则可以通过减小无效腔和缝线等异物来达到减少瘢痕形成的目的。另外，显微椎间盘摘除术对椎旁组织创伤小、组织修复快、脊柱稳定干扰少，允许患者手术当天下地行走。同时，显微镜下操作具有视野清晰的优点，可以减少神经损伤的发生。

## 三、适应证和禁忌证

外科手术的疗效首先取决于严格掌握手术适应证，大多数学者认为凡适合传统的腰椎间盘髓核摘除术患者均可于手术显微镜下进行。传统的腰椎间盘突出手术的绝对指征：①大小便功能障碍（马尾综合征），鞍区感觉减退，双侧腿痛，多为脱出巨大的髓核对马尾形成压迫，应尽早立即手术；②进行性神经功能障碍，下肢肌力减弱，早期的手术干预防止下肢力量的进一步减退，促进神经功能恢复正常。相对指征：①保守治疗失败，对急性神经根性压迫症状首次发病，保守治疗一般需3个月，如保守治疗后腿痛、直腿抬高试验无好转，症状不缓解，则应外科干预；②反复的坐骨神经痛复发，应视为保守失败；③下肢疼痛剧烈，严重影响工作、生活者。

下列情况需谨慎选择显微镜下手术：①体型过度肥胖患者，因术野深在，显微镜焦距相对缩短，不便镜下操作，易造成神经损伤；②合并脊柱滑脱、不稳的腰椎间盘突出，或减压可能造成不稳的，需要内固定稳定脊柱；③合并椎管狭窄并有临床症状者，需要广泛的减压；④多个椎间盘突出者，其椎管内病理变化复杂，显微外科处理困难；⑤诊断不能完全明确者，手术需椎管内探查。

## 四、单侧双通道内镜下与微创通道下经椎间孔腰椎间融合术治疗腰椎间盘突出症

患者全身麻醉后，保持俯卧位，在C形臂透视下标记目标椎间隙，将其作为中心，在棘突线旁约1cm处上、下约1.5cm位置作两个切口，长度分别为8mm、2cm，采用骨膜剥离器将软组织从椎弓峡部、椎板及小关节上剥离出，形成观察通道与工作通道。连接关节镜与自动压力控制泵系统，设置压力为3.99～4.66kPa，右手操作器械，左手调整关节镜保障手术视野良好。将同侧上椎板下缘、下椎板上缘，责任椎间间隙上位椎下关节突、下位椎上关节突内侧的部分骨质切除，剥离并咬除黄韧带，游离硬膜外脂肪，暴露硬膜，采用L形拉钩将硬膜囊牵开，将突出的椎间盘组织切除。针对双侧椎管狭窄的患者，关节镜下用采用磨钻等顺棘突根部将骨质磨除，咬除黄韧带，暴露硬膜，定位对侧病变部位的上、下关节突，对侧减压。刮除软骨终板，内镜下植入椎间融合器，打压植骨。在X线片指导下，经皮植入椎弓根螺钉固定手术节段。

# 附：典型病例
## UBE病例展示

## 病例1 腰4、腰5椎间盘脱出

### 一、病历摘要

患者女性，57岁，主因"腰痛伴右下肢疼痛麻木14天"入院。

现病史：患者于入院前14天无明显诱因下出现腰部疼痛，伴右下肢外侧及足背放射痛，伴右下肢木，右足踇趾背伸力量减弱，症状活动后加重，休息可减轻。无大便功能障碍，无小便功能障碍，外院行MRI检查，显示腰椎间盘突出（具体以正式报告为准）。行药物，理疗治疗，治疗效果欠佳。门诊拟"腰椎间盘突出伴神经根病"，遂收住入院。

既往史：体健

专科查体：腰椎无明显畸形，棘突无压痛，腰椎活动轻度受限。双侧下肢深感觉正常。右足拇长伸肌力Ⅲ级，余双下肢部位肌力5级，双侧下肢无肌肉萎缩，左下肢肌张力正常，双下肢膝腱反射，跟腱反射正常，无病理征，右下肢直腿抬高试验阳性。

腰椎MRI示：腰椎管狭窄，腰4、腰5椎间盘突出。

患者入院后完善相关检查，无明显手术禁忌，全麻下行"单侧双通道内镜辅助下间盘摘除术（UBE间盘摘除术）"。

### 二、影像资料

1. 术前影像　见下文图1至图4。

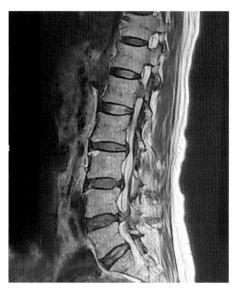

图1　术前核磁矢状位

注：显示多节段椎管狭窄，腰4、腰5椎间盘脱出

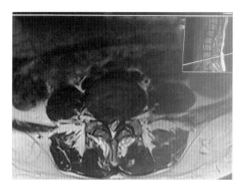

图2　术前核磁轴位片

注：显示腰4、腰5椎间盘向右后方脱出

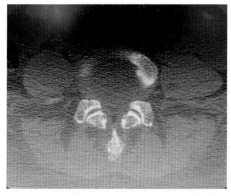

图3　术前CT轴位片

注：显示腰4、腰5椎间盘向右后方脱出，无明显钙化

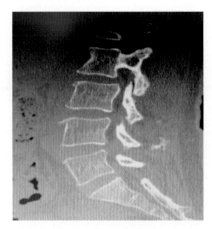

图4　术前CT矢状位片

注：显示腰4、腰5椎间盘向右后方脱出，无明显钙化

2. 术中操作　见下文图5至图16。

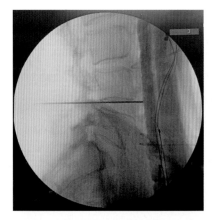

图5　术前C臂机透视腰椎侧位片

注：调整角度使腰4、腰5椎间隙尽量与地面垂直

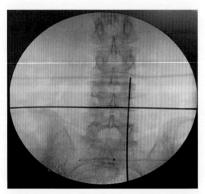

图6　术前C臂机透视腰椎正位片

注：一枚克氏针位于腰4椎板下缘，另一枚克氏针位于腰4、腰5椎弓根内缘处

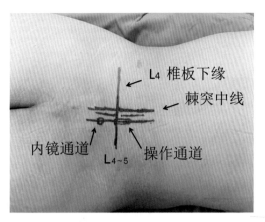

图7　术前体表标记

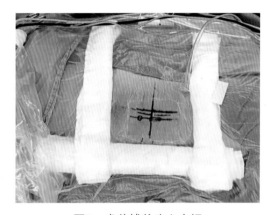

图8　术前铺单建立水坝

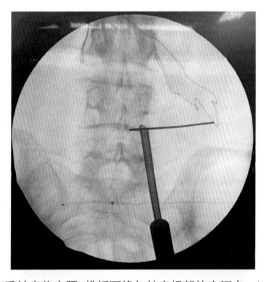

图9　术中用一枚克氏针定位在腰4椎板下缘与棘突根部的交汇点，以确保责任间隙准确

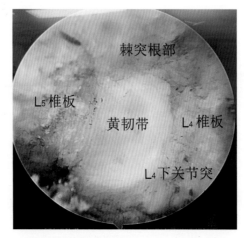

图10　术中造腔完成后辨认解剖位置

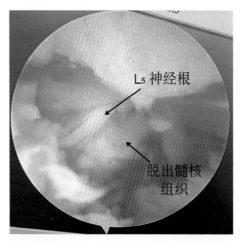

图11　术中磨钻磨除下位椎板下缘及部分下关节突，去掉部分黄韧带，暴露腰5神经根

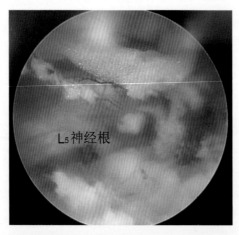

图12　术中神经剥离子小心推开腰5神经根，暴露脱出的髓核组织

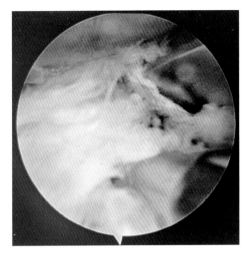

图13　术中髓核钳取出脱垂的髓核组织

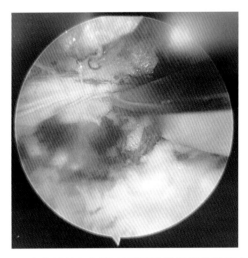

图14　术中髓核组织取出后可见神经根松弛度良好

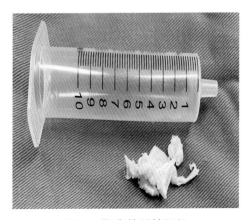

图15　取出的髓核组织

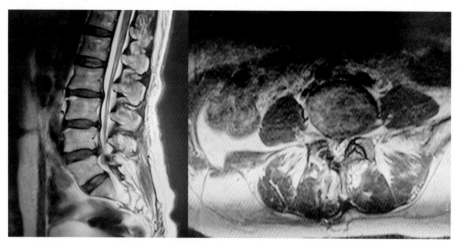

图16　术后3天复查腰椎核磁可见脱出髓核组织已完全摘除

# 病例2　腰5、骶1间盘脱出

## 一、病历摘要

患者男性，39岁，主因"腰部不适伴左下肢疼痛2个月"入院。

现病史：患者于入院前2个月无明显原因出现腰部不适症状，伴左下肢放射痛，症状活动后加重，休息后缓解。不伴双下肢麻木，不伴间歇性跛行，无大小便功能障碍。行腰椎MRI检查显示：腰椎间盘突出，以腰5、骶1为著。未行药物、理疗等保守治疗，患者为求进一步诊治收住入院。

既往史：体健。

专科查体：腰椎无明显畸形，棘突无压痛，腰椎活动轻度受限。双侧下肢深感觉正常。双下肢肌力Ⅴ级，双下肢肌张力正常，双下肢膝腱反射，跟腱反射正常，无病理征，左下肢直腿抬高试验阳性。

治疗：患者入院后完善相关检查，无明显手术禁忌，全麻下行"单侧双通道内镜辅助下间盘摘除术（UBE间盘摘除术）"。

## 二、影像资料

1. 术前影像　见下文图1至图4。

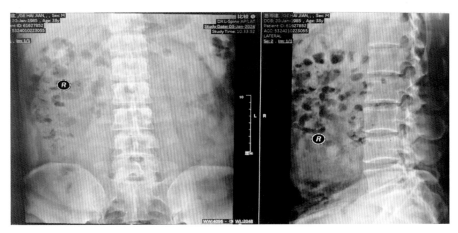

图1　术前正侧位X光片可见腰5、骶1椎间隙变窄

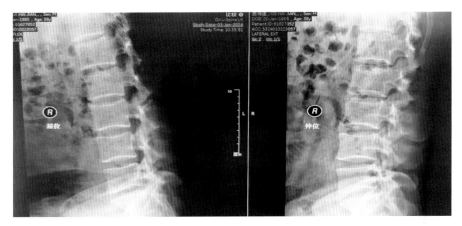

图2　术前动态位X光片未见腰椎不稳定

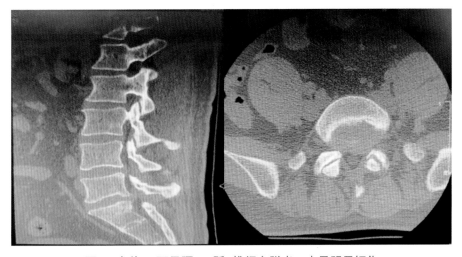

图3　术前CT可见腰5、骶1椎间盘脱出，未见明显钙化

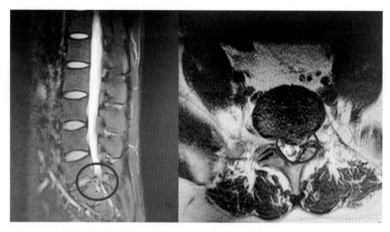

图4　术前MRI可见腰5、骶1椎间盘脱出，压迫左侧神经根

2. 术中影像　见下文图5至图7。

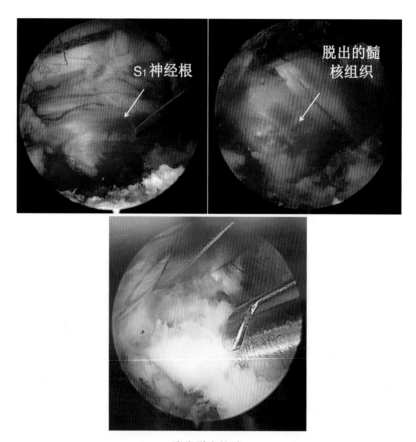

取出脱出的髓

图5　术中影像

术中可见骶1神经根肿胀，小心推开神经根可见突出的髓核组织，在神经剥离子的保护下取出髓核组织。

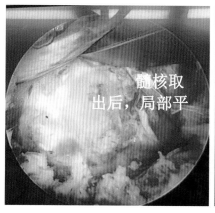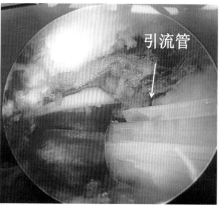

图6　术中取出髓核组织后，局部平坦，神经根松解度良好，术后放置引流管引流

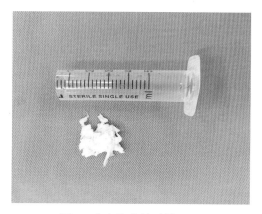

图7　术中取出的髓核组织

3. 术后影像　见下文图8、图9。

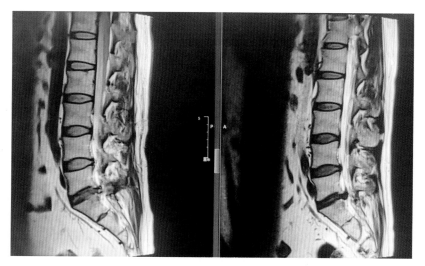

图8　左图为术后复查MRI矢状位，右图为术前MRI矢状位，可见脱出髓核已取出

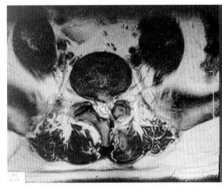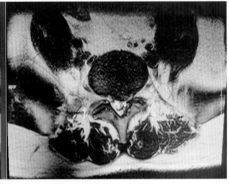

图9 左图为术后复查MRI横断位，右图为术前MRI横断位
注：可见脱出髓核已取出，左侧骶1神经根压迫解除，局部水肿

## 病例3 腰4、腰5椎间盘突出伴钙化、椎管狭窄

### 一、病历摘要

患者女性，35岁，主因"腰部疼痛伴双下肢疼痛麻木1个月余"入院。

现病史：患者于入院前1个月无明显原因出现腰部疼痛，伴双下肢疼痛麻木，以右下肢为著。症状活动后加重，休息后缓解。轻度间歇性跛行症状，无大小便功能障碍。经理疗、药物、针灸等保守治疗后，症状无明显缓解。行腰椎MRI检查显示：腰椎间盘突出，以腰4~腰5为著，腰椎椎管狭窄。患者为求进一步诊治收住入院。

既往史：高血压病史3年，糖尿病病史3年，2年前因脑部血管畸形破裂出血行手术治疗。

专科查体：腰椎无明显畸形，棘突无压痛，腰椎活动轻度受限。双侧下肢深感觉正常。左下肢肌力Ⅳ级，感觉减退，右下肢肌力Ⅴ级，双下肢肌张力正常，左侧膝腱反射亢进，左跟腱反射亢进，左侧病理征阳性，右下肢直拍高试验阳性。

治疗：患者入院后完善相关检查，无明显手术禁忌，全麻下行"双通道内镜辅助下单侧椎板入路双侧椎管减压，间盘摘除术（ULBD+间盘摘除）"。

### 二、影像资料

1. 术前影像 见下文图1、图2。

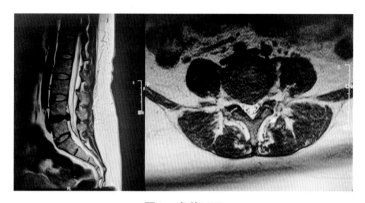

图1　术前MRI

注：可见腰4～腰5椎间盘突出，侧隐窝狭窄，压迫双侧神经根及硬膜囊

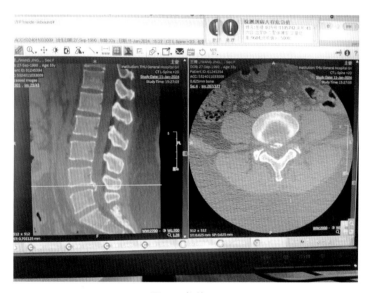

图2　术前CT

注：可见腰4～腰5椎间盘突出，侧隐窝狭窄，压迫双侧神经根及硬膜囊，突出物钙化组织形成

2. 术中影像　见下文图3至图11。

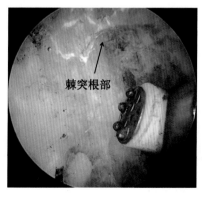

图3　术中磨钻沿着上位椎板下缘磨除骨质至棘突根部

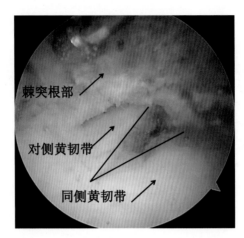

图4　术中磨钻磨除棘突根部部分骨质

注：可见对侧黄韧带，与同侧黄韧带形成"V"字结构

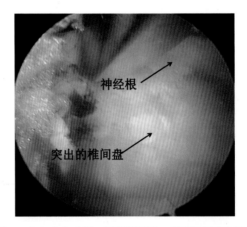

图5　术中小心去除对侧黄韧带，显露对侧神经根

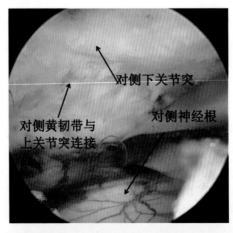

图6　术中神经剥离子牵开神经根，暴露突出的髓核组织

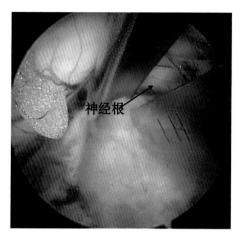

图7　术中牵开神经根后用尖刀切开突出间盘表面的纤维环

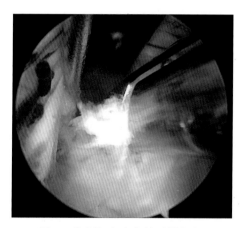

图8　术中取出突出的髓核组织

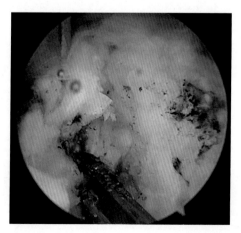

图9　术中突出的髓核组织被取出后，用射频刀头皱缩周围的纤维环

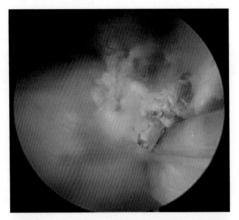

图10　术中在内镜观察下放置引流管

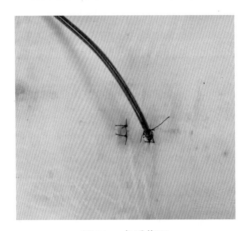

图11　术后伤口

3．术后影像　见下文图12、图13。

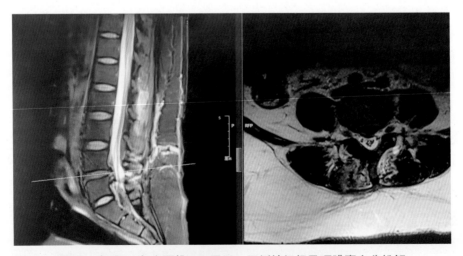

图12　术后3天复查腰椎MRI显示，双侧神经根及硬膜囊充分松解

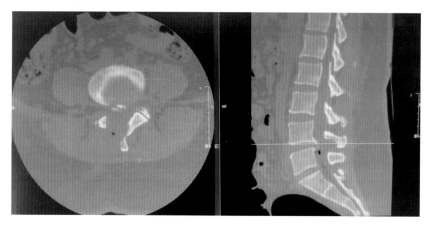

图13　术后3天复查腰椎CT

注：显示突出物部分骨化组织被去除，对侧腹侧椎板去除，由于患者左侧神经症状轻微，故保留左侧下关节突，这样更好的保留了脊柱的稳定性

## 病例解析

1. UBE手术采用内镜操作，操作空间大。应用传统器械即可，不受特殊器械限制。比椎间孔镜更容易处理对侧的狭窄病变。持续灌注盐水，视野清晰。相比于传统的开窗手术，UBE手术对腰椎后方的肌肉组织破坏小，术后腰痛顽固性腰痛发生的概率低。

2. 术前定位很重要，直接关系到手术切口的选择，术前定位可以明确椎间隙和地面的关系，有利于在术中寻找椎间隙。尽量将责任椎间隙调整到与地面垂直，可以通过调整手术床的位置做到，但不必过度强调垂直，做到心中有数即可。

3. 内镜通道切口和操作通道切口之间的距离不可过近或过远，两者之间的距离在2~3cm较为适宜。距离过近会造成内镜和操作器械打架，距离过远会影响手术中的视野，使下位椎板上缘区域辨认困难。选择横切口还是纵切口根据术者的操作习惯决定。

4. 造腔过程中，首先找到上位脊椎棘突和椎板下缘的交点作为锚定点再进行操作，去除软组织暴露上位椎板下缘，下位椎板上缘以及上位椎体下关节突内缘。等离子刀头和射频电极的大小，一般椎管外开6~7挡，进入椎管后使用1~2挡，避免误伤神经。操作过程中要紧贴骨面逐步分离，起始处应在多裂肌深面进行操作。切不可操之过急，没有目的的造腔很容易造成出血，甚至整个屏幕都是红色，大大影响手术的操作。术中最好选用90°电极进行造腔，这样可以避免对深部组织的热损伤。不可长时间踩射频，要短时间多次使用，这样可以减少肌肉组织的损伤及后期的肌肉萎缩。

5．磨除部分上位椎板下缘、下关节突和下位椎板上缘，在磨除的过程中，上位椎板下缘大约磨除两个4 mm直径磨头的距离以见到黄韧带止点位置，以此为标记向外磨除部分下关节突，下关节磨除的范围为看到行走根的外缘，下位椎板上缘磨除不到一个4 mm直径磨头的距离即可见到黄韧带止点。在看到黄韧带止点后，用神经剥离子再小心地将黄韧带与椎板连接处彻底分开。

6．在进行单侧入路双侧减压时，如病例3，小心磨除棘突根部部分骨质，见到"V"字结构后再进行对侧椎板的磨除，"V"字结构是同侧黄韧带与对侧黄韧带在棘突根部的汇聚处，"V"字结构的中间没有黄韧带组织，硬膜囊直接露在外面，在对侧黄韧带表面进行操作是安全的，否则容易损伤神经。建议用金刚砂磨头进行磨除骨质的操作，金刚砂磨头不容易缠绕软组织。骨性结构磨除的程度根据具体需要决定，不必强求磨除部分对侧下关节突，在术中去掉对侧黄韧带后，神经根松解良好即可，这样可以最大程度保留脊柱稳定性。

7．不必强求将黄韧带全部去除，对于不是致压因素的黄韧带完全可以予以保留，因为黄韧带本身就对硬膜囊和神经根有保护作用。术中探查若发现黄韧带与硬膜组织粘连严重，不可强行咬除黄韧带，可将此部分的黄韧带进行漂浮处理。在去掉部分黄韧带后，一定在看到行走神经根外缘后再进行神经根牵拉操作，否则容易损伤神经根。对于初学者，术中神经根损伤的一个很常见的因素就是将硬膜囊的外缘当成了神经根的外缘，甚至还用椎管内电极进行射频分离操作，这样神经根极容易造成不可逆的损伤。操作中可以用神经钩先探到椎弓根的内侧壁，以此来估计神经根外缘的位置。

8．在进行腰4、腰5间隙减压摘除髓核组织时要格外小心，因为临床上常见的神经损伤往往出现在对腰5神经根的过度牵拉，术后患者会出现踇趾背伸无力，再严重还会出现踝背伸无力，然而临床上很少出现骶1神经根过度牵拉造成的损伤。尽管如此，对神经牵拉操作还是应该轻柔操作，不可过长时间牵拉，要时不时放松神经，然后再进行取髓核操作。

9．不要在神经表面进行止血操作，电极的放热会损伤神经根，偶尔这样的操作一般不会造成不可逆的神经损伤，术后患者可能会有肢体疼痛、麻木的感觉，经过保守治疗都会恢复。但如果对着神经长时间的电凝操作，就会造成不可逆的损伤。

10．放置引流管进行术后引流，不可放置过深或者过浅，过深术后会有神经刺激症状，严重者会影响神经功能，过浅起不到引流效果，术后的血肿同样会对神经产生压迫，建议将引流管的深度放在椎板表面。不建议放置引流条进行引流，因为麻醉苏醒后局部肌肉的收缩会将积血完全留在伤口内，从而形成神经压迫。

11．术后第二天患者可以在腰部支具保护下进行下床活动，一定要嘱患者逐步增加活动量，否则神经水肿会加重，不要做弯腰捡东西的动作并且避免久坐，这样可以最大程度地避免术后复发。

# 第七节　MIS-TLIF微创技术治疗腰椎间盘突出症及腰椎管狭窄症

## 一、适应证

1．退变性腰椎滑脱和狭窄引起的神经源性跛行。

2．显著的椎间孔上下径狭窄导致的神经根性疼痛。

3．椎间不稳定导致活动后疼痛。

4．因巨大关节突关节囊导致狭窄而需要接受关节突切除。

## 二、相对禁忌证

1．椎弓根直径过小不足以置入椎弓根螺钉。

2．相同节段有椎板切除术史。

## 三、影像学评估

1．站立位的腰椎正侧位片。评估椎体滑移的程度，确定滑脱的类型（退行性还是峡部裂）。评估椎间隙高度，以及局部和整体在矢状面序列。排除有明显的冠状面序列异常（侧方滑移或脊柱侧弯）。在正位片上评估椎弓根的直径。确定是否有多节段的先天性椎管狭窄。拍摄过伸和过屈位片评估不稳的程度。

2．尽可能进行腰椎MRI检查（如果无法做MRI，就做CTM）。评估狭窄的位置，是中央、侧隐窝还是椎间孔。测定椎间隙高度、矢状面连续性及椎弓根直径和长度。确定减压方案，即需要去除的椎板和关节面的范围。寻找可能的神经走行解剖变异（共根畸形）。

3．确保X线摄影和MRI（或CTM）的椎体节段定位一致，勿受移行椎影响。

## 四、专用设备

1．C形臂。

2．可选择的微创经椎间孔腰椎椎间融合术撑开器或管道系统（TLIF）。

3．可微创置入的椎弓根螺钉、融合器和手术器械（有弯曲角度、刺刀样刮匙、神经根拉钩等）。

4．可透射线的手术床，可以在必要时做左右轴向旋转，以便通过撑开器系统获得更好的术野。

## 五、体位

1．采用髋部和胸部垫高、腹部腾空的俯卧位（以减少静脉充血，帮助恢复腰椎生理前凸。

2．上述可透射线的手术床。

3．消毒及铺巾范围要充足，以满足正中线旁开置入经皮椎弓根螺钉和撑开器管道。

4．如需取自体骨移植，应在露后上棘处预先铺设洞巾。

## 六、麻醉/神经功能监测

1．通常不需要使用体感诱发电位或者运动诱发电位，但有些术者会额外使用触发肌电图来确保经皮置入器械的安全性。

2．通过透视每个椎节的正位，确定皮肤切口位置。根据椎弓根内倾角度和软组织的深度，皮肤切口应该在距离椎弓根中心外侧2～3cm处。用克氏针定位皮肤切口。通常切口的位置在横突的侧方。给每个椎弓根标记体表投影，术者根据所需要的切口位置画线定位。

（1）椎弓根外侧的准确距离可以通过斜位透视来确定，皮肤切口位置与原定的椎弓根螺钉置钉点位置一致。

（2）单个切口可用于多个相邻节段，或者由术者决定是否做独立的经皮切口。通常使用单个切口可以使切口更美观。

3．确保术前和术中使用的节段定位方式一致。

## 七、手术入路

1．用10号刀片切皮。

2．轻轻牵开切口皮肤并保持一定张力，用电刀切开并止血。

3．电凝止血，继续逐层切开皮下组织。

4．牵开器牵拉软组织，显露深筋膜层。

5．电刀切开筋膜层，可潜行松解远近两端筋膜，为最后的置棒做准备。

6．避免用手指剥离至深筋膜去探查小关节外侧缘，这会导致不必要的出血。

## 八、使用器械克氏针的放置

1. 使用镍钛合金材质的克氏针，以减少克氏针弯曲的意外发生。

2. 从头端节段开始，再做尾端节段，使穿刺过程有秩序可依。

3. 在相应节段，术者和助手将穿刺针在起始点置入。

（1）穿刺针尖探及横突，再向内侧调整针尖，缓慢滑移到关节突关节，开始时斜面朝内。

（2）理想的起始位置是在左侧椎弓根9点钟和右侧椎弓根3点钟位置。头端节段的针尖位置可以稍向尾端调整，以尽可能减少螺钉头对邻近小关节关节囊的干扰。

4. 用卵圆钳夹持穿刺针在C形臂透视下微调。

5. 一旦获得良好的进针点后，卵圆钳夹持下将针尖轻敲插入骨面。

6. 继续向下轻轻敲击穿刺针（可能需要根据置钉方向利用穿刺针的斜面做适当调整）。

7. 一旦针尖到达椎弓根内侧壁时停止进针。在这个位置将针尖斜面转向侧面。

8. 侧位透视。

9. 确认穿刺针尖穿过椎弓根进入椎体内。注意：部分退出其中一个穿刺针的中央套管针，以鉴别透视机上所对应的人体左右侧。

10. 拔除中央套管针。

11. 将克氏针至少插入椎体2/3深度。使用克氏针驱动器来推进，这样可以减少因手推导致的克氏针弯曲。

12. 一旦克氏针达到理想位置，保持克氏针位置不动的同时旋转并拔出穿刺针。

13. 在正位和斜位上确认克氏针的位置是否满意。

14. 向尾端下一个相邻节段重复上述操作。

## 九、对侧关节突去皮与融合

1. 撤出C形臂。

2. 当所有的克氏针放置到位后，用非切除关节突尾侧螺钉的克氏针作为导丝，逐级置入扩张管。如当对$L_4 \sim L_5$的关节突关节进行去皮时，采用$L_5$椎弓根螺钉的克氏针作为导丝。

3. 逐级插入扩张管，直到插入最大的管状牵开器后，形成工作通道，使术者可见关节面。如果合适，可连接台式牵开器系统。

4. 用Pituitary（剥离子）除去覆盖在关节囊表面的肌肉。

5．用烧灼法除去关节囊。

6．在管状牵开器内使用探头后，如果出现出血，则沿腹侧面的关节囊烧灼关节突关节动脉，以减少出血量。

7．用探头在关节腔内去除软骨并去除皮质骨。

8．将移植材料放入关节腔内，用于关节突融合。

9．待融合准备好后，继续在每一个节段放置螺钉。

## 十、关节突切除、减压、椎间盘切除及经椎间孔腰椎椎体融合术（TLIF）

1．用待切除关节突尾侧螺钉的克氏针作为导丝。

2．逐级置入扩张管，直至插入最大的管状牵开器后，可以使术者看到关节突。如果合适，可以连接台式牵开器系统。

3．在进行关节切除术时，如果需要，则沿腹侧面的关节囊烧灼关节面动脉，以减少出血。

4．认清关节突、头端与尾端的椎骨板和峡部。关节突关节处于水平方向，吸器在关节突关节的上端边缘。

5．磨去关节突，显露并认清解剖结构。

6．用刮器、Kerrison咬骨钳对头侧椎骨板进行单侧椎板切除。

7．用挫头、Kerrison咬骨钳去除峡部，并去除下关节突用于骨移植。

8．如有必要，用钻子和Kerrison咬骨钳，通过钻至棘突底部和对侧椎板腹侧进行对侧减压。上述操作需要充分倾斜管道来完成。骨切除术后移开黄韧带提供充分视野，防止不慎切开硬脊膜。

9．完成尾端邻近的上关节突的切除，直到与椎弓根齐平以获得最大的通向椎间盘的途径。

10．用双极对椎间盘上的硬膜外静脉进行电凝。小心辨认出口神经根的位置。

11．用神经根拉钩移开电凝后的静脉，用4号Penfield剥离子将硬膜囊移开，为椎间盘切除建立工作通道。

12．用长柄手术刀进行椎间盘环切术。一般情况下，椎间隙撑开不是必需的，但可以在放置椎弓根螺钉后进行。

13．依次使用刮刀进行椎间盘切除。

14．用髓核钳移除所有松动的椎间盘碎片。

15．用弯头的刮匙刮去终板软骨，冲洗椎间盘空间。

16. 插入试模检测并最终决定椎间融合器需要使用的尺寸。

17. 对于香蕉形椎间融合器，首先置入椎间融合器，然后进行植骨。理想的位置应是足够靠前，以允许骨突支撑，从而最大限度地减少终板较软的中心部分发生下沉的概率。然后用骨凿进行终板剥离，并对出血的松质骨表面进行大量的碎骨移植。

18. 对于后路手术用的椎间融合器，可以在置入椎间融合器之前进行椎间隙植骨。

19. 用植骨填充剩余的椎间隙。

20. 松开节段撑开器。

## 十一、内固定

### （一）螺钉放置与节段性撑开

1. 引入C形臂进行侧位透视。

2. 将螺钉沿着克氏针置入，维持与克氏针的线性关系。

（1）可以在螺钉放置之前进行攻丝，但通常不是必要的。

（2）在插入螺钉或攻丝之前，通过C形臂确认侧位上螺丝或者攻丝与克氏针的线性关系。

（3）经过椎弓根将椎弓根钉插入椎体后部，放置椎弓根钉时要保证克氏针不会前移。

3. 螺丝钉一旦进入椎体后缘，移出克氏针。

（1）拉出克氏针之前，要将螺丝钉旋出半圈，确保克氏针在拉出过程中没有扭曲或断裂。

（2）尽量不要使用电源驱动器移出克氏针，这有可能导致克氏针被切断。

（3）将椎弓根钉置入到理想的深度。一旦椎弓根钉头在关节面上，阻力将会增加。此时钉头应略抬高，以避免小关节囊破裂和钉头松动的风险。

（4）如果要撑开，则应安装基于椎弓根钉的牵开系统来实现所需节段的撑开。撑开的程度取决于骨的质量和椎间盘的塌陷程度。尽量避免单纯用椎弓根钉去撑开，以减小椎弓根钉松动和节段性后凸的风险。一些外科医生在放置融合器之前经常使用上述方法来增加椎间隙的高度，但这通常是不必要的。

### （二）固定棒的放置

1. 对齐所有螺钉上的通道，使插槽纵向对齐。

2. 使用测量工具确定所需固定棒的长度。

3. 滑动杆沿着椎弓根螺钉延长。

4. 连接杆安装好后，立即用C形臂检查，然后放置固定螺丝。

5. 可以考虑后方施压以产生额外的脊柱前凸，防止Cage移位，但应考虑对侧椎间孔狭窄恶化的可能性而限制后方施压的强度。

6. 锁紧固定螺钉。

7. 最后通过C形臂检查一遍正侧位片。

## 十二、缝合技巧

1. 用1号VICRYL可吸收线8字缝合深筋膜层。

2. 如有需要，可采用1号VICIYL可吸收线间断缝合深层皮下组织。

3. 2-0可吸收线间断缝合真皮层。

4. 3-0缝线间断缝合皮肤。

## 十三、术后注意事项

1. 术后应仔细评估患者是否有任何新的神经功能缺陷或神经根症状，这些症状可能是由于螺钉断裂或损伤出口神经根的背根神经节所致。

2. 鼓励在手术当天尽早活动，术后第一天通常即可出院。

# 附：典型病例
## MIS-TLIF病例展示

## 病例1　腰椎4、5滑脱，椎管狭窄

### 一、病历摘要

患者女性，57岁，主因"腰痛4年，加重伴右下肢放射痛1年"入院。

现病史：患者于入院前4年逐渐出现腰痛症状，活动后加重，休息后缓解，入院前1年出现右下肢放射痛症状，间歇性跛行，予以理疗、非甾体类消炎药、针灸等治疗，症状略有缓解，患者为求进一步诊治收住入院。

查体：腰椎无畸形，$L_{4-5}$棘突压痛，有棘突台阶感。右大腿外侧浅感觉减退，双下肢肌力正常V级，腱反射正常，双侧Babinski征阴性，髌阵挛阴性，踝阵挛阴性。右下肢直腿抬高试验阳性，抬高度数50°。

腰椎MRI、CT：腰椎管狭窄、腰椎滑脱。

患者入院后完善相关检查，无明显手术禁忌，全麻下行"微创扩张通道下椎板切除减压、间盘切除、椎间植骨融合术（MIS-TLIF）"。

## 二、影像资料

1. 术前影像　见下文图1至图4。

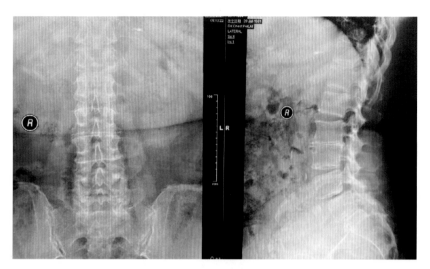

图1　术前X-RAY正侧位片

注：显示腰椎退行性病变，$L_4$、$L_5$滑脱

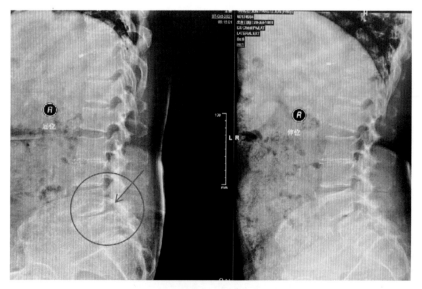

图2　术前X-RAY动态位正侧位片

注：显示$L_4$、$L_5$滑脱，动态不稳

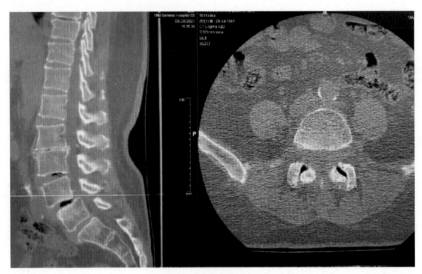

图3　术前腰椎CT片

注：显示L$_4$、L$_5$滑脱，间盘积气，关节突关节退变明显

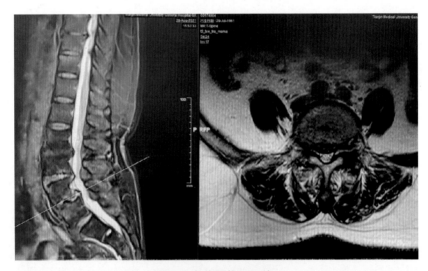

图4　术前腰椎MRI片

注：显示L$_4$、L$_5$滑脱，椎管狭窄，硬膜囊神经根受压明显

2．术后影像　见下文图5。

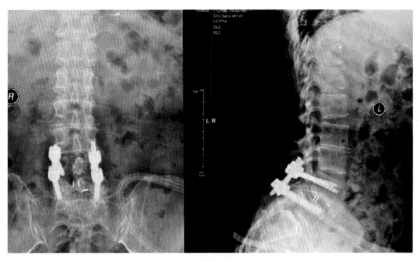

图5　术后腰椎正侧位片

注：显示L$_4$、L$_5$滑脱完全复位

# 病例2　腰椎管狭窄，腰5、骶1椎间盘突出

## 一、病历摘要

患者女性，44岁，主因"间断腰痛20年，加重伴左下肢放射痛2个月"入院。

现病史：患者于入院前20年出现腰痛症状，经过休息、理疗等保守治疗，患者症状缓解，劳累后加重，入院前2个月出现左下肢放射痛，经过保守治疗后无明显缓解，患者为求进一步诊治收住入院。

查体：腰椎无畸形，L$_5$、S$_1$棘突压痛，左足外侧及足底浅感觉减退，双下肢肌力正常 V 级，腱反射正常，双侧Babinski征阴性，左下肢直腿抬高试验阳性，抬高度数40°。

腰椎MRI、CT显示：腰椎管狭窄，腰5、骶1椎间盘突出。

患者入院后完善相关检查，无明显手术禁忌，全麻下行"微创扩张通道下椎板切除减压、间盘切除、椎间植骨融合术（MIS-TLIF）"。

## 二、影像资料

1. 术前影像　见下文图1至图4。

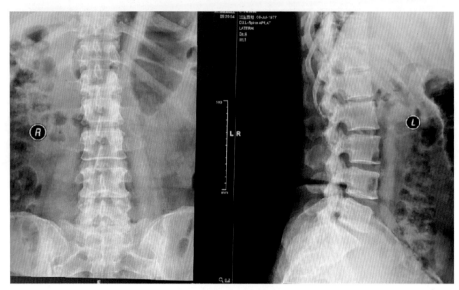

图1　术前X-RAY正侧位片

注：显示腰椎退行性病变，腰5、骶1椎间高度下降

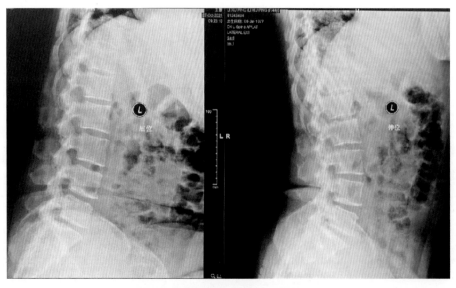

图2　术前X-RAY动态位正侧位片

注：显示腰5、骶1椎间高度下降，未见明显动态不稳

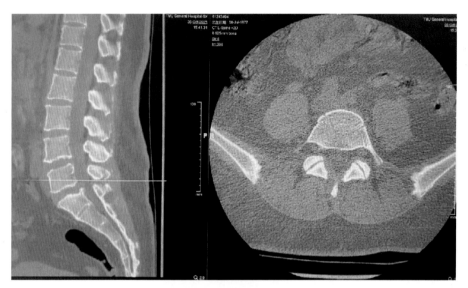

图3　术前腰椎CT片

注：显示腰椎退行性病变，突出间盘无明显钙化

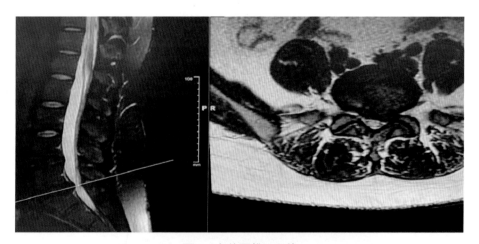

图4　术前腰椎MRI片

注：显示腰5、骶1椎间盘向左后突出，压迫硬膜囊和神经根

2．术中影像　见下文图5至图7。

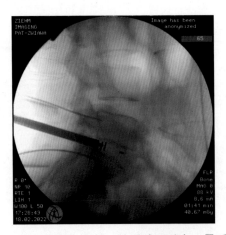

图5　术中操作，建议先置入导针，然后减压融合，最后再拧入经皮钉

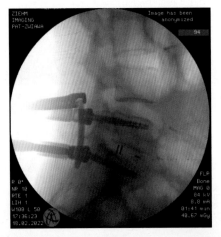

图6　减压融合完成后，拧入经皮钉，透视可见，融合器位置和经皮钉位置满意

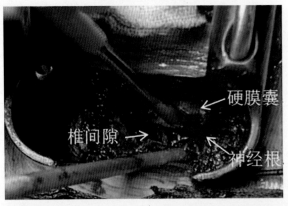

图7　术中彻底椎管减压后图片，可见硬膜囊和神经根充分减压

3．术后影像　见下文图8。

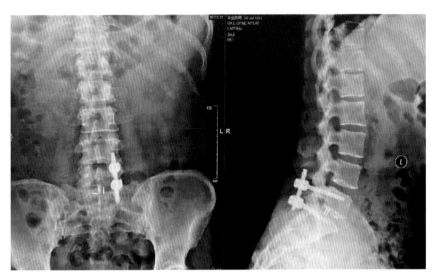

**图8　术后腰椎正侧位片**
注：显示L$_5$、S$_1$椎间高度恢复，内固定位置良好

# 病例解析

1．相较于传统切开TLIF手术，MIS-TLIF手术更好地保留了腰椎棘突、棘间韧带及腰部肌肉局部血运，从而对患者术后恢复更有利。MIS-TLIF手术中通过将工作通道的内移，实现了扩大了减压范围，对于腰椎中央管狭窄的患者也可进行有效的减压。同时避免了对两侧椎旁肌的剥离和过度牵拉，保留了腰椎后部张力带结构功能，增加了脊柱生物力学的稳定性，有效减少了腰背肌肉萎缩和软组织瘢痕的形成，降低了患者术后感染及腰痛的发生率。手术经过肌间隙入路，从关节突关节开始进行减压，可以最大程度做到减少对神经根及硬膜囊的牵拉，术后发生神经牵拉伤的概率大幅度降低，同时随着手术技术的进步，对于Ⅱ度以下的滑脱也可以做到完美的减压和复位。

2．MIS-TLIF手术可以先进行减压，置入融合器再置入椎弓根钉，但减压后不利于解剖标志的寻找，建议先置入导针然后减压融合，最后置入椎弓根钉，先置入导针还可以帮助术者术中定位，更好的判断关节突关节的位置。

3．根据病情需要，压迫和狭窄的部位确定减压范围，可以只去掉关节突关节，也可以将同侧关节突关节、椎板，甚至对侧椎板腹侧面及黄韧带都去掉，最终的目的是使被压迫的神经得到彻底松解。

4. 对于腰椎滑脱的病例，如病例1，再置入导丝后，先进行一侧的减压，随后置入同侧两枚椎弓根螺钉，锁紧远端尾帽，不可锁紧近端尾帽，然后进行对侧减压，处理椎间时一定要边撑开边复位，最后达到满意的复位和椎间高度时，再彻底锁紧近端椎弓根钉的尾帽，随后置入融合器和另外两枚椎弓根螺钉固定，这样的边撑开边复位可以最大程度的避免神经根在复位过程中的损伤。若采用单侧置钉，融合固定的术式，如病例2，铰刀处理间盘和试模的过程非常重要，具体病例具体分析，不可盲目的撑开椎间隙强行放入高融合器，这样很容易引起椎体终板的损伤。

5. 椎弓根螺钉的置入一定要根据术前的CT结果决定，切不可忽略CT检查的步骤，椎弓根螺钉的位置宁上勿下，宁外勿内，因为螺钉穿破椎弓根内壁会使有些患者产生剧烈的疼痛。（附图1）

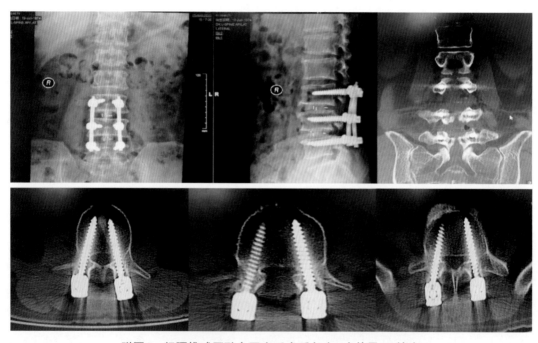

附图1　行腰椎减压融合固定手术后复查X光片及CT检查

注：图中所示腰椎侧位像螺钉位置良好，正位像左侧的螺钉位置偏内，周围像显示$L_3$、$L_4$、$L_5$左侧螺钉均进入椎管内，对神经有一定程度的刺激（此图并非病例1和病例2术中图像，仅作为解释说明使用）

6. 手术时，我们判断钉子的位置只能依赖于术中C臂机器的透视决定，所以术中置钉后判断钉子在椎弓根和椎体里面的位置至关重要。依据钉子宁上勿下、宁外勿内的原则，当手术时钉子尾帽接触到关节突关节，侧位像上长度达到椎体失状径的前2/3～3/4时，依据如下原则置钉相对比较安全。（附图2、附图3）

（1）正位像上，钉尾在椎弓根外侧时，钉子头端不越过棘突中线（如附图2中紫色区域）。

（2）正位像上，钉尾在椎弓根横径的外侧1/2时，钉子头端不越椎弓根内缘与棘突中线连线的中点（如附图2中蓝色区域）。

（3）正位像上，钉尾在椎弓根横径的内侧1/2时，建议重新置钉。

（4）侧位像上，钉子的高度应该位于椎弓根纵径的1/2以上。

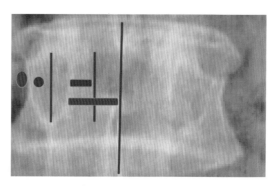

附图2　安全置钉示意图

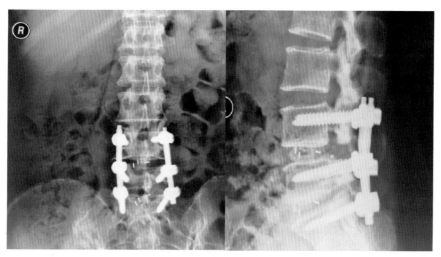

附图3　依据上述原则置钉，复查CT

注：可见钉子没有突破椎弓根内壁，安全性高

# 第六章

# 老年骨质疏松性椎体骨折微创技术的应用

## 第一节　概　述

老年性骨质疏松症是指发生在老年和绝经期后女性的骨质疏松症。最常见的症状是腰痛，疼痛沿脊柱向两侧扩散，仰卧位或坐位时疼痛减轻，直立后疼痛加剧，日间疼痛减轻，夜间和清晨醒来时疼痛加重，弯腰、肌肉运动、咳嗽和大便用力时疼痛亦加重。

## 第二节　骨质疏松症的病因和发病机制

原发性骨质疏松主要分为两型，Ⅰ型为高转换型，即绝经后骨质疏松症；Ⅱ型为低转换型，即老年性骨质疏松症。

### 一、营养状态

构成骨骼的营养成分包括钙、磷、镁、蛋白质、维生素以及部分微量元素，它们是影响骨代谢的物质基础。因此，这些物质的缺乏或比例失调是导致营养性骨质疏松症的主要原因之一。

### 二、物理因素

物理因素包括是否经常运动、日光照射情况、重力负荷等因素，它们与骨质疏松的发生有关。运动与骨密度成正比，运动量减少，肌肉及骨骼的附属组织中血液循环及营养降低。骨骼肌的收缩功能下降，骨质代谢率下降，骨吸收增高，失用性骨质疏松，骨弹性差，脆度增加，韧性降低，骨骼沉积，骨退化性萎缩。经常从事室外体力劳动者其骨矿含量相应较多。由于运动可从各个方面对骨骼产生作用，使骨产生应力，有利于骨形成。经常伏案工作，活动甚少的知识分子易发生骨质疏松；而长期卧床、老年偏瘫患者由于肢体长期失用，正常骨代谢失调，形成负钙平衡，破骨细胞相对活跃，骨吸收增强，骨钙溶出，常合并发生骨质疏松和骨折。日光中的紫外线照射皮肤，有利于合成活性维生素D，调节钙、磷代谢，促进肠钙吸收，并使之在骨中沉积。体重重的人较体重轻的人，发生骨质疏松相应少和轻，就是重力负荷可增加骨矿含量的例证。早期就有报道，宇航员在宇宙飞行之后较宇宙飞行之前其骨密度下降、骨量减少，发生了骨质疏松，这说明重量负荷和机械应力对骨量颇有影响。

### 三、免疫功能

主要是指免疫细胞（包括巨噬细胞和破骨细胞）和骨髓的关系。骨髓位于骨的中心部分，其骨髓中的系列细胞按比例增生的情况和细胞形态、功能是否正常直接影响骨骼的坚实程度。70～80岁的老年人，其骨髓增生普遍减低，骨髓内脂肪组织增加，骨髓中的造血细胞减少，这也是老年骨质疏松的原因之一。另外，骨髓中免疫细胞的活跃程度也与骨形成有关。骨细胞中包括促进骨形成的成骨细胞和主管骨吸收的破骨细胞。骨细胞和免疫细胞通过各自新释放的细胞因子和体液因子，共同发挥骨髓与骨之间彼此关联的功能，保障骨钙平衡，支持骨形成和骨重建，一旦平衡破坏，骨吸收明显大于骨形成时，骨量减少，将发生骨质疏松。免疫功能老化，导致机体结合组织如构成骨、软骨、皮肤、肌肉血管壁等全身器官的支架和包膜的胶原纤维、弹性蛋白、蛋白多糖等老化而致骨质疏松。

### 四、激素调控

1. 降钙素　由于破骨细胞上存在降钙素受体，降钙素与破骨细胞上的降钙素受体结合，使骨吸收受抑；同时，降钙素又能抑制甲状旁腺激素和活性维生素D的活性，降低血钙浓度，促进钙的重吸收。故降钙素在维持骨代谢的稳定性和预防过度骨吸收方面发挥较大作用，女性降钙素的基础分泌即低于男性，而老年女性降钙素的分泌较年轻女性亦明显减少。一旦降钙素对骨的保护作用减弱，必将导致骨量的丢失迅速增加。

2. 活性维生素D　正常的活性维生素D的分泌可以刺激成骨细胞活性和骨基质形成，有效地防止骨质疏松。若分泌不足，则保护骨的能力下降；分泌过多，又会使骨破坏增加，导致骨量丢失。活性维生素D的作用除了能充分利用食物中的钙之外，它还可以制造与钙结合的蛋白质，将细胞内的钙与蛋白质结合，使细胞内钙离子浓度下降，从而降低血钙浓度和细胞内钙离子浓度，避免由于血钙浓度及细胞内钙离子浓度升高而导致一系列病症。

3. 性激素　雌激素缺乏形成骨质疏松主要是由于对骨转换的抑制作用减弱，骨量丢失加快造成。成骨细胞和破骨细胞内均含有雌激素受体，雌激素促进成骨细胞Ⅰ型胶原，碱性磷酸酶以及多种骨形成因子的合成，从而促进骨形成，并且抑制破骨细胞的分化和功能。此外，雌激素能帮助活性维生素D在肾内的合成，有利于钙在肠内的吸收。女性在绝经后卵巢功能逐渐减退，雌激素的产生减少，直接降低了成骨细胞的活性，骨基质形成减少，同时还可使骨骼对甲状旁腺激素的敏感性增加，使骨吸收加快而升高血钙水平，使肠钙吸收及肾小管重吸收降低，尿钙排出增加。雌激素缺乏，使降钙素分泌进一步降低，破骨细胞活性增强，骨钙大量释放入血，骨的形成减少，骨的吸收增加，每个骨再建单位骨吸收量和骨形成量之间平衡失调，致使骨骼脱钙，骨质变薄，骨量减少，骨质变稀疏，骨密度、骨强度、骨钙含量均下降，使骨组织的正常荷载功能发生变化。

4. 甲状旁腺激素（PTH）　小剂量可刺激成骨细胞形成新骨。大剂量PTH则能抑制成骨细胞活性，增加骨质的吸收。甲状旁腺激素可增强破骨细胞的活性，促进骨吸收，使骨钙释放入血，伴随着破骨细胞活性增强，成骨细胞活性也相应增强；减少近端肾小管对磷的重吸收，而增加钙的重吸收；促进肾的活性维生素D的转化，间接促进肠钙吸收。

5. 细胞因子　通过自分泌与旁分泌和细胞黏附作用，在骨代谢过程中发挥重要作用，其中白细胞介素1（IL-1）、白细胞介素6（IL-6）、肿瘤坏死因子（TNF）、白细胞抑制因子（LIF）、白细胞介素11（IL-11）、单核细胞克隆刺激因子（MCSF）、粒单细胞克隆刺激因子（GM-CSF）等促进破骨细胞生成，具有促进骨吸收作用；而白细胞介素4（IL-4）、干扰素γ（IFN-γ）有抑制骨吸收的作用；白细胞介素3（IL-3）与GM-CSF有协同作用；活化的吞噬细胞间接与骨吸收有关。

6. 遗传基因　骨质疏松症的主要病理变化是骨基质和骨矿物质含量减少。对骨质疏松症的长骨组织的横断面和纵切面，以及对椎体、骨盆等切面的观察，均表现为骨皮质变薄，这主要是由于骨皮质的内面被破骨细胞渐进性吸收所引起。一般情况下骨髓中的成骨细胞激活尚正常，但破骨细胞的转化异常，破骨细胞的数量增多，骨的吸收增加，以致松质骨骨小梁的体积变小、变细，骨小梁的数量减少，骨小梁断裂等。由于骨皮质的变薄和骨小梁的体积变小和减少，使骨髓腔明显扩大，并常常被脂肪组织和造血组织所填充。

# 第三节 老年骨质疏松性椎体骨折的诊断

## 一、临床表现

1. 疼痛 疼痛是骨质疏松症的常见症状。老年骨质疏松症以腰背疼最为多见，占疼痛患者的70%~80%。一般骨量丢失12%以上时即可出现疼痛，初起时腰背部疼痛只在活动时出现，劳累加重，休息时则缓解。后期，随着骨质疏松程度的加重，疼痛将会持续出现，且较以前为甚，休息时不能完全缓解，常伴有多处骨关节疼痛，软组织抽搐痛（俗称抽筋），或有神经放射状的灼痛。疼痛可在坐位或仰卧位时减轻，直立后伸或久立久坐时加剧。白天减轻，夜间或早晨醒来后疼痛加剧。在用力或持重拿物时可诱发疼痛加剧。

2. 身长缩短和驼背 身长缩短和驼背出现时间稍晚，多在疼痛后出现。脊椎椎体前部几乎主要为松质骨组成，容易发生骨质疏松。由于骨的代谢异常，钙大量丢失，骨小梁破坏、萎缩，骨量减少，导致骨的生物力学性能下降，硬度和弹性改变，不利于承重，即便是人体自身重量，也足以使脊柱形态发生改变。特别是$T_{11}$、$T_{12}$和$L_3$，负荷量比其他椎体更大，活动度也较大，更容易发生形变。当改变累及多个椎体后，脊柱逐渐前倾，生理曲度消失，背曲加剧，形成驼背。驼背畸形若继续发展，又会加重腰椎负担，使腰背痛症状更加突出。驼背曲度的加重，腰椎的负重功能减弱，自然加重了下肢的负重，容易导致膝关节周围软组织紧张、痉挛，膝关节伸展不能，疼痛更加显著。

人体正常椎体24个，单个椎体呈立柱状，高约2cm，骨质疏松时，椎体受压变扁，每个约缩短2mm，加之椎体间软组织的退行性变性使椎体间的间隙变窄，导致人体的整个身高比原来平均缩短3~6cm。

3. 骨折 骨折是骨质疏松症患者最常见的也是最严重的并发症，因骨折来医院就诊的患者，在检查的过程中往往会发现患者患有骨质疏松症，尤其是老年患者更常见。骨质疏松症患者的骨折原因除了少数是因外伤引起外，多数的患者并无明显的外伤或仅有负重或轻微的跌倒等因素。骨折的部位在老年前期以桡骨远端多见，老年期以后以腰椎和股骨上端骨折多见。

4. 呼吸功能下降 骨质疏松症发生胸腰椎压缩性骨折，脊柱后弯，胸廓畸形，可使肺活量显著减少，有时可以出现胸闷、气短等呼吸功能下降的症状。

## 二、诊断

1. 全身无力，多以腰背部疼痛为明显，逐渐加重，轻微外伤可致骨折

2. 脊椎常有后突畸形

3. X线表现为骨质普遍稀疏，以脊椎、骨盆、股骨上端明显。脊柱改变最为特殊，椎体可出现鱼尾样双凹形，椎间隙增宽，有Schmorl结节，胸椎呈楔形变，受累椎体多发、散在。

4. 骨密度检测出现阳性征象，如双能X线（DEXA）、双光子（DPA）、单光子（SPA）吸收法、超声检测等。

# 第四节　老年骨质疏松性椎体骨折的微创治疗

骨质疏松性椎体压缩骨折（osteoporotic vertebral compression fracture，OVCF）是指由于骨质疏松症致使脊柱椎体骨的质量和骨的密度降低，出现骨强度的减弱，脊柱椎体在轻微的外力或者没有明显的外力作用的情况下发生压缩的椎体骨折。由于我国人口老龄化程度在不断加剧，骨质疏松的患者也越来越多，OVCF在我国的发病率也越来越高。OVCF会导致患者出现胸背部或者腰背部的疼痛以及活动功能的障碍，严重者甚至还会出现脊柱的后凸畸形以及下肢神经的症状，对患者正常的生活产生了十分严重的影响。目前OVCF的治疗方法主要是保守治疗和手术治疗，其中微创手术治疗因其明确的临床疗效在临床上受到广大医务人员和患者的青睐。OVCF的微创手术治疗主要包括经皮穿刺椎体成形术（percutaneous vertebroplasty，PVP）和经皮椎体后凸成形术（percutaneous kyphoplasty，PKP），它们也是目前OVCF首选的微创手术治疗的方法。随着手术操作的熟练、手术经验的丰富以及科学技术的进一步发展，为了提高OVCF临床治疗的疗效，一些改良和创新的微创技术也在临床实践中不断涌现出来。

## 一、经典的微创治疗

OVCF微创手术治疗的目的在于快速缓解患者的疼痛、恢复骨折椎体的高度以及预防骨折的椎体再次发生骨折。PVP和PKP是目前OVCF微创手术治疗的首选方法，也是临床中治疗OVCF应用最广泛的微创手术治疗方法。它们都是利用C臂机的透视功能在体表定位骨折的椎体，然后置入工作的通道至骨折的椎体，再将骨水泥等填充物灌注至骨折的

椎体内来缓解患者的疼痛和强化骨折的椎体方式进行的微创手术。PVP和PKP在OVCF的临床治疗中具有创伤小、安全性高、手术疗效好和促进患者快速恢复等优势。

1. PVP与PKP的发展过程　PVP是1984年由Galibert首先发明的微创脊柱手术，并且在1987年首次报道了通过向被血管瘤破坏的椎体内注入骨水泥而完成的第1例PVP。但是直到1994年美国开始使用PVP治疗骨质疏松症导致的椎体压缩骨折之后，PVP才在OVCF的临床治疗中得到广泛的应用。随着PVP在OVCF临床治疗中的广泛应用，PVP的一些缺点也随之暴露出来。一方面，PVP在行骨折椎体内骨水泥的注射时往往需要较高的压力，骨水泥才能注射进椎体的松质骨内，并且骨折椎体的松质骨由于压缩而没有足够的空间可以容纳骨水泥，这样很容易导致出现骨水泥渗漏的情况；另一方面，PVP不能有效地改善脊柱的后凸畸形情况。为了减少骨水泥渗漏的风险和改善脊柱的后凸畸形，PKP作为一种在PVP基础上进行改良的椎体成形术而出现。PKP是PVP在临床中应用最广泛的一种改良手术方式。它是在20世纪90年代由美国医生Reiley发明的一种微创脊柱手术。Garfin等研究认为PKP在治疗OVCF上可以取得和PVP相同的疗效，并且PKP在恢复椎体高度以及改善脊柱的后凸畸形上更有优势，自此PKP开始在OVCF的临床治疗中广泛应用。目前PVP与PKP都被广泛应用于OVCF的临床治疗中，因为它们明确的临床疗效受到广大医务工作人员和患者的青睐。

2. PVP与PKP的治疗方式　PVP是通过椎弓根或椎弓根外建立工作的通道向骨折的椎体内注入骨水泥，增加骨折椎体的强度和稳定性，防止骨折的椎体进一步发展而塌陷，并且可以快速缓解患者的疼痛，以恢复骨折椎体一部分的高度为治疗目的一种微创脊柱手术。

PKP是在PVP基础上进行的一种改良手术，先利用球囊在骨折的椎体内形成一个空腔，然后再向骨折椎体内注入骨水泥，通过这种方法不仅可减少骨水泥注射时的压力，降低出现骨水泥渗漏的风险，还可以通过球囊的扩张作用使骨折椎体的高度得到一定的复位。PVP与PKP在OVCF的临床治疗上都可以起到快速缓解患者的疼痛、恢复患者日常活动功能的作用，因此两者在临床OVCF的治疗中皆被广泛应用。

3. PVP与PKP的适应证和禁忌证　PVP和PKP长期被应用于OVCF的临床治疗，国内外学者经过大量的临床研究，已经对它们治疗OVCF的适应证和禁忌证形成了广泛的临床共识。手术治疗的适应证：严重疼痛并且保守治疗无效的椎体骨折患者；骨折不愈合患者；椎体发生坏死的椎体骨折患者；年龄较大以及不适宜长期卧床的椎体骨折患者。手术的绝对禁忌证：不能耐受手术治疗的患者；无症状的陈旧性OVCF患者；手术部位局部感染或者有全身感染的患者；凝血功能障碍的患者；对骨水泥等填充的材料过敏的患者。手术的相对禁忌证：有骨块进入椎管内的椎体严重压缩的骨折；患者有出血倾向；

患者有其他部位出现活动性感染；患者有腰椎间盘突出、腰椎管狭窄等与椎体骨折无关的神经症状。虽然PVP与PKP在OVCF的临床治疗中能够取得满意的手术疗效，但不可忽视手术的风险，应该准确地把握OVCF微创手术治疗的适应证和禁忌证，降低手术的风险，提高OVCF临床治疗的疗效。

4. PVP与PKP的选择　PVP与PKP都是微创治疗OVCF常用的手术方式，但是临床上对于选择PVP还是PKP治疗OVCF仍然存在很大的争论。部分研究认为，PKP相较于PVP在缓解患者的疼痛、恢复椎体的高度以及降低骨水泥的渗漏方面更有优势。但是也有另一部分研究认为，PVP和PKP治疗OVCF在减轻患者疼痛、改善椎体的高度、减少骨水泥渗漏以及改善患者日常生活的质量方面无明显的差异。虽然选择PVP还是PKP在OVCF的临床治疗中存在很大的争议，但是PVP和PKP均可以起到有效缓解患者的疼痛、恢复椎体的高度以及改善患者生活质量的作用。并且在微创手术治疗OVCF的临床实践中有很大一部分的学者认为PKP在恢复椎体自身高度更有优势，只是存在手术操作复杂、手术费用高的缺点。因此在治疗OVCF的临床实践中对于PVP和PKP的选择应该结合患者的实际情况进行，选择合适的手术方式来提高OVCF的临床治疗的疗效。

5. 单侧椎弓根或者双侧椎弓根穿刺　椎体增强术治疗OVCF常用的穿刺方式有单侧椎弓根的穿刺和传统的双侧椎弓根的穿刺，两种穿刺方式均可以起到快速缓解患者的疼痛、恢复椎体部分的高度以及促进患者快速恢复的作用，但是单侧、双侧穿刺在OVCF临床治疗中存在很大的争议。传统的双侧椎弓根穿刺可以使骨折的椎体获得良好的骨水泥分布，降低骨水泥分布不均造成椎体再发骨折的风险，但是双侧穿刺也存在手术的时间长、术中需要透视的次数多等缺点。而单侧椎弓根穿刺则具有更短的手术时间、更少的透视次数等优势，并且单侧穿刺可以对术中穿刺角度的调整，使骨水泥的分布达到双侧穿刺的效果，但是单侧穿刺也存在穿刺的角度过大，容易在穿刺的过程中刺破椎弓根，从而导致患者的神经、脊髓出现损伤的风险。在OVCF的临床治疗中，单侧、双侧的穿刺方式各有优劣，并且OVCF在临床中椎体压缩的严重程度不一，要根据患者的实际情况选择合适的穿刺方式，以求达到最佳的治疗效果。

## 二、OVCF的微创治疗

OVCF的微创治疗在临床中已经被广泛应用多年，随着穿刺技术的熟练、穿刺方法的改进以及科学技术的进步，一些改良和创新的微创方法也在OVCF的临床治疗中取得了良好的临床疗效。

1. 弯角椎体成形术　椎体成形术在OVCF的临床治疗中已经被应用多年，国内外的一些研究学者也在尝试对椎体成形术进行一些改良和创新，以求提高椎体成形术治疗

OVCF 的临床疗效。椎体成形术在临床中常见的穿刺方式有单侧椎弓根穿刺和双侧椎弓根穿刺。两种穿刺方式在临床治疗中各有优缺点，单侧穿刺在缩短手术时间、减少术中透视次数等方面取得很好的效果，而传统的双侧穿刺则是可以获得更好的骨水泥分布。然而近些年来，越来越多的国内外学者通过临床实践和生物力学的研究，认为单侧椎弓根穿刺可以取得更好的临床效果，对椎体成形术的穿刺方式也越来越倾向于单侧的穿刺。但是也有一部分的研究表明，骨折椎体内骨水泥的分布对于缓解患者的疼痛和稳定骨折的椎体有着至关重要的作用，并且单侧穿刺的椎体内的应力不如双侧穿刺。因此弯角椎体成形术（percutaneous curved vertebroplasty，PCVP）作为一种改良的单侧椎体成形术而出现。PCVP是通过弯角椎体成形装置对骨折的椎体进行骨水泥注射的微创手术技术，使用弯曲的注射套管可以很容易地进入椎体的另一侧，并且在注入骨水泥的过程中通过逐步退出穿刺套管，可以进行多一点的骨水泥注入，从而使骨水泥在骨折椎体内可以充分分布。PCVP不但继承了单侧穿刺手术的时间短、透视的次数少等优点，同时还弥补单侧穿刺骨水泥分布不均以及穿刺风险大的问题。黄汇宇等研究者通过对比 PCVP 与双侧PVP的研究证实了这一观点，但是PCVP的长期疗效仍需进一步的临床观察。

2. 经皮网状囊袋成形术　经皮网状囊袋成形术（percutaneous mesh-containerplasty，PMCP）是通过骨扩张的支具在椎体内切割骨组织，使骨折的椎体内形成一个空腔，取出骨扩张的支具后再置入网状囊袋，向网状囊袋内注入骨水泥，在骨水泥不断注入的过程中，网状囊袋会逐渐扩大到空腔的边缘，并对周围的骨组织进行挤压，促使骨折椎体的高度恢复，当网状囊袋内压力达到一定的程度时，骨水泥还会从网孔中漏出，进入椎体的骨小梁中，起到强化和稳定骨小梁的作用。有一项研究发现，PMCP与PVP、PKP治疗OVCF在缓解患者疼痛和改善患者的功能的作用上无明显的差别，并且 PMCP 在降低骨水泥渗漏的风险上更有优势。但是 PMCP 的长期疗效还需要进一步长期的临床观察，并且对于网状囊袋的植入是否会引起不良的后果还有待进一步的观察。

3. 骨填充网袋成形术　骨填充网袋成形术是通过工作通道将骨扩张器置入骨折的椎体内，在椎体内扩张形成一个空腔后取出骨扩张器，然后将骨填充网袋植入骨折椎体的空腔内，再向网袋中缓慢注入骨水泥，利用骨填充网袋的包裹作用撑起骨折的椎体并防止骨水泥的外渗，再使少量的骨水泥从网孔中渗入椎体的骨小梁之间，从而达到强化椎体的作用。骨填充网袋成形术作为一种在椎体后凸成形术基础上改良创新的技术，其改良创新的目的在于控制骨水泥渗漏的发生，特别是在治疗有骨壁破损的椎体骨折中可以有效地控制骨水泥的渗漏。有一些研究表明，骨填充网袋成形术在OVCF的治疗上可以起到快速缓解患者的疼痛、恢复椎体的高度和改善患者生活质量的作用，并且还可以有效减少骨水泥的渗漏和邻近椎体骨折等并发症的发生，是一种更加安全高效的微创手术方式；但是骨填充网袋成形术的样本量较少，缺乏长期的临床观察研究，对于骨填充网袋成形术的长期疗效仍需进一步的观察研究。

4. SKY骨扩张器椎体后凸成形术　　SKY骨扩张器椎体后凸成形术是一种创新的PKP，它是通过骨扩张器在骨折的椎体内直接挤压骨组织而形成一个空腔，再进行骨水泥的注射，从而恢复椎体高度的一种微创脊柱手术。PKP在手术中使用的球囊存在扩张的方向难以控制、球囊容易破损以及球囊价格昂贵的缺陷，而SKY骨扩张器是一种球囊的替代装置，具有可控的扩张方向，能有效的复位椎体和减少骨水泥的渗漏，从而增加了OVCF微创手术治疗的安全性。但是使用SKY骨扩张器的椎体后凸成形术也存在一些局限：首先，SKY骨扩张器在椎体内扩张的过程中，强行扩张容易造成椎体的终板和骨皮质破损，从而会导致骨水泥的渗漏；其次，SKY骨扩张器扩张后的形状固定，扩张器可能会出现退出过程困难和扩张器断裂的情况；最后，SKY骨扩张器椎体后凸成形术的骨水泥的注入量相较于PKP较少，维持椎体高度的能力尚不明确。

5. 其他的微创治疗进展　　为了进一步提升OVCF治疗的临床疗效，国内外的一些学者通过尝试与其他相关的技术相结合来改进微创治疗OVCF的方法。一些研究者通过CT引导下的椎体成形术治疗OVCF，通过CT引导可以精确手术穿刺的路径，并且相较于传统的C臂下成像更清晰，骨水泥的分布情况更明确，可以有效减少并发症的发生。一些研究者通过3D打印技术辅助进行PVP治疗，通过对3D打印的模型进行模拟操作，可以有效提高手术操作的准确性和安全性，减少骨水泥渗漏的风险。随着影像技术、计算机辅助技术及机器人技术的发展，一些研究者通过机器人辅助PVP治疗OVCF，通过机器人辅助技术可以精确地控制穿刺点和穿刺的角度，减少穿刺的风险，达到理想的穿刺位置，获得更好的骨水泥分布，并且还可以显著减少辐射暴露的时间。还有一些患者因年龄较大、心肺功能差等原因不能耐受俯卧位的PVP治疗，一些研究者通过侧卧位的PVP治疗OVCF也获得较好的临床疗效。而对于OVCF伴有严重的后凸畸形和神经受压的患者，传统的微创治疗并不能解决患者的问题，只有改善脊柱的后凸畸形和神经减压后才能解决患者的根本问题。对于一些无神经损伤的严重椎体压缩骨折，一些研究学者采用经皮椎弓根螺钉内固定联合椎体成形术进行治疗，在临床中取得较好的疗效。对于一些伴有神经、脊髓压迫的椎体压缩骨折，既往多采取开放手术直接减压的方式，现在有一些学者通过经皮椎弓根螺钉内固定联合椎间孔镜进行治疗，在临床上获得了较好的疗效；还有一些学者采用后正中小切口减压联合经皮椎弓根螺钉内固定进行治疗，也获得了较好的临床疗效。

# 附：典型病例

## 老年骨质疏松骨折骨水泥注射病例展示

## 病例1　T$_{12}$椎体压缩骨折

### 一、病历摘要

患者女性，66岁，主因"腰背部疼痛5天"入院。

现病史：患者于入院前5天无明显诱因出现腰背部疼痛，在床上翻身时疼痛明显，卧床休息、口服非甾类抗炎药效果不佳。来我院就诊查腰椎CT提示：T$_{12}$椎体压缩骨折，遂收入院。

既往史：体健。

查体：被动体位，脊柱无明显畸形。棘突叩击痛阳性，双下肢肌力Ⅴ级，无感觉减退，膝反射、踝反射正常，无病理征。

患者入院后完善相关检查，查胸椎MRI提示：T$_{12}$压缩骨折。无明显手术禁忌，局麻下行"经皮穿刺脊柱后凸成形术（PKP）"。

### 二、影像资料

1. 术前影像　如下文图1、图2所示。

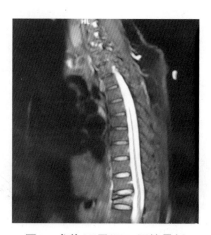

图1　术前CT显示T$_{12}$压缩骨折

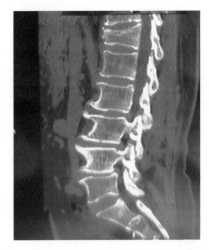

图2 术前MRI显示$T_{12}$压缩骨折（新鲜）

2. 术中操作 见下文图3至图9所示。

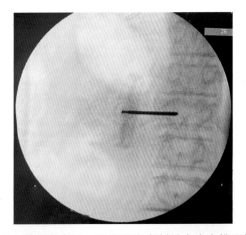

图3 术中穿刺满意后，正位观察穿刺针尖应在椎弓根内侧

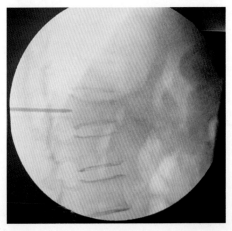

图4 术中穿刺满意后，侧位观察穿刺针尖应位于椎体后缘

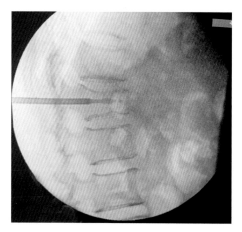

图5　钻孔后置入囊袋，侧位片可见囊袋位于椎中心部位

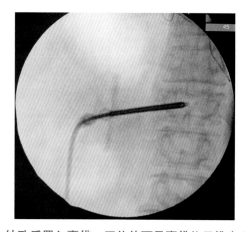

图6　钻孔后置入囊袋，正位片可见囊袋位于椎中心部位

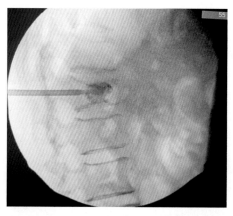

图7　小心注射骨水泥，待囊袋撑开后继续缓慢注射，直到满意

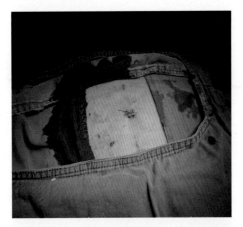

图8 术后伤口

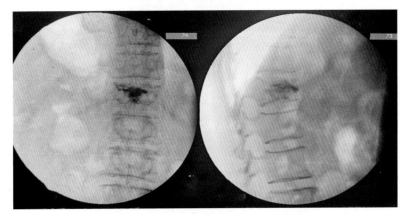

图9 拔出套筒，正侧位片显示骨水泥分布均匀，无渗漏

# 病例2 $T_{11}$椎体压缩骨折（1）

## 一、病历摘要

患者女性，64岁，主因"腰背部疼痛15天"入院。

现病史：患者于入院前15天无明显诱因出现腰背部疼痛，起床翻身下腰部疼痛明显，未予特殊治疗，来我院就诊查腰椎MRI提示：$T_{11}$椎体压缩骨折，遂收入院。

既往史：体健。

查体：被动体位，脊柱无明显畸形。棘突叩击痛阳性，双下肢肌力Ⅴ级，无感觉减退，膝反射，踝反射正常，无病理征。

患者入院后完善相关检查。无明显手术禁忌，局麻下行"经皮穿刺脊柱后凸成形术（PKP）"。

## 二、影像资料

1. 术前影像　见下文图1、图2所示。

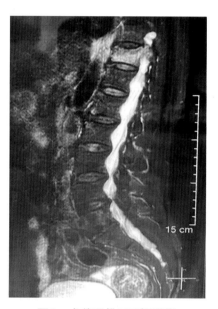

图1　术前腰椎MRI抑脂像

注：显示$T_{11}$压缩骨折，椎体高信号，提示新鲜骨折

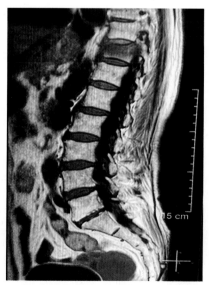

图2　术前腰椎MRI

注：$T_1$像显示$T_{11}$压缩骨折，椎体高信号，提示新鲜骨折

2．术中操作　见下文图3所示。

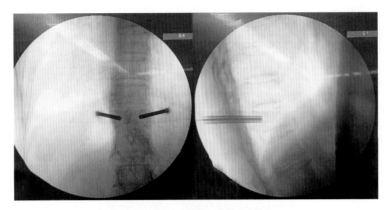

图3　术中正侧位透视片显示

注：采用双侧穿刺后置入工作套管位置良好

3．术后影像　见下文图4、图5所示。

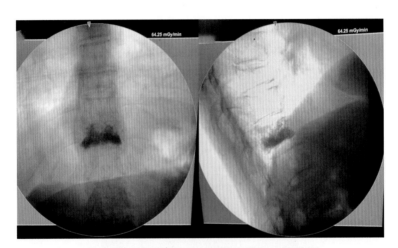

图4　正侧位片显示骨水泥分布均匀，无渗漏

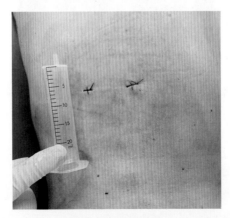

图5　术后伤口照片

# 病例3　T₁₁椎体压缩骨折（2）

## 一、病历摘要

患者男性，83岁，主因"腰部疼痛2个月"入院。

现病史：患者于入院前2个月无明显诱因出现腰背部疼痛，未予以重视，自行口服止痛药物，症状时轻时重，翻身起床时疼痛明显，来我院就诊查腰椎CMRI提示：T₁₁椎体压缩骨折，遂收入院。

既往史：有高血压、糖尿病病史。

查体：被动体位，脊柱无明显畸形。棘突叩击痛阳性，双下肢肌力V级，无感觉减退，膝反射、踝反射正常，无病理征。

患者入院后完善相关检查，查胸椎CT提示：T₁₁陈旧压缩骨折，骨折不愈合。无明显手术禁忌，局麻下行"经皮穿刺脊柱后凸成形术（PKP）"。

## 二、影像资料

1. 术前影像　见下文图1至图3。

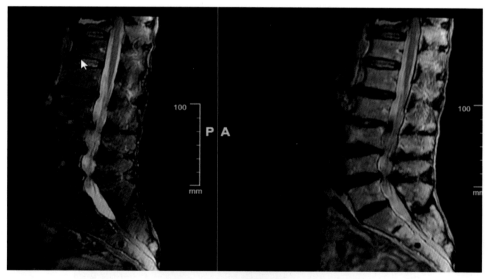

图1　术前MRI

注：显示T₁₁压缩骨折（陈旧性），骨折不愈合

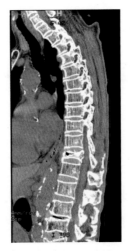

**图2  术前胸椎CT矢状位**

注：显示$T_{11}$压缩骨折（陈旧性），骨折不愈合

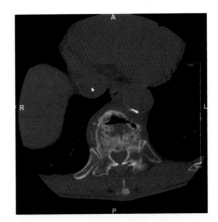

**图3  术前胸椎CT轴位**

注：显示$T_{11}$压缩骨折（陈旧性），骨折不愈合

2. 术后影像  见下文图4。

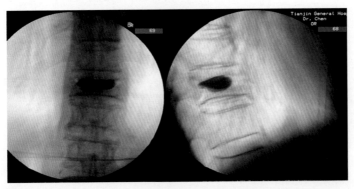

**图4  术后X-RAY正侧位片**

注：显示骨水泥分布均匀，无渗漏，骨折不愈合形成的空腔已被骨水泥完全填充

# 病例解析

1. 骨质疏松性椎体压缩骨折是骨质疏松症最常见的并发症之一，多发于胸腰段，主要临床表现为无明显原因的腰背疼痛和脊柱畸形，患者往往没有引起重视，有的患者发现时已有严重的后凸畸形存在。保守治疗效果并不理想，长期卧床还会进一步加重骨质疏松，形成恶行循环，患者还容易出现坠积性肺炎、褥疮等并发症。骨水泥伤椎注射具有有效缓解疼痛快、手术时间短、创伤小、操作简便安全等优点，并且疗效满意，患者下床活动时间早，明显减少了骨折带来的并发症，改善生活质量。

2. 对于经验不足的临床医生，骨质疏松性椎体压缩骨折往往会被漏诊，因为患者很多时候没有明显的外伤存在，患者最常见的临床主诉往往是没有原因的自发性疼痛，这种疼痛的特点是患者在床上左右翻身痛，从床上坐起来的痛比刚刚开始站立的时候痛，当完全站立后开始行走的时候，疼痛反而减轻。对于此类患者应该受限进行胸椎和腰椎的核磁共振检查，一来可以明确骨折的存在，二来可以明确骨折的新旧，只行X线或者CT检查则无法明确骨折的新旧，从而给治疗带来困难。由于常见部位的骨折往往位于胸腰段部位，且都表现为下腰部的疼痛，因此只进行腰椎核磁的检查往往会漏诊。

3. 骨水泥注射后可以有效恢复伤椎部分高度，固定椎体内微小骨折，防止其再受移位、摩擦刺激痛觉神经末梢，减轻塌陷椎体的压力，从而达到缓解疼痛和矫正畸形，防止进一步塌陷的作用。同时骨水泥注入椎体后，短时间内即可凝固，在固化时会释放大量热量，其热作用可使椎体的痛觉神经末梢坏死，从而达到止痛效果。

4. 骨水泥注射的并发症主要为骨水泥渗漏和脊髓，神经根的损伤。骨水泥渗漏主要会渗漏到邻近的椎间盘、椎体旁，临近的血管内（附图2），甚至椎管内等部位，主要原因为椎体破裂严重、终板破裂、注入骨水泥未及时透视、骨水泥注射时过稀过多、患者体位变化以及未及时进行透视观察等原因。脊髓和神经根的损伤主要时因为穿刺技术不过关，暴力打入穿刺针造成。

骨水泥注射后术中透视可见骨水泥渗漏到上位椎间盘（蓝色箭头为渗漏的骨水泥），患者术后无明显症状（附图1）。

5. 术中穿刺至关重要，病例1中采取的是单侧穿刺技术，穿刺满意的图像是正位X-RAY穿刺针尖位于椎弓根内侧，侧位X-RAY穿刺针尖位于椎体后缘，这样可以保证置入的囊袋位于椎体中心，形成良好的支撑。

6. 病例1中采用的是囊袋技术，骨水泥注射时应该在骨水泥拉丝前期，骨水泥太粘稠不利于囊袋的撑开，由于囊袋周围微孔的保护作用，使用拉丝前期的骨水泥注射还是很安全的。

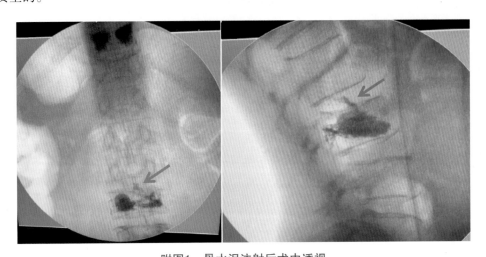

**附图1　骨水泥注射后术中透视**

注：可见骨水泥渗漏到上位椎间盘（蓝色箭头为渗漏的骨水泥），患者术后无明显症状

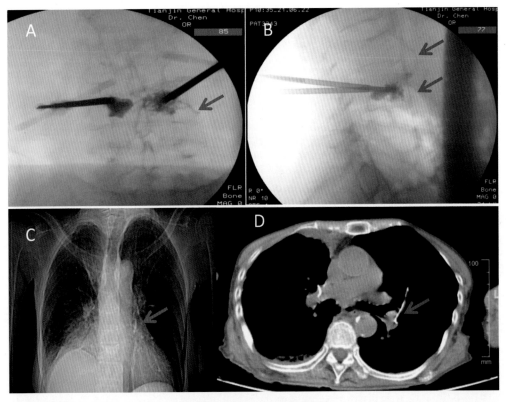

**附图2　术中、术后影像片**

注：A.为术中正位片；B.为术中侧位片；C.为术后复查胸部正位片；D.为术后复查胸部CT。可见骨水泥渗漏到周围细小血管内（红色箭头为渗漏的骨水泥），患者术后无明显症状

7. 对于单侧穿刺困难，术中患者有神经刺激症状，或者患者的椎弓根比较细时，可以采取双侧穿刺的方法，如病例2所示，双侧穿刺时穿刺满意的图像是正位X-RAY穿刺针尖位于椎弓根横径的内侧1/2即可，侧位X-RAY穿刺针尖位于椎体后缘，不必过度强调穿刺针的内倾，即使内倾角度不够满意，也可以通过随后置入工作套管的操作进行调整。（附图3、附图4）

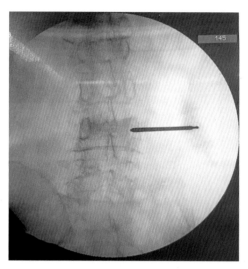

附图3　术中正位片可见穿刺针角度未达到椎弓根内缘

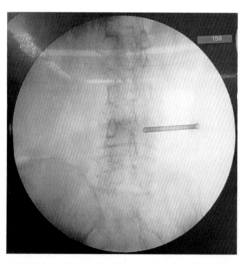

附图4　通过置入工作套管时加大内倾角度获得满意的位置

8. 术前必须仔细阅读MRI和CT的片子，穿刺靶点应该位于水肿信号高的部位，尽量地让水泥能够均匀分布。病例3所示的病例为椎体骨折不愈合，出现腰背部疼痛加剧、椎体内真空裂隙、椎体进行性塌陷、假关节形成等，又称之为Kummell病。其成因仍无确切定论，普遍认为与椎体缺血坏死和骨折导致椎体内假关节形成有关。椎体骨折后反复的负重及脊柱的屈曲型应力使骨折端产生微动，骨折端愈合受阻从而形成假关节。骨质疏松性椎体骨折不愈合的治疗手段主要包括骨水泥注射及开放性手术治疗。对于无神经症状、椎体后壁尚完整的患者可选择行骨水泥注射治疗，可以迅速缓解疼痛，防止椎体进一步塌陷。骨水泥必须要精准的将空腔完美填充，患者应在适当过伸位下将椎体高度尽可能恢复后，将尽可能多的水泥注入并完全填充裂隙以取得最佳固定强度。同时为了降低骨水泥渗漏情况发生，骨水泥应尽可能在黏稠期注入。对于部分骨质严重破裂缺损患者，可采取分次骨水泥注入。骨质疏松性椎体骨折不愈合导致椎体高度进行性塌陷，继发严重后凸畸形及神经损害时，单纯采用骨水泥注射治疗难以取得良好的临床疗效，需要采用开放手术治疗来解除神经压迫，恢复脊柱的生理曲度及维持其稳定性。（附图5、附图6、附图7）

9. 患者术后疼痛的缓解情况主要取决于两方面，一方面是骨水泥的注射量，但骨水泥的填充量不是越多越好，一般来说骨水泥填充在4~6mL，这也取决于病变的节段，对于腰椎骨折的患者往往可以注射接近6mL的骨水泥，因为腰椎椎体比较大，然而对于胸椎骨折的患者注射3~4mL的骨水泥量就可以满足要求，但是对于骨密度很低的患者，过量的骨水泥填充往往会造成临近椎体的骨折；另一方面就是穿刺的部位，尽量做到精准穿刺，穿刺到骨折线的部位，这样可以使骨水泥与骨折断端形成完美的交联，最大程度的减少骨折微动引起的疼痛。

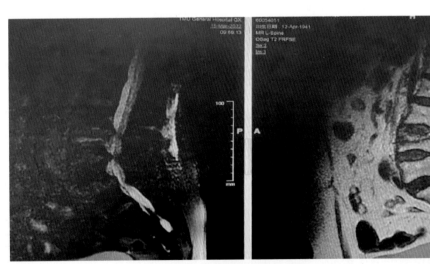

附图5 84岁女性，腰椎MRI显示
注：$L_4$椎体骨折不愈合，Kummell病

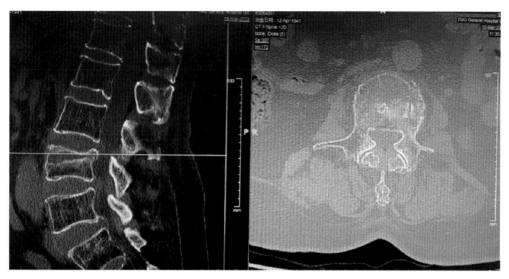

附图6　84岁女性，L₄椎体骨折不愈合，Kummell病，CT显示局部空腔形成

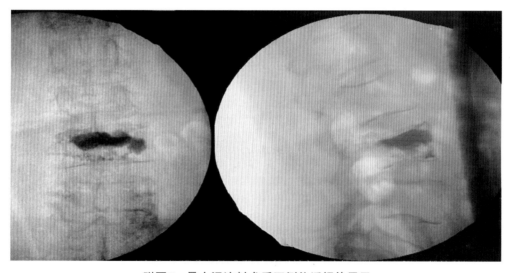

附图7　骨水泥注射术后正侧位透视片显示

注：84岁女性，L₄椎体骨折不愈合，Kummell病，骨水泥注射术后正侧位透视片显示骨水泥将空腔完美填充，与周围骨组织交联良好，椎体高度恢复，术后患者腰痛症状明显缓解

10．骨水泥注射后不是治疗的终点，患者还要继续治疗骨质疏松，这一点往往会被临床医生忽视。通常选择钙剂和维生素D作为基础治疗，再加上一种抑制破骨细胞的药物，若患者的骨密度非常低，还可以联合使用促成骨的药物。严格的抗骨松治疗可以最大程度的避免术后临近椎体再骨折的发生。

# 第七章

# 胸椎管狭窄症微创技术的应用

## 第一节　概　述

胸椎管狭窄症（TSS）是发育性因素或由椎间盘退变突出、椎体后缘骨赘及小关节增生、韧带骨化等因素导致的胸椎管或神经根管狭窄，引起相应的脊髓、神经根受压的症状和体征。导致胸椎管狭窄症的原因80%以上与胸椎黄韧带骨化（OLF）有关，其次为胸椎间盘突出、后纵韧带骨化（OPLL）等。

## 第二节　胸椎管狭窄症的病因和发病机制

### 一、胸椎退行性变

胸椎退行性变是退变性胸椎管狭窄症的主要致病因素，包括椎间盘突出、黄韧带肥厚钙化、椎板及关节增生、肥大。

### 二、胸椎后纵韧带骨化症（TOPLL）

TOPLL的发病年龄较小，可以是单节，亦可以为多椎节，增厚并骨化的后纵韧带可达数毫米，向椎管突出压迫脊髓。这类病例也可有胸椎管的退行改变，但大多较轻，以TOPLL压迫为主。

## 三、先天性胸椎管发育狭窄

此类病例较少见，其胸椎管先天性狭窄，椎弓根短粗，椎管前后狭小，但年幼时脊髓在其中尚能适应，成年后有轻微胸椎管退变或其他致胸椎轻微损伤等诱因即可造成脊髓压迫，出现症状。总的看来，胸椎管狭窄病系胸椎管退变引起的疾患。

## 四、其他

某些全身性骨骼系统疾病，如软骨发育不全、氟骨症、Paget病等均可造成明显的胸椎管狭窄症。此外，急性外伤性椎间盘突出和脊柱外伤均可导致胸椎管狭窄症。

胸椎管狭窄症的主要病理改变：椎间盘变性突出压迫硬膜囊和脊髓，使硬膜外间隙消失，硬膜外腔脂肪减少，还可导致椎后静脉丛瘀血，严重时可发生硬膜外血肿。黄韧带肥厚可达7~15mm，多伴有不同程度的钙化、骨化，骨化后黄韧带常与椎板融合成一整块骨板。关节突增生肥大，向椎管内聚，尤其以上关节突增生前倾，压迫脊髓后外方为重。椎体后、外缘骨质增生形成骨赘，严重者可形成骨桥，向后突出压迫脊髓。椎板增厚可达20~25mm，多有骨质硬化呈象牙样改变，从椎管侧后方压迫脊髓。硬脊膜增厚，可达2~3mm，约束脊髓，与其他因素共同作用加重脊髓损伤的程度。

# 第三节　胸椎管狭窄症的临床表现

各种原因导致的胸椎管狭窄症都表现为胸脊髓或神经根受累的相应症状和体征，相互间并无显著区别。有文献报道疼痛是胸椎间盘突出症最常见的症状和体征。

胸椎OLF和OPLL是因韧带逐渐肥厚、骨化而引起的慢性脊髓压迫性疾病，疼痛症状不突出。大多数胸椎管狭窄症患者的年龄在40岁以上；隐匿起病，逐渐加重；早期仅感觉行走一段距离后，下肢无力、发僵、发沉、不灵活等，休息片刻又可继续行走，我们称之为脊髓源性间歇性跛行，这与腰椎管狭窄症中常见的以疼痛、麻木为主要特征的神经源性间歇性跛行显著不同。随病情进展，出现踩棉花感、行走困难、躯干及下肢麻木与束带感，大小便困难、尿潴留或失禁、性功能障碍等。

查体可见以脊髓上运动神经元性损害为主的表现，即躯干、下肢感觉障碍，下肢肌力减弱，肌张力升高，膝反射、跟腱反射亢进，病理征阳性等。但当病变位于胸腰段时，则可能表现为以下运动神经元性损害为主的征象，即广泛下肢肌肉萎缩，肌张力下降，膝反射、跟腱反射减弱或消失，病理征不能引出；或同时存在有脊髓上下运动神经元性损害的特征，如既有肌张力下降，又有病理征阳性等。

# 第四节　胸椎管狭窄症的辅助检查与诊断

## 一、胸椎X线平片

虽然X线平片仅能发现不到50%的OLF或OPLL病变，但它仍能提供许多重要信息，如发现有椎体楔形改变或Scheuermann病，则可能有椎间盘突出；发现有DISH、强直性脊柱炎、氟骨症，则可能有OLF；如发现有下颈椎连续性OPLL，则可能有胸椎OLF等。

## 二、MRI检查

MRI可清楚显示整个胸椎病变及部位、病因、压迫程度、脊髓损害情况，是确诊胸椎管狭窄症最为有效的辅助检查方法。此外，临床上有10%以上的胸椎管狭窄症的病例是在接受颈椎或腰椎MRI检查时偶然发现了OLF或胸椎椎间盘突出。

## 三、脊髓造影检查

此项检查为有创性检查，且只能间接反映胸椎病变及脊髓的压迫，在不具备MRI设备的医院可以选择该方法。

## 四、CT检查

CT可清晰显示骨性椎管及骨化韧带的结构，为手术治疗提供有效信息，多用于病变局部重点检查。

## 五、诊断依据

第一步：详细询问病史及查体，判定问题是否来自胸脊髓损害，这是所有环节中最为重要的一步。

第二步：首选MRI检查，判定病变的类别、部位、范围、脊髓压迫的程度，必要时加做CT检查。如不具备MRI设备，可行脊髓造影，在有压迫的部位加做CT检查。

第三步：分析临床表现与影像学所见存在明确对应关系，并与主要相关疾病鉴别后即可确定诊断。

# 第五节　胸椎管狭窄症微创技术的应用

MIS的精髓即尽可能地减少医源性损伤和手术并发症。通过上述文献回顾，无论是TOLIF还是TOPLL，传统开放手术都面临巨大创伤和高并发症的风险，因此，MIS为TSS的治疗带来新的希望，并已经得到了初步的研究探索，取得了令人欣喜的成果。

## 一、MED/扩张通道技术

以MED技术为代表的各种扩张通道技术，在胸椎管狭窄尤其是TOLF的治疗中得到了初步的应用研究。MED最早于1997年由Foley和Smith报道。MED技术利用其特制的穿刺套管，在逐级撑开软组织后放入管状通道，通道内光源可以提供明亮清晰的深部视野，内窥镜的放大视野使手术操作更加精细，MED有效地减少了软组织损伤，减少了骨组织的破坏，提高了手术的安全性，促进了患者的康复。微创通道治疗椎管狭窄主要采用单侧入路、双侧减压，即"Over-the-top"技术，仅切除单侧椎板，保留了棘突、棘上韧带复合体和对侧关节突，通过通道的漂移成角，借助显微镜或显微内窥镜的良好视野，完成双侧全椎管的减压。"Over-the-top"技术在腰椎管狭窄中的应用取得了良好的临床疗效，明显减少了手术创伤和并发症的发生。Kim等最早于2009年提出了胸椎管狭窄症的单侧椎板切除双侧减压（ULBD）技术，与"Over-the-top"技术内涵一致：即在旁正中入路后，显微镜下进行半椎板切除，先减压同侧，待脊髓有躲让空间后进行对侧的减压，减压范围左右至椎弓根或关节突的中内侧1/3处；使用ULBD技术治疗11例TOLIF患者，平均随访10个月，54%为多节段病变，患者均无需内固定置入及输血，术后影像学显示减压彻底，无节段性不稳征象，临床效果良好，仅1例出现硬膜撕裂、脑脊液漏，无神经功能恶化发生。国内李锋等使用微创通道辅助显微镜技术治疗6例TOLF患者，优良率达到100%，且术中出血少、住院时间短，无并发症发生。

MED下的ULBD技术逐步应用于TSS的治疗中。Wang等于2008年首次报道使用MED治疗1例TOLF患者（$T_9 \sim T_{11}$），静脉全身麻醉下使用可扩张的管状撑开系统，旁正中入路，采用高速磨钻操作，切除部分棘突根部使得管状撑开器可以内测成角来切除对侧OLF，患者恢复良好。Ikuta等2011年报道使用MED技术治疗1例TOLF患者（$T_{11} \sim T_{12}$），采用后路正中入路，劈开棘突，置入通道后，使用高速磨钻打磨骨化韧带，减压范围至左右1/3关节突，患者预后良好。笔者认为MED技术可以用于TOLF的治疗，但由于技术的局限型，MED只适用于骨化块中线未融合、无硬膜骨化的OLF患者。Riccio等使用MED旁正中入路治疗1例多节段TOLF患者（$T_4 \sim T_5$、$T_8 \sim T_9$、$T_9 \sim T_{10}$和$T_{11} \sim T_{12}$），$T_4 \sim T_5$双侧入路，$T_8 \sim T_9$、$T_9 \sim T_{10}$病变较轻侧入路，患者术后神经功能明显改善。Baba等使用MED技术治疗9例单节段TOLF患者，全麻电生理监测下，采用正中入路或旁正中入路，完整切除骨化致压物，悬浮处理与硬脊膜粘连紧密的骨化物，RR值44.9%，仅1例出现硬膜撕裂，且无脑脊液漏发生。笔者认为MED技术可以用于TOLF的治疗，最佳适应证为单节段的单边和双边型圆弧形OLF，且无"逗号征""轨道征"等硬膜骨化征象。Zhao等使用MED联合3D打印技术治疗13例TOLF患者，通过3D打印技术的胸椎骨质模型，可以精确地进行手术定位以椎板开窗面积的测量，从而进一步减少对骨组织的破坏及提高手术效率，术后患者RR值49.1%，且无并发症发生，血清学指标反应MED的管状撑开器对椎旁肌肉的损伤轻微。

## 二、全脊柱内镜技术

随着MED及微创通道技术在胸椎管狭窄中的研究深入，更加微创的全脊柱内镜技术也在胸椎管狭窄中进行了突破尝试。Miao等使用全脊柱内镜治疗2例单边型TOLF患者，局麻下采用旁正中入路，半椎板切除后使用镜下磨钻、镜下神经剥离子、镜下咬骨钳等专用器械，完整切除骨化物，临床疗效良好。Jia等使用全脊柱内镜，局麻下半椎板切除减压手术，分期治疗1例双节段TOLF（$T_{10} \sim T_{11}$、$T_2 \sim T_3$）患者，两次手术出血共计50mL，无并发症发生，mJOA评分从术前6恢复至术后1年的14。

Zhao等借鉴经椎间孔的PETD理念，采用双侧"U"型入路治疗14例胸椎管狭窄患者，mJOA评分从术前4.64恢复至末次随访的7.07，仅2例出现硬膜撕裂，无术后神经功能恶化发生。

Kong等借鉴颈椎手术中前路经椎体入路的理念，使用全脊柱内镜治疗1例上胸段TOPLL（$T_1 \sim T_2$）。选取颈前路左侧胸锁乳突肌内侧缘与$T_1$椎体上缘水平线的交叉点为穿刺点，经头臂干内间隙斜向下穿刺置管至胸1椎体表面，环锯打开骨性通道，磨钻打磨骨化致压物致半透明网片状，镜下钝头拉钩轻柔分离并切除骨化致压物。术后1周患者Frankel脊髓损伤分级从术前A级恢复至C级，术后6个月mJOA评分恢复率为63.6%，Frankel分级恢复至D级，无并发症发生。笔者认为全脊柱内镜下前路手术减压是有效的，可以减少术中医源性损伤。Ruetten等使用类似腰椎手术的方法，使用全脊椎内镜治疗钙化型胸椎间盘突出症（TDH），通过良好的胸椎间孔成型及部分椎体后缘骨质的切除（"盒状"切除），可以充分切除脊髓前方的致压物，且术中出血极少、术区无疼痛，平均住院仅3天，15例患者术后神经功能明显改善，仅1例出现脑脊液漏，无术后神经功能恶化发生。

通过上述文献回顾可见，胸椎管狭窄症的治疗一直是难点、是挑战，也是脊柱外科医生致力研究的方向。在最大化减少医源性损伤的同时，保证神经的彻底减压和长期疗效是胸椎管狭窄症治疗的终极目标。通过大量的基础研究和临床研究，对胸椎管狭窄症的认识更加深入，从经典的椎板切除术、环形减压术，到去后凸内固定融合手术、选择性环形减压术，再到MED/扩张通道技术、全脊柱内镜技术等，文献报道胸椎管狭窄症治疗的创伤越来越小、恢复越来越快、并发症发生率越来越低、患者受益越来越多。

与MED/扩张通道、显微镜辅助等其他微创技术相比，全脊柱内镜具有一定的优势，并在腰椎疾患的治疗中得到了体现，因而有学者将其称之为"超微创"技术。如在腰椎间盘突出症（LDH）的治疗中，全脊柱内镜在取得与MED/扩张通道相当疗效的同时，有更短的手术切口、更少的术中出血、更短的术后卧床时间及住院日、更低的术后背部疼痛；在腰椎管狭窄（LSS）的治疗中，全脊柱内镜可以取得与显微镜手术、显微内窥镜手术相同的疗效的减压范围，且对椎旁肌的创伤更小、术后腰背部疼痛更轻微、住院时间更短。

全脊柱内镜的"超微创"优势源自其如下特点。①局部麻醉的安全性：椎间孔入路（后外侧）和椎板间入路（后侧）均可采用局部浸润麻醉（利多卡因、罗哌卡因等）伴或不伴基础麻醉（右美托咪定、舒芬太尼等）的麻醉方案，在维持患者术中清醒的同时，取得良好的镇痛效果和舒适度。患者在"自主神经监测"下，可以即时反馈操作不慎导致的神经激惹，以及减压完成后即时评价神经松解效果，从而减少医源性损伤及全麻相关并发症、保证减压效果、缩短住院周期、减少医疗花费，尤其更适用于不能耐受全麻或较大手术创伤的老年患者、基础疾病较多的患者；②纤细的工作套管和器械工具带来更加精准的镜下操作：全脊柱内镜的管状扩张器外径5.8～10 mm，小于MED及其他类型的扩张通道系统，对椎管的干扰及软组织的牵拉更轻微；镜下使用的射频、动力系统、骨钳、拉钩等器械纤细精密，对神经的牵拉刺激更加轻微；镜下精准的减压减少了对骨质的破坏，医源性脊柱不稳的发生率降低；镜下精准的射频操作及持续灌注产生的静水压力，可以显著减少术中出血，文献报道单节段胸椎内镜手术的术中出血最少可仅为10 mL，平均手术时间仅为46分钟；③水介质环境：水介质下骨骼、韧带、神经、肌肉、椎间盘等组织的解剖轮廓清晰易辨，显著优于空气介质下的开放手术以及显微镜、MED手术。解剖结构的清晰增加了手术安全性、提升了术者的信心。轻度的水压可以减少细微出血，持续的冲洗可以避免术野出血造成的视野模糊。水介质环境下全脊柱内镜手术的术后感染这一灾难性的并发症发生率，明显低于空气介质下的开放手术。

全脊柱内镜中的灌注静水压力可能会造成术中颈背部疼痛僵硬、耳鸣、视物模糊、癫痫样发作等类脊髓高压症表现。然而有研究测试发现，外径6.9 mm、内径4.1 mm、长度165 mm工作通道规格的全脊柱内镜，在密封的持续水灌注下最大静水压力仅为14.3 mmHg，而高位颈椎脑脊液的自然压力为15.5 mmHg。由于全脊柱内镜术中的开放式操作，因此术中因灌注静水压产生脊髓压迫的风险极小，全脊柱内镜的水介质环境在颈椎、胸椎的应用仍是安全可靠的。降低盐水袋高度或控制灌注盐水流速≤150 mL/min、减少手术时间及避免术中不必要出血，会进一步减少类脊髓高压症的发生率。此外，对具有颅内病变的患者，全脊柱内镜仍是相对禁忌；④倾斜的视角和灵活的工作管道：全脊柱内镜的镜头有15°～45°的倾斜视角，因而可通过镜头的旋转获得更大范围的视野，旁开较小的穿刺角度即可获得良好的脊髓腹侧视野，在处理脊髓前方压迫时的优势显著。同时，内镜的工作管道不需固定，术者可灵活控制工作套管方向、角度以获得最大的减压操作范围，尤其是在"Over-the-top"或ULBD技术中。其他微创技术的管状撑开器，如MED，则需要自由臂固定于床旁，操作繁琐，相对受限。

基于全脊柱内镜的特点和优势，以及其在腰椎、颈椎疾患中的大量应用研究，全脊柱内镜治疗胸椎管狭窄具有可行性和潜在的更大优势。对于腹侧压迫的胸椎管狭窄症（如TOPLL），可以采取经椎间孔外入路（后外侧入路），对于背侧压迫的胸椎管狭窄症（如TOLF），可以采用经椎板间入路（后侧入路）。尽管面对的手术风险将会高于腰椎及颈椎内镜手术，学习曲线也会更加陡峭，但通过对传统开放手术、MED/扩张通道等微创手术经验和原则的传承，以及对胸椎内镜手术器械的不断改良、对胸椎内镜手术技巧的不断积累总结，全脊柱内镜治疗胸椎管狭窄症将会是安全、有效和具有广阔应用前景的微创外科手术方案。

鉴于全脊柱内镜在胸椎管狭窄症治疗中的应用研究多为个案报道，为进一步提供循证医学证据支持，开展全脊柱内镜治疗胸椎管狭窄症患者的系列病例随访研究、手术预后相关因素研究、临床病例对照研究等迫在眉睫。

## 三、操作方法

1. 术前准备　所有患者在术前均经过仔细的病史采集、体格检查、影像学检查、电生理检查，综合判定后确定OLF的手术节段和拟手术减压范围。

2. 经皮内镜后路减压术（PEPD）手术方法　所有手术均有同一名全脊柱内镜技术经验丰富的脊柱外科医生完成。

（1）患者体位与麻醉：患者取俯卧位，给予面罩或鼻饲氧气吸入、心电监护。给予局部+静脉复合麻醉方案，全程维持清醒状态。基础静脉麻醉方案：舒芬太尼（0.1 μg/kg）术前10分钟静注；右美托咪定[0.2～0.7 μg/（kg·min）]持续泵入。静脉基础麻醉可起到良好的镇静止痛作用，提高患者术中耐受度。局部麻醉方案：0.5%利多卡因4~6mL。

（2）穿刺置管：使用术中C形臂透视，定位手术节段，选取压迫较轻的一侧入路。穿刺点距离中线旁开5~6cm，皮肤及皮下局部浸润麻醉后，在C臂透视诱导下使用18号穿刺针，与椎间隙平面平行、与矢状面呈50°~60°夹角的方向穿刺，通过皮肤、皮下、椎旁肌，直至穿刺针尖端触及棘突根部椎板。C臂透视确认穿刺针位置良好后插入导丝，拔除穿刺针并以穿刺点为中点做一长约8mm皮肤切口。沿导丝逐级插入导杆进行软组织扩张，扩张满意后置入环锯，C臂透视引导下进行棘突根部椎板的钻孔切开，注意轻柔用力及辅助对抗，避免大力向前方环进，必要时需C臂反复透视以明确环锯位置。待椎板环透（落空感）后撤出环锯并放入外径7.5mm、内径6.5mm、长度210mm的舌面工作套管，同时给予甲强龙1000mg、甘露醇250mL静滴，C臂透视确认工作套管位置。

（3）单侧椎板切开、双侧骨化致压物切除：经工作套管置入全脊柱内镜系统。使用双极射频电极消融软组织及止血，使用爪钳清理椎管中线未骨化的黄韧带和软组织，而后可见椎管内清晰的解剖结构：椎板、棘突根部等正常骨质切面可见红色骨松质结构；骨化黄韧带呈现黄白色无血管致密样组织；骨化黄韧带下方可见受压的白色硬膜囊及其表面迂曲的毛细血管网。使用镜下动力磨钻、镜下椎板钳、镜下环锯等进行必要的椎板开窗范围扩大，以提供充分的操作空间和视野。沿穿刺及工作管道置入路径，增加工作套管与矢状面的夹角，先进行对侧减压：使用镜下动力磨钻、镜下椎板钳等切除对侧椎板腹侧及对侧关节突内侧部分骨质，扩大操作空间及完整暴露骨化致压物，后使用动力磨钻将骨化韧带从内向外、从中间向头尾端、从背侧向腹侧打磨至薄片状，打薄不打透，残留的骨化韧带可对硬膜囊起保护作用。打磨骨化韧带的过程需轻柔仔细，避免动力磨钻接触及挤压硬膜囊。使用镜下神经剥离子探查及松解骨化韧带与硬膜囊的接触面，然后使用镜下椎板钳咬除剩余薄片状的骨化韧带，实现对骨化致压物的完整切除。通过工作套管的漂移和镜头的旋转，减小工作套管与矢状面的夹角，同样的方法处理同侧，完成单侧入路、双侧减压（ULBD），与腰椎管狭窄中的"Over-the-top"技术原理一致。待减压完成后，镜下可见清晰完整的胸脊髓硬膜随水压自由搏动。

经皮内镜后路减压术减压范围左右需探至硬膜囊左右边界或胸神经根，头尾端需探至正常黄韧带或椎板结构。减压完毕后，使用射频对椎管内静脉丛、骨松质、椎旁肌出血点进行彻底的止血，撤出内镜系统及工作套管，1~2针全层缝合皮肤及皮下，无需留置引流管，无菌辅料包扎。

（4）"悬浮法"处理硬膜粘连和硬膜骨化：术中若出现骨化致压物与硬膜粘连严重、难以松解剥离的情况，为避免出现硬膜撕裂及脑脊液漏，需使用"悬浮法"处理以避免硬膜撕裂损伤，即充分松解并切除粘连部位周围的骨化韧带，使粘连在硬膜的骨化韧带或硬膜骨化部位完全游离，可随硬膜搏动。

（5）密切关注患者术中"自主神经监测"情况：经皮内镜后路减压术术中患者全程清醒，术中需密切关注患者反馈，观察患者下肢运动和感觉情况。若出现术中瞬时神经激惹现象，如下肢过电样感觉、下肢肌肉痉挛、腹部疼痛、胸背部疼痛等，需立刻停止术中操作，给予调整血压、应用脱水药物、扩大椎板切除增加操作空间等措施，避免对脊髓的激惹。若出现颈背部疼痛、头晕等类脊髓高压征现象，需减少全脊柱内镜术中盐水灌注压力（降低生理盐水冲洗袋高度）。

3．术后处理　术后返回病房，给予脱水、营养神经、抗炎止痛等药物治疗，术后24~48h即可佩戴支具下地自主活动或辅助下活动，术后1~2天复查CT或MRI以明确减压情况。支具佩戴1个月，术后3个月内以休息为主，避免重体力劳动。若术中出现硬膜撕裂，术后给予切口加压包扎，俯卧位卧床1周，密切观察切口情况，出现脑脊液漏则给予补液、抗感染等治疗，必要时行术区穿刺引流。

# 第八章

# 脊柱肿瘤微创技术的应用

## 第一节 概 述

脊袖肿瘤脊柱肿瘤并不少见，各种类型的骨肿瘤几乎皆可发生于脊柱，一般将其分成原发性和转移性两大类。原发性脊柱肿瘤又分为良性肿瘤、瘤样病变、中间性及恶性肿瘤。常见的原发良性肿瘤是骨血管瘤、骨样骨瘤和神经鞘瘤。常见的瘤样病变是嗜酸性肉芽肿和动脉瘤样骨囊肿。常见的中间性肿瘤是骨巨细胞瘤和骨母细胞瘤。常见的恶性肿瘤是骨髓瘤、脊索瘤和骨恶性淋巴瘤。转移性肿瘤占脊柱肿瘤的70%以上。常见的原发瘤是肺癌、乳腺癌、前列腺癌、甲状腺癌和胃肠癌。若按肿瘤的生物学特性，也可将脊柱肿瘤分为良性、中间性和恶性三大类，恶性包括原发恶性和转移性，占脊柱肿瘤的80%以上，足以引起大家的重视。

良性肿瘤发展慢，病程长，一般为1~2年。恶性肿瘤发展快，病程短，一般为2~10个月，而转移瘤一般为1~2个月。早期的症状轻微，缺乏特异性，常造成诊断困难，当典型的症状、体征出现时，已是后期的临床表现。

疼痛是脊柱肿瘤的主要症状，由轻到重，由间歇性到持续性，夜间为甚，休息无缓解。恶性肿瘤呈渐进性，开始为钝痛，局限于肿瘤部位，当压迫或侵袭神经根或神经丛时则为严重的烧灼痛或锐痛，沿神经放射，在神经根或神经丛分布区可出现麻木或痛觉过敏。上颈椎病变常为颈痛，向头枕部放射，屈颈产生触电样麻木痛；颈胸段病变常为前臂尺侧疼痛伴4、5指麻木无力；胸椎病变常为胸部周围疼痛、肋间痛伴束带感；胸腰段病变常为前腹部放射样疼痛；下腰椎病变常产生坐骨神经痛；散椎病变常为腰骶痛，放射至会阴，随坐位或卧位加重。疼痛的部位常有助于病变部位的判断，病变部位多有叩击痛。

早期由于疼痛和肌肉痉挛常使脊柱活动受限，晚期由于肿块、病理骨折和畸形使脊柱活动受限加重。

# 第二节　脊柱肿瘤的分类和病理

## 一、脊柱肿瘤的分类

### （一）脊柱良性肿瘤

对于脊柱肿瘤，医师必须考虑其不同的组织学来源，其中包括原发自神经组织、骨组织、脑膜以及软骨等，恶性肿瘤也可以通过血行或淋巴道转移至脊柱。

脊柱原发非淋巴细胞增殖性肿瘤较少见，占全身骨肿瘤的不足5%，其发病率占脊柱原发肿瘤的2.5/10万~8.5/10万。而脊柱的转移性肿瘤则更加常见，据癌症死亡患者尸检报告，有40%~80%的患者有骨转移，其中脊柱是骨转移最常见的位置。

根据Enneking标准将脊柱原发良性肿瘤分为潜伏性（一期）、活跃性（二期）、侵犯性（三期）。一期病变临床上缺乏症状，多数为查体时偶然发现；二期病变多伴随相关症状，以病变区的疼痛最多见；三期病变具有局部侵犯性且可有转移。

常见的良性脊柱肿瘤多为内生骨疣、骨样骨瘤、成骨细胞瘤、动脉瘤样骨囊肿（ABCs）、骨软骨瘤、骨巨细胞瘤（GCT）、骨嗜酸性肉芽肿（EGB）等。

1. 内生骨疣　内生骨疣亦称骨斑或骨岛。由不规则板层骨或不规则板层骨及网状骨混合构成，缺乏髓性结构。内生骨疣为松质骨内的骨性结节，由骨发育异常所至，呈骨岛状，在脊柱多见于$T_{1\sim7}$和$L_{1\sim2}$。内生骨疣是脊柱原发良性肿瘤的常见类型之一，通常为一期病变，无症状，多数为查体时偶然发现。多数病变长期保持稳定，亦有少数病变缓慢增大。Resnik等报道，尸检中约有14%的人有内生骨疣。其影像学表现：髓腔内圆形或卵圆形硬化影，伴针尖样微小边缘毛刺征，无骨膜反应，由正常骨组织向硬化区过渡异常。骨扫描多无异常。核磁表现为病灶区低信号而周围骨信号正常。内生骨疣有时会与成骨性转移病变相混淆，可通过内生骨疣骨扫描无活跃表现、周围骨无异常、针尖样微小边缘毛刺征以及缺乏转移相应的原发灶相鉴别。如内生骨疣6个月内直径增长超过25%，则有活检必要。

2. 骨样骨瘤　骨样骨瘤的瘤巢直径通常<2.0 cm，镜下为排列整齐的骨小梁及血管纤维结缔组织，周围伴有皮质骨反应性增厚。多见于10~20岁男性青少年。累及中轴骨的骨样骨瘤仅占其全身发病率的10%，其在脊柱不同部位的发病率不同，腰椎为59%、颈椎为27%、胸椎为12%、骶椎仅为2%。

骨样骨瘤通常为二期病变并有相应的症状，如脊柱侧凸、根性疼痛、步态障碍和肌肉萎缩。使用非类固醇消炎药或水杨酸类药物后症状多可缓解。脊柱的骨样骨瘤75%累及关节突关节、椎板、椎弓根等脊柱后结构，7%累及椎体，12%累及棘突。其X线平片表现中圆形或卵圆形透亮区即为瘤巢，周围骨质硬化增白，局部皮质增厚。有时在巢中可见不规则钙化阴影，但这一典型表现可被脊柱本身的复杂结构所遮蔽。骨扫描中可见明显的瘤巢区摄取增加。CT检查可明确诊断，表现为边界清晰的低信号瘤巢，周围骨硬化明显，巢中可有不规则钙化。骨样骨瘤的治疗主要是通过开放手术切除病灶或CT介导下经皮穿刺病灶切除。近年来瘤巢射频消融术亦有实施，疗效可接受。

3. 成骨细胞瘤　典型的成骨细胞瘤直径＞2cm，组织学上为骨小梁和血管纤维结缔组织，与骨样骨瘤相似，但骨小梁排列较骨样骨瘤杂乱。在10%～15%的成骨细胞瘤中存在动脉瘤样骨囊肿成分，其在组织学上与骨样骨瘤相近，但其生物学行为与骨样骨瘤不同。常见于20～30岁青年患者，男女发病比例为2∶1。脊柱颈胸腰段发病比例无明显差异。有55%的病例位于椎后结构，但所有病例中有42%累及椎体。

成骨细胞瘤患者典型症状包括持续性钝痛、轻瘫痪、感觉障碍。当肿瘤较大压迫脊髓明显时出现瘫痪。在影像学上，由于成骨细胞瘤呈膨胀性生长，伴多发微小钙化灶，周边为"波浪状"硬化边缘。部分侵犯性病变可有溶骨性破坏，肿瘤浸润周围组织，在破坏区内有反应性和不同程度的钙化斑，界限清楚。肿瘤组织在不同发展阶段变异较大，因此在X线检查上无固定的特异性征象。根据钙化或骨化程度不同可显示为透明影或致密影。肿瘤病灶与周围骨组织分界清晰，周边有骨质硬化，无骨膜反应。由于该肿瘤对放疗不敏感，局部广泛切除是目前主要的治疗手段。但在脊柱的切除范围常受到血管、神经等组织的影响而难以达到。成骨细胞瘤的术后复发率为10%～20%，恶性度较高者复发率可接近50%。

4. 动脉瘤样骨囊肿（ABCs）　ABCs腔内壁并无内皮细胞覆盖，提示其并非由血管扩张所致。现在认为ABCs是由微小骨创伤合并局部循环障碍，静脉压力增大所导致的骨吸收。其他骨肿瘤如骨巨细胞瘤、成骨细胞瘤、成软骨细胞瘤、骨肉瘤可引起静脉回流受阻及动脉畸形，从而继发动脉瘤样骨囊肿。但临床上大多数（65%～95%）动脉瘤样骨囊肿为原发骨肿瘤，青少年多发，80%的病例年龄小于20岁，男女发生比例为1∶2。在所有病例中脊柱动脉瘤样骨囊肿占12%～30%，以胸椎最为多见，其次是腰椎和颈椎，骶椎病例罕见。

脊柱动脉瘤样骨囊肿通常表现为椎后结构的膨胀性病变并伴有骨变形，其中75%的病例椎体受累。病灶周围骨膜增厚、抬高、隆起，皮质受到病灶侵蚀而变薄。肿物可侵及毗邻的椎体、椎间盘、肋骨及椎旁软组织。病灶骨扫描显示为病灶本身为冷区伴周围核素摄取增强，呈"Donut环"表现。行血管造影，75%的病灶呈现血流信号的聚集。CT及MRI扫描可见囊肿内多灶性液平。加强MRI显示囊肿边缘骨膜信号增强以及腔内间隔，可与单纯骨囊肿相鉴别。本病具有局部侵犯性，且复发率较高（20%～30%或更高），椎体毗邻血管及神经组织限制了切除范围，使本病的治疗颇具难度。术前介入栓塞及放疗有助于缩小病灶和减少术中出血。

5. 骨软骨瘤　骨软骨瘤又名骨软骨外生性骨疣，是指发生在骨表面，表面覆以软骨帽的疣状骨性隆起。骨软骨瘤系由骨质组成的基底和瘤体、透明软骨组成的帽盖和纤维组成的包膜3种不同组织所构成的肿瘤。基底有时细长，有时粗短。瘤体有时呈球状、样状或菜花状，所含骨质与正常松质骨无异。软骨帽盖为球状、厚薄不一，表面光滑，其结构与正常的关节面透明软骨无异。纤维组织包膜甚薄，和软骨帽密切相连，不易剥离。包膜深层为产生透明软骨的成软骨组织，由成软骨组织产生软骨，由软骨通过钙化和骨化作用产生瘤体的松质骨，骨软骨瘤即由此生长。近1%患者的骨软骨瘤发生恶变，由包膜深层开始，继而发展为软骨肉瘤。

脊柱的骨软骨瘤约占全身发病率不足2%，占脊柱实体瘤的4%。骨软骨瘤多发生于幼年和少年，男多于女。除少数肿瘤因其位置、体积、形状关系，可以压迫血管，压迫或刺激神经，妨碍关节或肌腱活动，或引起局部摩擦性滑囊炎外，均不产生任何症状。基底偶尔可以发生骨折，但甚易愈合。患者成年后，肿瘤即自行停止生长，倘发现继续生长时，则应注意肿瘤可能有恶变，应及时予以彻底切除。与一般骨瘤不同，骨软骨瘤的恶变倾向较大，脊椎发生的尤为显著，在决定治疗时应考虑到这一点。骨软骨瘤在X线照片上显示为附着于长骨干前端与正常骨无异的骨性凸起。由于软骨帽盖及纤维胞膜不能在X线显影，X线所表现的并不代表整个肿瘤。在一般情况下，软骨帽盖中的钙化、骨化作用不活跃，因此在X线照片上不能看到软骨中的钙化软骨和新生骨的阴影。但当肿瘤发生恶变时，软骨骤然增生，钙化和骨化作用增加，在X线照片上可以发现代表软骨帽盖的软组织肿瘤体积增大，并在此软组织肿瘤中有多量如棉絮状的钙化和骨化。在MRI上，特殊的软骨信号能直接显示软骨帽，而软骨帽的变化是恶变的重要征象。MRI还可显示肿瘤周边的滑囊改变，这些都是MRI检查的优点。软骨帽在$T_1$加权像上呈低信号，在脂肪抑制$T_2$加权像上为明显的高信号，信号特点与关节透明软骨相似。

对无功能障碍和无恶性变倾向的骨软骨瘤不必手术，但须注意观察。对必须施行治疗的肿瘤，应彻底手术切除。切除范围必须包括软骨帽盖外的纤维包膜、基底周围的骨膜和正常骨质的一部分。对恶变倾向较大的，骨软骨瘤，应在恶变之前早期彻底清除，不能彻底切除或切除后可能产生严重残废者，须密切观察。不宜采用局部搔刮，不彻底的手术往往促进或加速恶变。

6. 骨巨细胞瘤（GCT）　GCT是溶骨性肿瘤，属潜在恶性，有时可能属明显恶性。主要组织成分为类似破骨细胞的巨细胞和比较瘦小的梭形或圆形的基质细胞。脊柱的骨巨细胞瘤仅占其全身发病率的7%，好发于骶骨，其次是胸椎、颈椎和腰椎。多见于30～50岁女性患者，在妊娠期可因激素影响而逐渐增大。肿瘤大多位于椎体，但随着肿瘤的发展可侵犯椎弓根、椎板、关节突和棘突，并可导致神经根受压和刺激。

骨巨细胞瘤的临床症状主要有患部痛、神经根性痛、坐骨神经痛，重则疼痛剧烈难忍。还可伴有鞍区麻木、大小便困难，以致不全截瘫。平片显示在X线照片上，典型骨巨细胞瘤呈肥皂泡沫样的囊肿样阴影，透亮、偏心膨胀性病变，皮质变薄或存在骨折。但在临床实践中，典型肥皂泡沫X线征象较为少见。多数病例呈周围骨壁扩张，界限清晰，但无骨间隔的囊肿样征象，病理骨折后溶骨性变化的发展尤为显著，须与中心型骨纤维肉瘤鉴别。应与ABCs、成软骨细胞瘤、棕色瘤和非骨化纤维瘤相鉴别。侵袭性骨巨细胞瘤的影像学表现类似于肉瘤。有时还可见多发骨巨细胞瘤甚至肺转移。

GCT的手术治疗，早期病例如局部破坏并不严重，肿瘤附近的关节面保持完整，一般应采用彻底刮除骨水泥填充或小块植骨填充术。植骨前凿掉腔内骨嵴，并用1%甲醛（福尔马林）涂抹腔壁，借此减少复发。最好切除一侧腔壁，使周围肌肉的血运便于进入植骨区。晚期病例如骨质破坏严重，关节面凹陷不平，或经过搔刮肿瘤复发的病例，最宜采用局部切除、大块植骨和关节融合术，或人工关节置换。如经活组织（或经刮除治疗所得的肿瘤组织）检查证明有恶性倾向者，则应一律采取局部切除手术。对于有明显恶性变化的巨细胞瘤（或称恶性巨细胞瘤）则应行病变广泛切除术。

7. 骨嗜酸性肉芽肿（EGB）　EGB是一种孤立性的组织细胞的非肿瘤性质的异常分化，是朗汉斯细胞增多症的一种表现，以前称为组织细胞增多症X。大体组织检查，嗜酸性肉芽肿是软的、肉芽状、胶质状的组织，呈灰红、褐色或者褚黄色。显微镜下观察，嗜酸性肉芽肿内有大量朗汉斯细胞。这些朗汉斯细胞来源于单核细胞和髓腔内的树突状细胞。电镜下，这些细胞与朗汉斯细胞一样都含有浆内的颗粒状小体、Birbeck颗粒。镜下尚可见数量不等的淋巴细胞、多核嗜碱性细胞、嗜酸性细胞和巨细胞。早期的病灶内富含朗汉斯细胞和嗜酸性细胞。晚期病损内细胞数量减少，纤维组织增多。嗜酸性肉芽肿产生的原因多认为是感染性和免疫源性的。

嗜酸性肉芽肿多发生于5～10岁的儿童，侵犯部位为骨骼和肺。这占朗汉斯细胞增多症病例的60%～80%。本病在黑人人群中极少见。嗜酸性肉芽肿可见于颅骨、下颌骨、脊柱和长管骨。男女发生比例为2：1。Letter-Siwes病是暴发性的全身系统性的朗汉斯细胞增多症，常见于3岁以下的儿童，可迅速致命，占所有朗汉斯细胞增多症的10%。Hand-Schuller-Christian病（HSC）是一种慢性扩散性的朗汉斯细胞增多症形式，多见于老年患者。HSC三联征是指尿崩症、突眼症和颅骨病损。嗜酸性肉芽肿可以转变成上述全身系统疾病。

嗜酸性肉芽肿的临床表现：局部疼痛、肿胀，红细胞沉降率升高。嗜酸性肉芽肿病灶的放射线表现无特殊性，不同的部位表现不同。颅骨的病损表现为内外颅骨板层不规则的锋利的破坏，形成"斜边缘"，骨盆的缺损边界多模糊。脊椎缺损多发生于椎体。发生在长骨，则多位于股干、干骺端的髓腔中份。病损可以造成骨内、骨膜的反应。CT扫描及MRI对于明确病变髓腔内的范围及对皮质骨的破坏程度有价值。影像学诊断需与尤文肉瘤、骨肉瘤、转移瘤和化脓性骨炎鉴别。局部病灶可以通过活检切除、刮除、激素注射、放射治疗和观察处理。化疗用于全身系统性的病变。

### （二）脊柱和骶骨原发恶性肿瘤

脊柱和骶骨原发恶性肿瘤少见，占常见脊柱转移性病变的2.5%。但是，成人的脊柱肿瘤中80%是恶性肿瘤，儿童脊柱恶性肿瘤相对较少。由于病理类型、临床表现、诊断及治疗均有所不同，因而是目前临床密切关注的热点问题之一。若能够成功治疗脊柱和骶骨原发恶性肿瘤，则需要明确相关疾病的诊断和病理检查。由于脊柱解剖的复杂性和特殊性，使此病一度在手术治疗上存在很大困难，但近年来随着医学技术的发展，该肿瘤的治疗水平也在不断地提高。

### （三）脊柱转移性肿瘤

转移是恶性肿瘤最重要的特征之一，约70%的癌症患者出现不同部位的转移。尸检脊柱转移瘤的发生率为70%，其次为肋骨、头颅、股骨和骨盆。Honoso认为脊柱转移瘤可发生在早期，不一定是终末期。而脊柱是骨转移最常见的部位，据统计，转移至脊椎的恶性肿瘤仅次于肺和肝脏，居第3位。最容易产生脊椎转移的恶性肿瘤有乳腺癌、肺癌、前列腺癌、子宫颈癌、肾癌、甲状腺癌、肝癌、胃癌、结直肠癌等，其中乳腺癌、肺癌、前列腺癌最为多见。脊柱转移可以发生在原发肿瘤灶演变的各个阶段，但结直肠癌和黑素瘤则多发生于疾病晚期。

脊柱转移瘤以胸腰椎为多见，其次为颈椎和骶椎。也可发生髓内转移，但相对较少。部分肿瘤类型常倾向于转移至较为特定的脊柱节段，如结直肠癌脊柱转移多数累及腰椎（55%以上）。

## 二、脊柱肿瘤的病理

活体组织检查是脊柱肿瘤最确切的诊断手段，也是脊柱肿瘤的诊断依据，只有靠活检来证实或否定临床诊断。

1. 穿刺活检　随着穿刺活检成功率的不断提高，适应证也逐渐扩大，成功的关键是适应证正确、穿刺部位准确、病理科医师的技术与合作及操作者的个人经验。穿刺针的选择决定于肿瘤是溶骨性、成骨性或混合性，是骨组织还是软组织，当穿刺需通过较厚的皮质骨时，可用环钻开窗，然后吸取或夹取肿瘤组织。对于部位深在，邻近重要器官者可在CT导向下安全到达椎体的困难部位，若后外侧入路困难，可经椎弓根进入椎体取活检。

2. 切开活检　脊柱肿瘤切开活检是一次较大的手术，往往与计划切除肿瘤的手术结合起来一次进行，用于穿刺难以达到的部位或穿刺活检失败者，术中先取组织做冰冻切片检查，决定良恶性后按计划行治疗性的手术切除肿瘤。活检虽然是诊断的重要依据，但也存在一定的片面性，甚至诊断错误。一方面是到目前为止，显微镜仍以组织形态为基础，对未分化的细胞来说有时难以判断来源和种类，诊断难免有出入；另一方面，活检仅局限于一小块组织，不一定代表肿瘤全貌，因此，在分析病理所见时需结合临床、化验和影像学的表现综合考虑，必要时要做特殊染色、电镜观察、组织化学等，才能获得正确诊断的依据。

# 第三节　脊柱神经鞘瘤的微创治疗

椎管内神经鞘瘤是一种较为常见的，并且生长缓慢的肿瘤，病理分型多为良性。肿瘤大部分生长在髓外硬膜下，因其有较为完整的包膜，大部分可在不损伤周围神经血管结构的情况下手术全切肿瘤，术后复发率低，手术效果良好。在早期的椎管内肿瘤手术治疗时，术者关注点集中在肿瘤是否全切、神经功能的保护和改善上，往往忽视了脊柱结构的稳定性以及术后患者手术创伤的恢复情况，而长期随访发现，虽然手术短期内解除了肿瘤压迫，但患者仍可能出现疼痛、脊柱侧弯、椎管狭窄、脊柱活动受限等情况，影响患者的生活质量，因此神经外科与骨科在椎管内肿瘤全切的基础上，越来越重视术后脊柱的稳定性。

下面以"脊柱良性神经鞘瘤"为例进行如下介绍。

## 一、疾病概述

### （一）概述

神经鞘瘤是起源于Sehwann鞘的良性肿瘤，起病缓慢，多在中年时发现，占所有椎管内肿瘤的25%，以胸段为最多见，其余依次为颈段、腰段、骶段。

大多数神经鞘肿瘤是良性肿瘤，最初仅是神经鞘外形的膨大，但随着持续的增长，肿瘤不但发生外形改变，而且侵蚀神经轴索，形成形态各异的肿块。大多数神经鞘瘤是髓外硬膜下肿瘤，但也有13%的神经鞘肿瘤涉及硬膜内外，常称作哑铃形肿瘤，软组织常生长出椎间孔并形成椎前软组织肿块。有部分肿瘤侵犯椎体，在椎体内膨胀性生长。

### （二）临床表现

小的神经鞘瘤可无症状。神经鞘瘤常发生于后根，多首先表现为单侧的根性痛。患者表现为不同程度的胸背部或腰部疼痛、肢体麻木感及放射痛，休息时不能缓解，有会阴部皮肤感觉减退。肿瘤可呈串珠状或哑铃状表现，发生于神经根出神经孔处。巨大神经鞘瘤可侵蚀椎体并侵及椎旁软组织。当肿瘤进一步增大压迫脊髓时可出现脊髓半切综合征，刺激并压迫马尾神经、神经根则产生剧烈根性神经痛，性质呈刀割、火烧样，常伴有直肠、膀胱括约肌功能障碍。静息痛是本病的特点，可能是肿瘤持续压迫马尾神经纤维，造成马尾微循环障碍而引起的。有些患者出现腰背部广泛的压痛和叩击痛。

### （三）病理

神经纤维瘤，起源于脊神经鞘膜和神经束纤维结缔组织。大多发生于脊髓神经后根。肿瘤在椎管内呈膨胀性生长，肿瘤组织不侵入脊髓实质而压迫脊髓之上。瘤体有完整包膜，多呈圆形或椭圆形。大小不一，一般发生在胸段脊髓者瘤体较小，发生在马尾部的肿瘤可生长很大。一般为单发，多发者可见于多发性神经纤维瘤。神经纤维瘤其组织结构比较硬实，少数可发生囊性变。显微镜下检查：神经纤维瘤是由纤维致密的纤维束交织构成。大致有两种组织类型，一种是细胞核呈栅状排列，另一种是退行性变，组织稀松呈网状结构。少数情况下，肿瘤可发生恶性变。脊髓神经纤维瘤大部分都位于脊髓外、硬脊膜内和蛛网膜下腔。少数可发生在硬脊膜外，有的通过椎间孔或椎体、椎板间隙向椎管外生长，呈哑铃状；哑铃状神经纤维瘤，多发生于颈段，其次是胸段，腰骶部较少见。脊髓神经纤维瘤多起源于脊神经后根，位于脊髓旁和1~2神经根相连。其次是位于脊髓腹侧或腹外侧。位于腰骶部的神经纤维瘤，大都和马尾神经粘连明显。

### （四）辅助检查

1. 影像学表现

（1）X线检查：60%左右的椎管内肿瘤可引起骨质改变，肿瘤压迫可使椎弓根内缘骨质吸收、变薄或凹陷，两侧受累呈括弧状变形，重者可完全破坏。椎弓根距离增宽，致椎管的横径增宽。肿瘤向外延伸压迫神经根时，可使椎间孔扩大，在斜位片上可显示。肿瘤使骨质膨胀，甚至穿破骨外，形成软组织肿块。当椎体受侵蚀，可造成椎体塌陷、压缩。

（2）CT及CTM扫描：在CT上神经鞘瘤表现为密度不均的肿块，肿瘤多为实质性，呈椭圆形或圆形，有完整包膜，密度高于脊髓。脊髓和肿瘤之间有分界。脊髓常受压明显，多数呈现扁平状。CTM上可见肿瘤远端蛛网膜下腔扩大，对侧蛛网膜下腔变窄。扫描还能显示肿瘤与邻近组织的关系，以及骨质破坏情况。

（3）MRI检查：对神经鞘瘤的诊断有重要意义。90%的神经鞘瘤发生在椎管的后外侧，由于肿瘤生长缓慢，脊髓长期受压，常有明显的压迹，并出现水肿、脱髓鞘、变性和软化等改变。肿瘤离开硬脊膜沿神经根向外延伸，外观为哑铃形，出现椎体、椎间孔以及邻近骨的侵蚀、破坏。

脊柱神经鞘瘤在$T_1$加权像上边缘光滑，呈类圆形、短棒形或分叶状的肿块影，位于椎管内髓外，信号强度等于或略低于脊髓，瘤周可见低信号包膜或有脑脊液包绕。位于下腰段神经鞘瘤由于压迫或阻塞蛛网膜下腔，脑脊液回流困难，大量蛋白质凝集，使$T_1$缩短。因此，$T_1$加权像上肿瘤下界显示不清，$T_2$加权像上瘤体信号增强，包膜仍呈现黑色低信号，从而使肿瘤界限显示更为清晰。实质性肿瘤在$T_2$加权像上出现靶征，即周边区为高信号而中心区呈现低信号；但如中心区有囊性坏死，则$T_2$加权像上中心区反而呈现高信号。

脊髓受压时，可见脊髓变扁和向对侧移位。如有水肿或软化，在$T_2$加权像上则表现为高信号区；冠状面横断面扫描能清晰地显示肿瘤向椎管内延伸，椎间孔扩大和哑铃状肿块全貌。静脉注射Gd-DTPA后行$T_1$加权扫描，无囊性变时，肿物呈明显的均匀一致强化；大多数肿瘤因伴有囊性变和出血呈不均匀强化或环状强化，未强化区呈多灶性或多中心分布，对应病理上的囊变、黏液样变和出血灶区。据测量，增强后的信号可高于强化前200%~400%。

（4）椎管内造影：见肿瘤下方的蛛网膜下腔出现杯口样充当缺损，杯口较为光整。肿瘤侧神经根袖出现抬高、歪斜等移位和变形的征象。

2. 脑脊液及其动力学检查　奎根氏试验阳性，脑脊液生化检查示蛋白质含量明显升高。

**（五）诊断**

脊柱良性神经鞘瘤是一种十分常见的肿瘤，影像学特点较明显，常见X线片上椎弓根间距增大，出神经孔的肿瘤在斜位片上椎间孔扩大。椎管造影典型者有肿瘤远端的杯口样缺损。MRI检查可见$T_1$加权像上等低信号，$T_2$加权像上呈现高信号，但有时与脊膜瘤、室管膜难以鉴别。脊膜瘤在CT检查上可能出现钙化，且多不侵及椎间孔，体积往往较小，也较少囊性变，因而常常出现均质性强化，脊膜瘤在$T_2$加权像上为等信号，CT上呈等密度。室管膜瘤在MRI检查上信号不均。脊膜瘤、室管膜瘤多数限于椎管内生长，通常不侵及椎体及椎弓根。有时则需要术后的病理检查相鉴别。

## 二、微创治疗

由于椎管内肿瘤特殊的解剖位置，传统术式是切开椎板后进行肿瘤切除，手术导致脊柱后柱的完整性被破坏，使术后脊柱失稳的概率增加。且由于椎板及后方张力带结构的破坏，往往还需要进行椎板还纳，或者内固定系统置入，重建脊柱的稳定性，此类术式不仅创伤大、手术时间长、出血多，还增加了患者的费用，脊柱的活动功能也受到了一定影响。随着脊柱外科飞速的发展，手术器械的不断更新，微创脊柱手术（minimal invasive spinal surgery，MISS）理念的诞生，也是目前神经外科微创领域的重点研究方向，在通过微创手术治疗椎管内肿瘤的过程中，如何在减少正常组织损伤、保护脊柱稳定性的基础上，同时达到满意的治疗效果是目前神经脊柱外科领域的研究热点。

# 第四节　骶管囊肿的微创治疗

## 一、疾病概述

### （一）概述

骶管囊肿是指发生于骶管内的囊性病变，根据囊肿内是否有神经纤维或细胞，可将骶管囊肿分为单纯型和神经根型两种类型。临床症状以骶管内神经受压表现为主，囊肿与硬膜囊一般有交通孔，交通孔为瓣膜样。

以往临床上常将骶管囊肿误诊为腰椎间盘突出症、椎管狭窄或肿瘤等。由于医学影像学的发展，特别是MRI的应用，对本病的诊断率明显提高。骶神经根囊肿的临床发病率为1%～4.6%，该病往往累及骶2～3神经后支或背侧神经节，MRI和椎管造影可以明确其部位和大小。

### （二）临床表现

其中70%为无症状者，有症状患者多表现为腰骶部钝痛，症状与体位的变换有关，由于囊肿多与蛛网膜下隙相通，站立时脑脊液可进入囊肿内，使囊肿扩张，囊壁上的神经纤维受到牵张和压迫而症状加重。卧位囊肿内脑脊液则可流出，囊肿体积缩小，其张力减低，从而减轻了对神经根的挤压牵拉，症状随之减轻。一般上午轻下午重，站立或行走后症状加重，卧床休息症状可减轻。在久坐或站起来的过程中常有腰及下肢疼痛。随着年龄的增长，囊肿也逐渐增大，压迫症状也随之加重。常有间歇性跛行，临床上常误诊为腰椎管狭窄症。如骶神经根受累，则表现为马尾神经压迫和刺激症状，以会阴部马鞍区感觉异常为主，有的表现为排尿功能紊乱或性功能障碍、肛门烧灼样疼痛，有的误诊为马尾神经瘤。临床症状轻重与囊肿大小和压迫程度有关。

### （三）辅助检查

1．X线平片　腰骶部正位X线片多作为常规检查，但很少有阳性发现。如果囊肿较大、病史较久者，以骶椎为中心侧位片有的表现为骶骨侵蚀现象、骶椎椎管扩大、椎管前壁即椎体后缘有橄榄状凹陷性密度减低区，有的椎管后壁即椎板变薄，严重者椎板有中断现象。合并腰骶部先天性骶椎隐裂和移行者多见。

2．CT及MRI特点　骶管囊肿因其位置的特殊性，临床表现又与其他椎管内疾病相似而未引起人们的重视，CT扫描腰椎间盘不容易注意骶管情况而漏扫，除非骶管囊肿引起明显骶管骨质吸收，CT的密度分辨率最高，对囊肿周围骨质结构的改变显示最佳，评价囊肿对椎管骨壁的压迫性骨质吸收优于MRI，若结合增强扫描，亦能大致确定囊肿的性质。但是由于受骨伪影及分辨率的影响，肿瘤与周围组织的关系在CT上显示欠清晰，由于MRI对水的敏感度很高，囊性病灶的诊断中，CT不及MRI。MRI因其无创，软组织分辨力高，多方位成像又无骨伪影，能较好显示囊肿大小、数目、分布、内部结构其与周围组织的关系。

3．MRI表现　①囊肿位于骶管内，呈卵圆形，串珠状及不规则形，可以单发或多发；②囊肿境界清楚，囊壁菲薄，信号与脑脊液相似，$T_1WI$呈均匀一致的低信号，$T_2WI$呈均匀的高信号，增强扫描囊壁及囊液无强化；③囊肿主要位于骶1～3椎平面骶管内。

## 二、诊断

1．临床特点　腰骶部钝痛，症状与体位的变换有关，一般上午轻下午重，站立或行走后症状加重，卧床休息症状可减轻。在久坐或站起来的过程中常有腰及下肢疼痛。

2．影像学特点　MRI可以确诊。

## 三、微创治疗

患者俯卧，根据MRI矢状位、水平位成像明确囊肿位置，设计进针点，一般选择囊肿中部或骨质最薄弱处为进针点。根据解剖学知识定位穿刺点并标记。常规消毒铺巾。于标记的进针点插入5 mL注射器针头，正侧位透视确定进针点准确，如有偏差可适当调整。2%利多卡因逐层麻醉至椎板骨膜，侧位透视下插入穿刺针，穿透椎板进入囊肿中部，拔出针芯，有液体从穿刺针流出，用注射器回抽直到囊内液体抽尽，记录液体量，一般2～5 mL。囊液抽出后患者即感肛门坠胀感好转。通过穿刺针套管注入约2 mL欧苏，透视下观察造影剂的充盈情况，进一步证实穿刺针在囊肿内，抽出造影剂将生物蛋白胶的主体与催化剂相应的溶解剂分别溶解，吸入两个注射器内，安装在连接架上，与三通接头连接，通过穿刺针套管将两者等速、等量注入囊腔内，一般3~5 mL，注入数秒后即形成胶冻样结构。当囊腔内充满生物蛋白胶后，注入时有阻力感，患者感腰骶部或相应神经支配区出现胀痛，此时应停止注入。拔出穿刺针套管，无菌纱布覆盖。术后卧床5~7天，口服或静脉预防性应用抗生素3天。

# 第五节　其他脊柱肿瘤的微创治疗

## 一、颈椎椎体肿瘤

临床上颈椎椎体肿瘤比较少见，多发病隐匿，而且颈椎椎体肿瘤早期症状没有特异性，患者早期无明显临床症状，故颈椎椎体肿瘤的早期发现及临床诊断非常不易。现如今，临床症状、影像学检查和病理学检查相结合是临床上颈椎椎体肿瘤诊断的主要原则，患者临床上主要表现为颈肩痛、手臂发麻、无力、皮肤感觉迟钝或者消失、肢体无力、步态不稳、举止笨拙、活动不灵、跛行等，通常此时病情已发展比较严重，生活多不能自理，患者常常被误认为颈椎病而延误治疗，病情严重者甚至可出现瘫痪、呼吸困难等症状，危及生命。MRI检查是诊断颈椎椎体肿瘤的重要手段，MRI具有对软组织分辨率高的特点，能清晰地分辨瘤体组织和人体正常组织，较好地显示了病灶与邻近正常组织的关系。对椎管脊髓周围的侵蚀及周围肌肉、脂肪等软组织的显示更敏感，它可在多方向成像显示肿瘤部位的解剖结构及对周围组织的侵蚀范围，对确定手术界限指导手术边界范围具有非常重要的指导意义。CT检查在临床上检查颈椎椎体肿瘤中的应用非常广泛，有重要的指导意义，它可准确地判断颈椎椎体骨质侵蚀范围甚至骨小梁的破坏程度，此外三维CT扫描还可通过影像从各个平面详细评估各颈椎椎体的解剖结构，了解肿瘤对椎体骨质的侵犯程度，如椎体、椎弓根、侧块、关节突等。不过，颈椎椎体肿瘤最终确诊需依据病理检查结果。经皮穿刺活检术安全性高，准确率高，是目前术前颈椎椎体肿瘤明确诊断最有效的方法，且穿刺术后并发症少，仅有局部伤口轻微疼痛，对术前病情的评估及手术方案的制订有重要的指导意义。而颈椎椎体肿瘤诊断的金标准还是术后切除标本的病理检查。

因为颈椎椎体肿瘤可侵蚀破坏颈椎椎骨，严重可导致脊髓压迫、四肢瘫痪，甚至危及生命等严重并发症，所以颈椎肿瘤应及时发现、治疗，颈椎肿瘤切除是目前颈椎肿瘤首选的治疗方法。国内外学者普遍认为颈椎椎体肿瘤最有效、最主要的治疗手段是椎体肿瘤的手术切除，通过手术彻底清除肿瘤病灶，阻止肿瘤对椎骨及周围组织的进一步侵犯，并进行稳定性重建，缓解或解除其临床不适症状，另外大大减少了肿瘤复发概率和防止肿瘤转移。

目前国内外认为手术是颈椎椎体肿瘤最重要、最有效的治疗方法。传统的颈椎椎体肿瘤的手术方式主要有三种：前路手术、后路手术及前后联合手术，其存在手术径路远、创伤大、有损伤颈部重要血管神经引发严重并发症的可能，尤其是儿童颈椎恶性肿瘤手术难度大、易复发、预后差，如何安全有效地暴露并切除颈椎椎体病变是临床医师正在探讨中的课题。近年来，安全、可靠且创伤小的微创方法治疗颈椎椎体病变逐渐应用于临床。随着鼻内镜解剖、内镜技术和外科学的发展，进一步扩大了鼻内镜外科手术的治疗范围。

1. 手术前准备　手术前3天应用洗必泰漱口液含漱清理口腔，氧氟沙星滴耳液滴鼻消毒鼻腔，手术前1天应用抗生素。术前嘱患者多卧床休息，尽量避免活动，下床时注意对颈部的保护，佩戴颈具保护颈椎，必要时予行颈骨环形弓牵引。向患者详细告知有呼吸困难等严重风险的发生，甚至危及患者生命。

2. 手术操作　患者取仰卧位，经口内气管插管施以全麻，垫肩仰头，颈部后伸，以头圈固定头部。碘伏消毒颜面部、鼻腔和口腔，铺无菌巾。将儿童导尿管由鼻腔内导入，悬吊悬雍垂及软腭，Davis开口器撑开口腔，显露咽后壁，0度鼻内镜连接显像系统后置入咽腔，碘伏冲洗消毒咽腔。用1mL注射器针头插入病变椎体平面咽后壁，C形臂X光机透视定位。针状电刀纵行切开咽后壁黏膜、黏膜下组织及椎前肌肉层，钝性分离暴露病变椎体及病变组织，选取部分组织送冰冻病理检查，刮除病变组织，电钻磨削骨壁彻底切除病变组织，电凝止血，碘伏消毒，生理盐水冲洗术腔，植入人工骨，4-0可吸收线间断缝合切口，术毕。

## 二、脊柱转移癌

脊柱转移癌最常见的原发肿瘤是乳腺癌、肺癌、前列腺癌。传统脊柱开放手术具有手术创伤大、并发症多、住院时间长、功能恢复差等缺点。近几年，微创技术逐渐成为现代外科手术发展的趋势及方向，符合患者的现代审美观念和要求，亦可达到常规开放手术的要求。各种脊柱微创技术逐渐进入脊柱外科医生的视野，并在转移癌的治疗中取得了显著疗效，具有广泛的应用前景。本文就微创技术在脊柱转移癌治疗中的应用作简单介绍。

### （一）胸腔镜辅助外科手术

1. 概述和适应证　胸腔镜辅助外科手术（VATS）是一种利用电视技术和内镜技术

相结合而产生的微创外科技术。20世纪初，瑞典医生Jacobaeus开始使用内窥镜来诊断和治疗肺结核胸膜粘连并得到推广。1996年Rosenthal等首次将VATS用于胸椎转移癌患者的前路减压内固定，减少开胸手术带来的创伤和并发症，获得了良好的手术效果。与传统开胸手术相比，腔镜手术主要有以下优点：①手术瘢痕明显减小，外表美观；②手术创伤小，出血量少，对人体各组织、器官正常功能的干扰相对较小，并发症少；③手术视野佳，可观察胸腔全貌，并且具有放大效果，使术野较肉眼更清楚，便于分离操作；④术后疼痛轻，术后恢复快，可以使患者早期恢复活动，避免长期卧床引起的并发症等。

此手术的适应证与传统开胸手术相当，即适用于侵犯脊椎前中柱、局限于椎体内的病灶，部分不能耐受传统开胸手术的转移瘤患者亦可选用。绝对禁忌证包括：不能耐受单肺通气或者对侧全肺切除者；1秒用力呼吸容积小于50%；严重的胸膜粘连或者肥厚性胸膜炎患者；呼吸功能不全或呼吸衰竭的患者；胸腔内积脓或严重感染者；既往开胸手术失败者；不能耐受麻醉和手术者等。

2. 手术操作　患者取侧卧位，椎体破坏严重或有软组织包块的一侧向上。根据椎体病变位置不同，所做的操作切口、光源切口和吸引切口有所不同。

（1）操作切口：$T_1 \sim T_5$选在相对应的病椎或高于病椎一个肋间隙的腋中线（腋窝内）处，$T_6 \sim T_{12}$选在比病椎高一个或两个肋间隙的腋后线。传统的切口为1～2 cm的小切口。

（2）光源切口：$T_1 \sim T_5$选在比操作切口高一个肋间隙的腋前线处，$T_6 \sim T_{12}$选在比操作切口高两个肋间隙的腋中线处做1 cm皮肤切口。

（3）吸引切口：$T_1 \sim T_5$选在比操作切口低两个肋间隙的腋中线处；$T_6 \sim T_{12}$选在比操作切口低一个或两个肋间隙的腋后线处做1 cm的皮肤切口。术者可在电视胸腔镜下探查病椎及其上下椎体和椎间盘，并通过操作切口可完成患椎的活检、切除、脊髓减压、植骨、内固定等操作。

3. 临床应用　胸腔镜能够在屏幕上清晰地显露整个胸椎，并可纯腔镜下完成患椎的次全切除、减压、内固定和重建等技术，从而达到微创治疗的目的。Sasani等报道了对6例$T_5 \sim T_{11}$胸椎转移瘤的患者采用腔镜进行肿瘤切除、脊髓减压、椎体重建内固定，手术平均时间185分钟，平均出血330 mL，平均住院时间6.5天，术后VAS疼痛及Oswestry评分均明显改善。Le Huec等改良了胸腔镜工作通道入路，通过胸骨柄上方和第二肋下缘入路，充分暴露$T_1 \sim T_3$椎体，对2例颈胸椎交界处转移瘤的患者采用改良的方法切除病变椎体并取得满意的效果。

4. 并发症　胸腔镜手术的并发症类似于开胸手术，常见有暂时性肋间神经痛、术中术后大出血（>2 000 mL）、肺不张、气胸、血胸、乳糜胸、胸腔或内脏结构损伤（如膈肌或肺损伤）、神经并发症、脑脊液漏、脊柱不稳等。术者应严格把握手术指征，熟练掌握操作技术，充分评估患者病情及完善相关术前准备，可有效地预防和处理围手术期并发症，使并发症的发生及危害降到最低。

### （二）小切口脊柱手术

1. 概念和适应证　由于腔镜手术器械昂贵、技术含量高、操作难度大、学习曲线陡峭导致手术时间过长、术中并发症难以处理等制约因素，目前尚未广泛应用于临床。为克服上述缺点，脊柱外科医生改良了传统的腔镜手术，将切口稍微延长成为微创入路脊柱手术，并取得一定的临床疗效。

此手术适用于经胸腔、腹腔进行椎体前路手术的病例，如椎体病灶或脊髓受压（包括结核、肿瘤、骨折等）的病灶清除、减压以及脊柱前路稳定性的重建。曾接受过开胸、开腹手术导致胸膜、腹膜重度粘连者，患有严重的心肺疾病、凝血功能障碍及完全不能耐受手术者是该手术的禁忌证。

2. 手术操作　患者取侧卧位，上胸段从右侧开胸，胸腰段则从左侧，对侧单肺通气，打开胸腔，将肺向内侧牵拉，暴露胸椎病变。肿瘤位于胸腰段时可切开膈肌，胸腹联合小切口完成或在胸腔和腹腔外完成手术。$L_3 \sim L_4$病变从左侧进入腹膜后，皮肤切口$4 \sim 6$ cm，切开腹肌，推开腹膜进入腹膜后，宽拉钩牵开充分暴露腰大肌起点，保护输尿管、髂腹下和髂腹股沟神经，切开部分腰大肌起点，暴露腰椎，首先结扎和切断椎体横动脉，在切除椎体肿瘤前先切除椎体上下椎间盘直至终板，然后切除椎体肿瘤，进行前路钢板或钉棒系统固定重建稳定性。

3. 临床应用　Payer等报道了37例前路小切口脊柱微创手术，其中11例为椎体肿瘤（包括8例椎体转移瘤、2例多发性骨髓瘤和1例动脉瘤样骨囊肿），11例肿瘤患者平均出血711 mL，术后患者神经功能显著改善，术后效果较为满意。Massicotte等对10例脊柱转移癌患者采小切口脊柱微创手术进行脊柱减压和内固定，术中平均出血335 mL，术后给予脊柱立体定向放疗7天左右，术后患者疼痛、生活质量、神经功能均显著改善。

4. 并发症　微创入路脊柱手术虽有切口小、创伤小、住院时间短等微创优势，其并发症类型与开放手术基本相同，常见有术中损伤椎前血管和神经、手术损伤脊髓引起的神经功能障碍或截瘫脊柱不稳、硬脑膜或脑脊液漏、肿瘤复发、术后伤口感染不愈、金属材料相关并发症等。根据手术的部位存在特定的并发症，如胸椎手术时可见术后暂时性肋间神经痛、气胸、血胸、乳糜胸、肺炎、肺不张、膈肌及纵隔损伤等并发症，腰椎手术则可能出现腹外疝、腹膜炎、腹膜粘连、腹腔血肿、肠梗阻、脏器损伤（如胃肠道、输尿管、膀胱等）、尿潴留、术后感染等并发症。

## （三）经皮穿刺椎体成形术（PVP）和经皮椎体后凸成形术（PKP）

1. 概述和适应证　　PVP是采用经皮穿刺经椎弓根途径的方法将骨水泥直接注射到病变椎体内，利用骨水泥重塑椎体形态，增强椎体的强度，使病变椎体维持或恢复稳定性，重塑椎体的生理功能。1987年Galibert等首次报道使用经皮穿刺椎体成形术治疗$C_2$椎体侵袭性血管瘤案例，取得了良好的疗效。自此PVP广泛的应用于各种脊柱转移瘤引发的脊柱压缩性骨折。但该术的缺点是不能恢复椎体高度和纠正脊柱后凸畸形及较高的骨水泥渗漏率，文献报道为30%~67%。1994年Reiley等在PVP的基础上采用球囊扩张来纠正后凸畸形的方法，称为PKP，于1998年正式应用于临床。该手术比PVP能较大程度地恢复骨折椎体的高度，利用经皮穿刺将一种可膨胀球囊置入塌陷的椎体，通过球囊的扩张抬升终板，恢复椎体的高度，矫正后凸畸形，并在椎体内形成一个四周为骨壳的空腔，在较低压力下灌注高粘滞的骨水泥，降低了骨水泥渗漏的发生率，文献报道约为8.6%。

PVP及PKP主要适用于转移瘤破坏椎体引起局部剧烈疼痛和椎体病理性压缩骨折，但对多发的脊椎转移癌引起的疼痛则效果较差。患有凝血功能障碍、椎体感染、显影剂过敏、椎体骨折或病变压迫脊髓导致截瘫等为其禁忌证。

2. 手术操作　　PVP操作与PKP基本相似，患者取俯卧位，手术在C形臂机或CT监视下，经皮穿刺经椎弓根或椎弓根旁途径将可膨胀球囊置入塌陷的椎体，通过球囊的扩张抬升终板，恢复椎体的高度，矫正后凸畸形，并在椎体内形成一个空腔，在较低压力下灌注高粘滞的骨水泥，充填固定并强化椎体。在$T_5$~$T_{12}$常采用经椎弓根旁途径，即经椎弓根与肋骨头间途径置入球囊，进针点位于横突和上关节突交界处，在肋横关节间稍高于椎弓根外侧壁；在$T_{10}$、$L_5$可采用经椎弓根途径，进针点位于椎弓根影外上方，左侧10点钟、右侧2点钟位置，可有效地避免血管神经损伤，防止填充剂向椎旁渗漏。

3. 临床应用　　PVP和PKP在治疗脊柱转移瘤引起的疼痛方面疗效显著，其安全性也被临床医生所认可，因此这两种手段亦被作为脊柱转移癌的姑息治疗方案被广泛应用。Fourney等对顽固性腰背痛的21例多发性骨髓瘤和35例脊柱转移癌患者的97个椎体进行了椎体成形术（PVP65个、PKP32个），结果表明84%的患者疼痛显著缓解或消失，止痛效果超过1年。Sun等报道了32名脊柱转移癌的患者接受PVP治疗，97%的患者在治疗后1天、1周时疼痛缓解，86.7%的患者在治疗后1个月疼痛缓解，82.3%的患者在治疗后3个月疼痛缓解，76.9%在治疗后半年内疼痛缓解。由于这两种方法属姑息疗法，杀灭肿瘤细胞的作用有限，亦不能同时治疗椎体周围的组织病变，因而有学者试将PVP或PKP与$^{125}$I粒子植入联合应用，在缓解疼痛及提高脊柱稳定性的同时，尚可对病变椎体及周围病灶进行组织间近距离放射治疗，并取得一定的效果。

4. 并发症　　PVP及PKP最常见的并发症为骨水泥漏。椎体转移瘤的骨水泥渗漏可发生在任何部位，常见的渗漏部位有椎管内硬膜外、神经根管、椎旁软组织、相邻椎间盘内及椎旁静脉丛。大多数情况下，少量骨水泥渗漏多无严重不良后果，但较多渗漏可导致神经根痛、椎管受压及肺栓塞等较严重并发症。除此之外，其他并发症还包括肋骨和椎体附件骨折、骨水泥植入综合征、感染、出血和穿刺部位血肿形成等。

### （四）射频消融术（RFA）

1. 概述和适应证 射频消融术是近年开展的肿瘤微创治疗新技术，已逐步用于治疗脊柱椎体肿瘤。射频消融能明显缓解脊柱转移瘤引起的疼痛，其作用机制在于热破坏骨膜、骨皮质和肿瘤组织内神经末梢，另外肿瘤细胞坏死产生肿瘤坏死因子-$\alpha$和白介素，抑制了破骨细胞活性。射频消融术的适应证是对脊柱转移癌患者引起的疼痛进行姑息治疗，肿瘤距离脊髓1cm以内的患者为其禁忌。

2. 临床疗效 射频消融对脊柱转移癌患者有显著疗效，尤其在减轻脊柱转移癌患者的疼痛方面已得到多数学者的证实。目前有许多研究者将目光转向射频消融术与PVP、PKP联合治疗的治疗效果上。胡继红等分别对12例和8例无法手术切除的椎体转移瘤患者进行RFA术和PVP，术后患者VAS评分明显降低，效果较为满意。王卫国等对226例患者进行回顾性分析，其中RFA联合PVP105例，行单纯PVP121例，比较发现，术后患者疼痛均缓解明显，两组术后疗效对比分析无统计学差异，但RFA联合PVP组骨水泥外漏发病率明显低于少于单纯RFA组。

### （五）其他微创技术

经皮椎弓根螺钉固定术（percutaneous pedicle screw fixation，SSPF）作为新兴的脊柱内固定微创技术，目前亦应用于椎体转移癌的治疗上，主要适用于体质差、无法耐受常规开放椎弓根螺钉内固定手术且没有脊髓和神经根压迫但存在严重脊柱不稳的患者。Kim等对16例脊柱转移癌引起病理性骨折的患者行经SSPF术，术后4~7天所有患者均可站立行走，术后VAS评分从（8.2±1.8）分降到（3.8±2.0）分，步行功能得到明显改善。Gasbarrini等对187例患者（其中54例脊柱肿瘤中包含22例脊柱转移癌）采用微创经椎弓根螺钉固定术，肿瘤组患者术后疼痛得以显著改善，取得满意的临床效果。近年来影像学和更细的探针及氩气、氦气冻融技术的结合应用和发展，经皮冷冻消融术也成为一种治疗脊柱转移癌的微创技术。Masala等报告1例胆管癌多发转移至肝脏及$L_2$椎体的患者，行化疗及放疗后仍有持续背痛，使用经皮冷冻消融术及PVP治疗$L_2$椎体转移灶，术后VAS评分由8分降至3分，取得满意效果。Callstrom等报道了应用经皮冷冻治疗61例不愿接受放疗、手术等传统治疗或其疗效不满意的有严重疼痛的骨转移癌，其中6例脊柱转移癌患者术后疼痛均明显缓解。

血管栓塞术也作为一种微创技术应用于脊柱转移癌患者，其可以经动脉插管也可经皮穿刺进行操作。起初其主要应用于脊柱转移癌在外科开放手术前进行栓塞，从而减少术中出血。Truumees等认为60%的脊柱转移癌富含血供，经动脉插管的栓塞术可以减少术中出血的风险。目前对于部分无法耐受手术的脊柱转移癌患者，血管栓塞术尝试作为一种局部控制肿瘤、缓解疼痛症状的姑息治疗手段。Koike等对脊柱转移癌的患者进行动脉插管化疗及血管栓塞术，75%的肿瘤血供得以阻断，发现血供阻断的程度与疼痛的缓解呈正相关性，从而认为血管栓塞术也是一种缓解脊柱转移癌疼痛的姑息治疗手段。

## 三、胸椎椎体肿瘤

### （一）胸1～3椎体肿瘤切除术

1. 适应证　适用于胸1～3椎体良恶性肿瘤，包括合并截瘫者。

2. 手术方法　侧卧或侧卧位。气管内插管，静脉普鲁卡因全身麻醉。

（1）切口与显露：可选用下列四种入路之一。①前切口：对于局限在胸1～3椎左前方的肿瘤，可用此切口显露。而右侧有喉返神经斜行经过，不适用此切口。沿左侧锁骨外端上缘上方1cm左右作横切口达中线并超过中线，切开皮肤、皮下和颈阔肌，向外侧牵开胸锁乳突肌，游离并向外牵开颈动静脉鞘，将甲状腺下静脉牵向对侧，同时牵开气管和食管，即可见胸1～3椎体和肿瘤。在血管鞘附近需注意勿损伤喉返神经和乳糜管；②经胸骨切口：在胸骨切迹上2cm开始向下作中线纵切口达第3肋软骨切迹平面，切开皮肤、皮下和胸骨骨膜，于胸骨前后面的骨膜下剥离上半胸骨和胸肋关节，防止破入胸腔。然后从第2、第3肋软骨之间横断胸骨，再将胸骨上半由正中线切开，用自动牵开器轻轻撑开劈开的上半胸骨和胸肋关节，即显露上纵隔。用大血管断流钳两把暂时阻断左无名静脉，在两钳之间整齐切断该静脉，然后由主动脉弓之上，左右颈总动脉之间分离，将气管和食管牵向右侧，即可显露胸1～3椎体前方和肿瘤。手术结束后，需仔细吻合左无名静脉；③侧后方切口上背部距后正中线5cm处作纵切口，切开斜方肌，提肩胛肌、菱形肌和骶棘肌，显露1～3肋后段，骨膜下剥离第1、第2肋后段后切除之。在胸膜外解剖肋间神经，沿神经根达椎间孔。轻轻剥离胸膜并向前推开，即可见胸1～3椎体侧面和肿瘤；④经胸切口沿肩胛骨内缘作切口达肩胛下角，并向前下方延长。切开部分前锯肌，使肩胛骨下角同胸壁分离，逐渐将肩胛骨掀起，显露第1～3肋，切除第2、第3肋，进入胸腔，即达胸1～3椎体前侧面。

（2）切除肿瘤：在肿瘤椎体的侧前方结扎节段血管，经结扎血管深面与椎体骨膜外分离达到对侧。若系边界清楚的良性肿瘤，即沿肿瘤边界用不同弯度的骨凿凿除完整的肿瘤。若肿瘤破坏广泛而靠近后侧骨皮质时，或系恶性肿瘤，可先切除上下椎间盘，达后纵韧带前面，用尖嘴咬骨钳咬除术侧椎弓根，沿神经根即可窥测脊髓与椎体后方。肿瘤椎体大部分游离后分块切除，再小块咬除或刮除对侧椎弓根，切除或刮除椎管内与硬膜外的肿瘤组织，解除肿瘤对脊髓的压迫后彻底冲洗，止血。

（3）填充缺损区：椎体切除或刮除后的部分缺损可填入植骨块或骨水泥，但椎体后方的骨皮质应完整，避免挤压脊髓。肿瘤椎体全切除后的缺损，可在上下椎体软骨板切除后经终板中心各凿一个1cm深的骨孔。先填入明胶海绵，使之与硬膜或后纵韧带相贴合，以间隔脊髓，再填入骨水泥，使之进入上下所凿的骨孔内，以防骨水泥松动或滑脱。也可在上下椎体的侧前方各凿一骨槽，用植骨块嵌入槽内作椎体间嵌入植骨。

（4）缝合：冲洗伤口。经胸膜外者需置橡皮引流条或引流管，再逐层缝合切口。经胸腔者需安放胸腔闭合引流管。肺充气后缝合胸膜与肋间肌，再缝合肌层与皮下、皮肤。

3. 术后处理　①密切观察病情，注意伤口出血，选用有效抗生素，静脉补充液体和营养2~4日。术后24~48小时肠胃功能恢复后可进食；②注意呼吸，维持胸腔引流管通畅，胸腔渗液停止后拔管；③用骨水泥固定而无神经症状者，术后10~12日拆线后可下床活动。植骨者需卧床3个月，或石膏或外支具制动3个月，待骨愈合；④恶性肿瘤待全身情况恢复后需配合化疗或放疗。手术未能彻底切除的某些良性肿瘤可辅助放疗。

**（二）胸4~10椎体肿瘤切除术**

1. 适应证　适用于胸4~10椎体，椎体良恶性肿瘤及合并截瘫者。

2. 手术方法　气管内插管静脉普鲁卡因全身麻醉。术时患者侧卧，术侧在上，背部与手术台平面呈90°角。

（1）切口和显露：可选用下列途径之一。①经胸腔途径：根据肿瘤椎体的平面，可切除第5~9肋骨中之一肋骨。一般应切除病变平面以上的第1根或第2根肋骨，如病变在胸，则手术应切除第7肋骨；但胸4~5肿瘤则以切第5肋为妥。皮肤切口沿预定切除的肋骨走行，起于骶棘肌外缘，止于腋前线。若切除第5~6肋骨时，皮肤切口可绕过肩胛骨下角走行。切口长度在成人约为25cm。沿切口方向切开皮肤、皮下及浅、深筋膜。切断肌肉时，第一层为背阔肌，高位者同时切开部分斜方肌和菱形肌；第二层切开前锯肌，腹外斜肌起点及骶棘肌外缘，低位者切断部分后下锯肌。用电刀顺肋骨纵轴切开骨膜，再用骨衣刀剥离肋骨外面、上缘、下缘及肋骨内面的骨膜，用肋骨剪将所显露的肋骨剪下，保留备用。将肋骨床骨膜和壁层胸膜切开一小口，使空气进入胸腔，肺萎缩后将胸膜切口开大，上胸腔自持拉钩，再用平面拉钩将肺组织向中线拉开，即可见肿瘤椎体；②经胸膜外途径：以肿瘤椎为中心，在距棘突两横指（5cm）处作椎旁纵切口或向术侧凸的弧形切口，上下各超过两个脊椎。切开皮肤及浅、深筋膜后，沿切口方向切断斜方肌、大菱形肌、小菱形肌、背阔肌和后下锯肌。牵开切断的肌肉，露出骶棘肌和横突远端。在横突远端将骶棘肌纤维纵行分开并牵向内侧，露出肿瘤椎及上下各1个椎骨的横突及肋骨后段，于骨膜下剥离此三条肋骨及肋骨头，切除肋骨长度约为10cm，即达椎体侧方。注意勿损伤胸膜及肋间血管。沿肋间神经达椎间孔，向前推开胸膜即露出肿瘤和椎体侧面，有时需切断1～2条肋间神经，结扎肋间动静脉。

（2）切除肿瘤：经胸腔手术显露视野较广阔。切开后胸膜，左侧开胸者可见主动脉在肿瘤左侧，右侧开胸者可见腔静脉移向前方。需仔细游离大血管，并一一结扎肿瘤血管。切开肿瘤所在椎体的上下椎间盘，并沿肿瘤旁凿进椎体，对局限性肿瘤即可如此凿下。

需切除整个椎体时，从附近肋间解剖出肋间神经和血管并结扎，将血管推向前，将神经提起，沿神经达椎间孔，即可解剖出椎弓根，用咬骨钳咬除之。显露出椎体后缘，并可窥测硬脊膜。为保护硬膜，在椎体后部保留一薄层椎体后壁，边凿边看，逐渐由一侧向另一侧凿开。同时可从上下椎间盘切除后所余的间隙伸入弯形剥离器来探查对侧椎弓根的位置，最后将此椎弓根凿断，摘除完整的椎体和肿瘤。然后再咬除椎体后部的一薄层骨质，显示后纵韧带和硬膜。硬膜外有肿瘤者即可清除肿瘤，解除肿瘤对脊髓的压迫。经胸膜外手术者，由于视野受限，局部切除或刮除肿瘤较容易，要切除整个椎体较困难，不如经胸腔途径方便。

（3）填充缺损区：局部切除或刮除后椎体的部分缺损，可填入植骨块或骨水泥。椎体大部或整个切除后的缺损可分别采用椎间嵌入植骨、椎体钉固定和椎间植骨或椎体钉固定骨水泥填塞术。整个椎体切除后亦可采用人工椎体置换术，以重建脊柱的稳定性。

（4）缝合：经胸腔者需常规安放胸腔闭式引流管，肺充气后缝合胸膜与肋间肌，再缝合肌层与皮下、皮肤。经胸膜外者需置引流管供术后作负压引流，再逐层缝合切口。

3．术后处理　①按大手术后常规观察病情。注意伤口出血，选用有效抗生素，注意输血输液。术后1～2日肠胃功能恢复后可进食；②注意呼吸，鼓励咳嗽和深呼吸。维持胸腔引流管的通畅，胸腔渗血渗液停止后拔管；③已重建脊柱稳定性者，术后10～12日拆线后可下床活动；④恶性肿瘤待全身情况恢复后需辅助化疗或放疗。未能完整切除的某些良性肿瘤可辅助放疗；⑤有神经症状者，应密切观察神经功能的恢复情况。

## 四、胸腰段椎体肿瘤切除术

### （一）适应证

本手术方法适用于胸11至腰2椎体的良恶性肿瘤，包括合并截瘫者。

### （二）手术方法

气管插管，静脉全身麻醉。侧卧位，术侧在上。

1. 切口和显露　可选用下列入路之一。

（1）经胸腔和腹膜外途径：由经胸切口和腹膜外斜切口两部分组成。根据病变位置高低，沿第10肋或第11肋，由后向前达肋缘，再由肋缘转向腹壁沿腹膜外斜切口方向向下延伸。上部沿皮肤切口方向切开浅筋膜、深筋膜、背阔肌和下后锯肌，切开肋骨骨膜，于骨膜下剥离第10或第11肋骨，切除其全长。切开肋骨床骨膜和壁层胸膜入胸腔，使肺组织萎陷。下部沿皮肤切口方向切开三层腹肌，用盐水纱布将肾周脂肪囊、腹膜及其内容推向中线。然后切开膈肌附着，连通两切口，将萎陷的肺组织和切开的膈肌向中线牵开，即显露胸腰段椎体和肿瘤。

（2）后外侧途径：胸11至腰1肿瘤，切口上端由第10肋水平距棘突两横指处开始，先与棘突平行向下到第12肋远端后，再沿腹膜外斜切口走行方向向腹壁延伸，止于腋中线髂嵴的上方。胸12至腰1～腰2肿瘤，切口上端可起自第11肋水平，距棘突两横指处。沿第12肋向外下方走行，转向腹壁前方，再沿腹膜外斜切口方向向下延伸。沿切口方向切开浅、深筋膜，露出背阔肌和腹外斜肌。切断背阔肌，上端切断后下锯肌的下部和部分骶棘肌，下端切开腹外斜肌，腹内斜肌和腹横肌。将切断的肌肉牵开，即可见显露的第12肋和肾周脂肪囊。如为胸11肿瘤，可先切除胸11横突及第11肋骨后段，再切除第12肋，结扎第11肋间神经及血管，将胸膜推向前方即可见露胸11～胸12椎体的侧面。胸12平面为胸膜反折区，注意勿穿破胸膜。于椎旁沿第11和第12肋间神经达椎间孔，咬除胸12椎弓根，即可窥测一段脊髓。向前推开椎旁软组织，切开膈肌角即可显露胸腰段椎体侧方和肿瘤。

2. 切除肿瘤　在肿瘤椎体与上下正常椎体的侧前方纵行切开胸膜，在胸10～12椎体中分侧前方找到肋间动脉，分别切断、结扎。在腰1～2椎体则结扎腰动脉，经结扎血管深面与椎体骨膜外向左右分离达到椎弓根，显露肿瘤，若系局限的良性肿瘤，可沿肿瘤边缘、凿除、刮除或咬除肿瘤，残留部分椎体。若良性肿瘤破坏大部分椎体或系恶性肿瘤，需先切除上下椎间盘，显露后纵韧带，用尖嘴咬骨钳咬除术侧椎弓根，用神经剥离器沿神经根到硬膜，剥离硬膜与椎体后方的粘连，用骨刀大块切除肿瘤椎体，咬除或刮除对侧椎弓根，刮除椎管内的肿瘤组织，解除对脊髓的压迫。

3. 填充缺损区　肿瘤椎体切除后的缺损，可选用下列方法之一：①椎体间嵌入植骨；②椎体钉固定椎间植骨；③椎体钉固定椎间骨水泥填塞；④人工椎体置换术。

4. 缝合　止血冲洗后先将切开的膈肌复位固定，胸腔置闭式引流管，腹膜后置橡皮引流管，常规关胸，缝合腹内外斜肌、筋膜、皮下与皮肤。

## 五、腰椎椎体肿瘤切除术

1. 适应证　本手术适用于腰3～腰5椎体的良恶性肿瘤。

2. 手术方法　气管插管，静脉全身麻醉。侧卧位，术侧在上。根据肿瘤的性质和部位，选用下列途径之一。

（1）腹膜外斜切口：局限于一侧的椎体良性肿瘤。可用腹部一侧斜切口，或称扩大的麦氏切口。由肋缘下经麦氏点达耻骨结节上方，切开皮肤、皮下、腹外斜肌、腹内斜肌和腹横肌，向中线推开腹膜，露出腰大肌内缘和椎体外缘，显露肿瘤椎体。在肿瘤椎体的侧前方结扎腰动脉及肿瘤的血管分支，在结扎血管深面分离出肿瘤，沿肿瘤边缘凿除或咬出肿瘤，彻底止血后冲洗创口，椎体缺损区填塞骨水泥或植骨块。

（2）腹膜外横切口：较广泛的椎体良性肿瘤或椎体恶性肿瘤，可用腰腹半侧横切口，由腹部距中线5～6cm，横过腰部达后正中线，切断腹外斜肌、腹内斜肌和骶棘肌，向对侧推开腹膜进入腹膜后间隙。找到肿瘤椎，于肿瘤椎体侧方直视下切断腰大肌，保留腰大肌肌质内的腰丛神经，避免损伤未被肿瘤浸润的腰神经支。将切断的腰大肌向上下翻开，显露肿瘤椎体与上下各一个正常椎体中部侧方的腰动静脉，一一钳夹，切断并结扎。在结扎血管的深面与椎体骨膜外向左右分离，术侧到椎弓根，对侧到椎体侧方。切除上下椎间盘和术侧椎弓根，用神经剥离器从椎体后缘分开后纵韧带，大块切除肿瘤椎体，咬除或刮除对侧椎弓根。有神经症状者，再刮除椎管内的肿瘤，解除对神经的压迫，勿损伤马尾神经。

肿瘤椎体切除后的缺损，可根据肿瘤性质分别采用下列填充方法：①椎体间嵌入植骨；②椎体钉固定和椎体间植骨；③椎体钉固定和骨水泥填塞。彻底止血后冲洗伤口，缝合腰大肌，于伤口低位置橡皮引流管，缝合腹内斜肌、腹外斜肌、筋膜、皮下组织与皮肤。

3. 术后处理

（1）注意伤口出血量和输液输血，维持血压脉搏稳定在正常范围，胃肠功能恢复后可进食。

（2）选用有效抗生素预防抗感染。

（3）术后2～3日拔引流管，观察伤口有无感染。有神经症状者，观察神经功能恢复情况。

（4）单纯椎体间植骨而脊柱不稳定者，应卧床休息待植骨愈合。脊柱稳定性已重建者，术后10～12日时拆线后可下床活动。

（5）恶性肿瘤待全身情况恢复后需辅助化疗或放疗。

（6）每半年复查一次，可早期发现肿瘤有无复发或转移。

# 第九章

# 脊柱结核及畸形微创技术的应用

## 第一节 概 述

脊柱结核为骨关节结核中最常见者，都由血行感染而产生。它好发于儿童及青年，以20~29岁发病率最高，占36.6%。其中以腰椎最多，胸椎次之，颈椎最少，但儿童以胸椎结核多见，可累及几个椎骨和椎间盘，容易产生后突。颈椎结核亦以儿童多见，好发于第1~2颈椎，易造成病理性脱位。成人多发生在腰椎，一般涉及邻近的两个椎体，后突多不甚明显。

脊柱结核是一种继发病变，即全身结核病的局部表现，原发灶多在肺部，少数在淋巴结、消化系统和泌尿生殖系统等。当人体患病、营养不佳、精神消沉或接受化疗、放疗及免疫抑制剂治疗后，机体抵抗力差，结核杆菌可通过血流或淋巴到达颈椎局部，原在颈椎局部潜伏或已静止的病灶也可重新活动起来而发生颈椎结核。儿童多未感染过结核病，对结核菌的抵抗力很弱，感染后不但容易发病，而且容易扩散，儿童颈椎结核多在结核活动期发病。因此颈椎结核可发生于原发病灶的活动期，亦可在原发病灶形成甚至静止的几个月、几年或几十年内发病。颈椎结核的发病与颈椎的慢性劳损或积累性损伤有一定关系。

脊柱结核的病灶绝大多数位于椎体，主要由于椎体易劳损，椎体上肌肉附着少，椎体内松质骨成分多，椎体营养动脉多为终末动脉。病灶发生于椎体附件非常少见，约占6.3%。单纯椎弓根结核仅占1%。附件结核易侵犯脊髓引起压迫症状。椎间盘无血液运行，故无原发性椎间盘结核，但容易被结核菌破坏。结核杆菌从原发病灶主要经动脉系统进入椎体，少数通过静脉系统和淋巴管逆流进入椎体。在机体抵抗力下降时进入椎体的菌栓发病形成病灶，大多数（约90%）病例的椎体病灶只有一个，少数病例的病灶在两个或两个以上。每个病灶之间有比较健康的椎体或椎间盘隔开，因此也叫跳跃型病变。

# 第二节　脊柱结核的病因和发病机制

## 一、病因

脊柱结核是一种继发病变，即全身结核病的局部表现，原发灶多在肺部，少数在淋巴结、消化系统和泌尿生殖系统等。结核杆菌属于裂殖菌纲、放线菌目，分枝结核杆菌又分为牛型、人型、鸟型和鼠型四种，其中人型和牛型结核菌是人类结核病的主要致病菌。结核杆菌外形细长、微曲、两端钝圆。在干燥环境中结核杆菌可以长期生存不死，对湿热比较敏感。人体初次感染结核病以后，病变很快扩展到局部淋巴结，结核菌通过淋巴结进入血运，再扩散到全身。3~9周后机体对入侵的结核菌及其代谢产物发生过敏性或产生免疫力，此时结核菌素试验由阴性转为阳性。感染后出现血清内抗体和细胞内抗体，结核病变常发生干酪样坏死，干酪样坏死的产生可能由于局部炎症性细胞的堆积压迫毛细血管，引起局部缺血坏死；或与菌体蛋白所引起的过敏反应有关。干酪样组织很少吸引白细胞，因此，常没有一般化脓感染的特点；其腐败碎屑也不像一般坏死组织那样快地被吞噬细胞运走。干酪样组织的自溶作用受到抑制，以致长期不被吸收。干酪样组织内部一般呈酸性反应，有时其pH可低到4.0。干酪样组织软化时，其pH逐渐升高，向碱性转化，pH升高后干酪样组织易于钙化。干酪样病灶经过软化、吸收、纤维组织增生而治愈，或被钙化而治愈。在一部分虽已纤维化或钙化的病灶中，仍有结核杆菌存活处于静止中。软化后干酪样物质常随脓汁流注到身体其他部位而引起新的病灶。当人体患病，营养不佳，精神消沉或接受化疗、放疗及免疫抑制剂治疗后，机体抵抗力差，结核杆菌可通过血流或淋巴到达颈椎局部，原在颈椎局部潜伏或已静止的病灶也可重新活动起来而发生颈椎结核。儿童多未感染过结核病，对结核菌的抵抗力很弱，感染后不但容易发病，而且容易扩散，儿童颈椎结核多在结核活动期发病。因此，颈椎结核可发生于原发病灶的活动期，亦可在原发病灶形成甚至静止的几个月、几年或几十年内发病。颈椎结核的发病与颈椎的慢性劳损或积累性损伤有一定关系。大量的临床事实证明，创伤性骨折、脱位或扭伤均不会在局部诱发结核病。在躯干诸骨中脊柱结核的病例数最多，可能与脊柱负重最多有关。从脊柱本身来看，腰椎负重最多，故腰椎病例数最多。下肢负重多于上肢，故下肢病例数也多于上肢。从以上事实来看，劳损对本病的发生有一定关系。

## 二、发病机制

根据病灶的发生部位不同而将椎体结核分成三种类型：边缘型、中心型和骨膜下型。

1. 边缘型　临床多见于成人患者，病灶靠近椎间盘，容易穿破软骨板侵犯至椎间盘，波及邻近椎体。以溶骨性破坏为主，死骨较少或不形成死骨。严重时相邻椎体发生塌陷而形成颈椎后凸畸形。

2. 中心型　此型多见于儿童，成人少见。病灶位于椎体中央。儿童椎体小，病变进展很快，波及整个骨化中心，穿破周围的软骨包壳，侵入椎间盘及邻近椎体。成人椎体较大，病变进展慢，早期病变可局限在椎体中心部位，而不侵犯椎间盘及邻近椎体，因此早期症状不明显。病变以骨质破坏为主，形成死骨。少数病例死骨吸收后形成骨空洞，空洞壁的骨质轻度致密。空洞内充满脓汁或干酪样物质。晚期发展严重时，整个椎体可被破坏，发生病理骨折，椎体压缩成楔形，形成颈椎后凸畸形。

3. 骨膜下型　临床较为少见。病灶多位于椎体前缘，以骨质破坏为主，往往无死骨形成，呈溶冰样改变。常扩散累及上下邻近脊椎。此型病变亦可因椎体外结核病变侵蚀所致。椎体病变因循环障碍及结核感染，有骨质破坏及坏死、干酪样改变和脓肿形成，椎体因病变和承重而发生塌陷，使脊柱形成弯度，棘突隆起，背部有驼峰畸形，胸椎结核尤为明显。由于椎体塌陷，死骨、肉芽组织和脓肿形成，可使脊髓受压发生截瘫，发生在颈椎及胸椎较多。骨质破坏，寒性脓肿在脊椎前纵韧带下形成，可穿过韧带至脊椎前筋膜间隙，因重力关系可扩散至远离病变的部位。

颈椎结核脓肿可出现在颈椎前，使咽后壁隆起，可引起吞咽或呼吸困难；在颈部两侧可出现在胸锁乳突肌后缘的皮下。胸椎结核常形成椎前和椎旁脓肿，也可出现在后纵隔区或沿肋间向胸壁发展；向椎管发展可引起截瘫。腰椎结核脓肿常至盆腔，形成腰肌脓肿，沿髂腰肌向下蔓延到腹股沟或股内侧，从股骨后达大粗隆，沿阔筋膜张肌和髂胫束至股外侧下部；或向后蔓延到腰三角区。这些脓肿因为没有急性炎症的表现，称为寒性脓肿。脊椎结核在好转过程中，病变的破坏性产物如脓肿、死骨等可逐渐被吸收，同时有纤维组织充填修复，最后形成纤维愈合和骨性愈合，病程很长。但通过积极治疗，可使病程大为缩短。

## 三、病理改变

1. 概述　结核病是一种慢性炎症，具有增殖、渗出和变质三种基本病理变化。

（1）渗出为主的病变：多出现在脊柱结核炎症早期，菌量大，毒力强，机体处于变态反应状态或病变在急性发展阶段，病灶表现为充血、水肿与白细胞浸润。早期渗出性病变中有嗜中性粒细胞，以后逐渐被单核细胞（吞噬细胞）所代替。在大单核细胞内可见到吞入的结核菌。当机体抵抗力强及病情好转时，渗出性病变可完全消散吸收。如果机体抵抗力弱时，渗出性病变可转变为增殖为主的病变或变质为主的病变（干酪样坏死）。

（2）增殖为主的病变：增殖性为主的病变是结核病病理形态上特异性改变，即结核结节（包括结核性肉芽），多发生在菌量较少、人体细胞介导免疫占优势的情况下。开始时可有一短暂的渗出阶段。当大单核细胞吞噬并消化了结核菌后，菌的磷脂成分使大单核细胞形态变大而扁平，类似上皮细胞，称"类上皮细胞"类上皮细胞聚集成团，中央可出现朗格汉斯巨细胞。后者可将结核菌抗原的信息传递给淋巴细胞，在其外围常有较多的淋巴细胞，形成典型的结核结节，结核结节中通常不易找到结核菌。骨结核的肉芽组织内，类上皮细胞呈层状排列。在海绵质骨骨髓的结核病灶区内骨小梁逐渐被吸收、侵蚀并被结核性肉芽组织替代，而无死骨形成。

（3）变质为主的病变（干酪样坏死）：在大量结核菌侵入、毒力强、机体变态反应增高或抵抗力弱的情况下，渗出性和增殖性病变均可发生坏死。结核性坏死，呈淡黄色，干燥，质硬呈均质状，形如干酪，故亦名干酪性坏死。在坏死组织中，可仅见残留的原器官的组织支架及无结构的颗粒状物。在质硬无液化的干酪坏死物中，结核杆菌由于缺氧和菌体崩解后释放出脂酸，抑制结核菌的生长，故很难找到。干酪坏死物质在一定条件下亦可液化，其机理尚不完全清楚，可能与中性白细胞分解产生的蛋白分解酶有关，亦可能与机体变态反应有关。病灶发生的结核性骨髓炎，可引起骨质疏松、钙丢失和骨小梁坏死，出现空洞死骨等。干酪坏死物的液化及软组织炎症渗出物和死骨渣等，在骨旁及周围软组织内形成结核性脓肿，即所谓的冷脓肿或寒性脓肿。脓肿的形成是由于干酪坏死物得以排出，但同时也造成结核杆菌在体内蔓延扩散。病灶旁形成的结核性脓肿，随着病变的进展，脓液逐渐增多，在重力作用下沿肌间隙或神经干周围疏松结缔组织内蔓延、下沉流窜，形成一些远离骨病灶部位的脓肿，即流注脓肿。脓肿如穿破皮肤则形成瘘管，或穿破内脏器官和组织则形成内瘘，经久不愈。

2. 颈椎结核　以$C_6$最为多见，上颈椎发病较少，仅占0.5%。颈椎结核常可形成寒性脓肿。颈椎椎体病变的结核性肉芽组织、炎性渗出物、坏死组织等形成脓汁，穿破椎体皮质汇集到椎体一侧的骨膜下，形成局限性椎旁脓肿。病变继续发展，脓汁增加，脓汁可突破椎体前方骨膜和前纵韧带，汇集到椎体骨膜的前方和颈长肌的后方。$C_4$以上病变，脓肿多位于咽腔后方，因而也称咽后脓肿。$C_5$以下病变，脓肿多位于食管后方。巨大的咽后脓肿，可将咽后壁推向前方，与舌根靠拢，因而患者睡眠时鼾声较大，甚至引起呼吸和吞咽困难。下颈椎病变的脓汁可沿颈长肌下垂到上纵隔的两侧，使上纵隔的阴影扩大，犹如肿瘤的外观。咽后、食管后脓肿都可穿破咽腔或食管，形成内瘘，使脓汁、死骨片由口腔吞下或吐出。椎体侧方病变的脓汁也可在颈部两侧形成脓肿，或沿椎前筋膜及斜角肌向锁骨上窝流注。该处脓肿可向体外穿破形成窦道，窦道形成后常经久不愈，当存在混合感染后十分难处理。病变椎体严重破坏，受压后可塌陷。病变侵犯椎间盘、软骨板造成椎间隙狭窄。椎体的二次骨化中心被破坏，椎体的纵向生长受到阻碍。因此，颈椎的生理曲度可消失，甚至出现后凸畸形。但颈椎不像胸椎或胸腰段椎体那样，后凸畸形较少，除非两个以上椎体被侵犯。因为颈椎原有生理性前凸，另外头部的重量主要通过关节突传导而非通过椎体，颈椎结核产生的脓汁、肉芽、干酪样物质、死骨和坏死椎间盘等可凸入椎管内，压迫神经根和脊髓。病变椎体的脱位或半脱位亦可使脊髓受压。据统计，颈椎结核截瘫发生率约为22%。

3. 胸椎结核　由于胸椎前方有坚强的前纵韧带，椎体后方有后纵韧带，脓液难以向前或向后扩展，而多凸向两侧，在椎体两侧汇集形成广泛的椎旁脓肿。胸椎上段脓肿可向上达颈根部，向下脓肿可下降至腰大肌。随着病情进展，脓肿可破溃进入胸腔或肺脏。椎旁脓肿因部位不同形态亦各不相同。有的呈球形，多见于儿童或脓液渗出较快的早期病例。这种脓肿的张力较大，称张力性脓肿。有的呈长而宽的圆筒形，多见于病期较长者。有的脓肿介于上述两者之间，呈梭形，其左侧因受胸主动脉波动的冲击，使上下扩展较远，这种脓肿的边缘须与心脏及主动脉阴影做鉴别。椎旁脓肿如果向胸膜腔内或肺内穿破，则可在靠近脓肿的肺叶内出现球形阴影，该球形阴影与椎旁脓肿阴影相连。脓液大量流入胸腔或肺内，椎旁阴影缩小，而肺内阴影增大，此时患者可出现体温升高或其他中毒症状。如果脓肿与支气管相通，则患者可咯出大量脓液、干酪样物质或死骨碎片。椎旁的脓液也可沿肋间神经和血管的后支，向背部流注或沿肋骨向远端流注。

4. 胸腰椎结核　此结核的典型形态是葫芦形或哑铃形，即上方一个较小的胸椎椎旁脓肿与下方的腰大肌脓肿相连。因重力关系腰大肌脓肿多为单侧性，当椎体破坏严重时亦可有双侧腰大肌脓肿的存在。胸腰椎结核脓肿有时还可沿肋间血管神经束下行，在背部形成脓肿，如可沿最下胸神经或最上腰神经下行，在腰上三角或腰三角（亦称腰下三角），形成腰上三角脓肿或腰三角脓肿。胸腰椎结核脓肿破溃形成瘘管，因其路径曲折，穿越胸腰椎两部分，常给治疗带来困难。胸腰椎结核瘘管以腰上三角多见。

5. 腰椎结核　病变由椎体穿破骨皮质和骨膜，向周围软组织侵袭，形成脓肿。腰椎结核一般不形成局限在椎体周围的椎旁脓肿，而是向椎体两侧发展，侵入附着在椎体两侧的腰大肌，在腰大肌及其肌鞘内蓄积，形成临床常见的腰大肌脓肿。浅层的腰大肌脓肿仅局限在腰大肌鞘膜下，未过多侵入肌纤维，临床上多不影响髋关节的伸直活动。深层腰大肌脓肿多在肌纤维深层，腐蚀破坏肌纤维，使其变性，整个腰大肌为脓肿充满。深层腰大肌脓肿常影响关节伸直。通常腰大肌脓肿在椎体破坏多的一侧，当椎体两侧均有严重破坏时，则两侧均可有腰大肌脓肿发生。随着病情的发展脓液逐渐增多，脓肿内压增高，在重力以及肌肉收缩影响下，脓液可沿肌纤维及血管神经间隙下行，形成腰大肌流注脓肿。脓液沿腰大肌下行，在髂窝腰大肌扩张部形成髂窝脓肿；再向下之腹股沟处形成腹股沟部脓肿（即下腹壁脓肿）。腰大肌在腹股沟韧带下方是个窄颈，当腹股沟部脓肿内脓液继续增加，内压增高，脓肿可向下腹壁突出，一旦破溃即形成腹股沟部瘘管。而当腹股沟脓肿的脓液突破腹股沟下方窄颈，可在股动静脉外侧进入股三角顶部。此后脓液可有数个蔓延途径。

（1）沿着髂腰肌自其附着处小粗隆（小粗隆长期浸泡在脓液中，可继发小粗隆结核）。脓液绕过股骨上端后方，至大腿外侧形成大腿外侧脓肿，脓液继续向下沿阔筋膜流至膝关节附近形成脓肿。

（2）脓液经股鞘沿股深动脉行走，在内收肌下方，向浅层蔓延，在大腿内侧形成大腿内侧脓肿。

（3）脓液沿髂腰肌下行至小转子后，经梨状肌上下孔沿坐骨神经蔓延至臀部，形成臀部脓肿。

（4）脓肿穿破髂腰肌滑囊，若此滑囊与髋关节相通，脓液即可进入髋关节，久之亦可引起继发性髋关节结核。反之，髋关节结核脓肿亦可经此途径逆行向上引起腰大肌脓肿。

有时深层腰大肌脓肿的脓液还可沿最上腰神经，穿过腰背筋膜在腰三角处形成腰三角脓肿（或称腰下三角脓肿）。极少数情况下，可有腰肌脓肿的脓液向上越过膈肌脚，与胸椎椎旁形成脓肿。随着病情发展，腰大肌流注脓肿16.6%可穿破皮肤形成瘘管和窦道，导致混合感染，给治疗带来困难。少数情况下脓肿可穿入结肠、乙状结肠、直肠，形成内瘘。文献报道，还有腰椎结核脓肿侵蚀穿破腹主动脉引起大出血者，实属罕见。

6. 腰骶椎结核　腰骶椎结核因重力作用，脓液大多在骶前汇集形成骶前脓肿，当脓肿及张力较大时，骶前脓肿向上可侵入两侧腰大肌内，形成腰大肌脓肿并向下流注，形成腹股沟部和大腿内侧脓肿。有时骶前脓肿也可向后沿梨状肌出坐骨大孔至臀部和股骨大粗隆处形成脓肿，甚至可出盆腔经直肠后间隙达会阴部，形成会阴部脓肿，脓肿破溃后形成瘘管。但腰骶椎结核病变处于急性期，病灶以渗出性为主，脓肿迅速增大并呈高压状态，与前方的腹腔空腔脏器，如结肠、直肠、膀胱等粘连并腐蚀之，脓肿即可穿入这些空腔脏器形成内瘘，这种病例虽不多，但给临床治疗带来困难。

7. 骶椎结核　脓液汇集在骶骨前方的凹面，形成骶前脓肿。脓肿内压力增加时，脓液也沿梨状肌经坐骨大孔流注到大粗隆附近，或经骶管流注到骶骨后方。

# 第三节　脊柱结核的诊断

## 一、临床表现

1. 全身症状　病起隐渐，发病日期不明确。患者有倦怠无力、食欲缺乏、午后低热、盗汗和消瘦等全身中毒症状。偶见少数病情恶化，急性发作，体温39℃左右，多误诊为重感冒或其他急性感染。相反，有的病例无上述低热等全身症状，仅感患部钝痛或放射痛也易误诊为其他疾病。

2. 局部症状　①疼痛：患处钝痛与低热等全身症状多同时出现，在活动、坐车震动、咳嗽、打喷嚏时加重，卧床休息后减轻；夜间痛加重，疼痛可沿脊神经放射，上颈椎放射到后枕部、下颈椎放射到肩或臂，胸椎沿肋间神经放射至上下腹部，常误诊为胆囊炎、胰腺炎、阑尾炎等。下段胸椎（胸11～12）可沿臀下神经放射到下腰或臀部，为此X线检查检查时多仅摄腰椎片，从而下段胸椎病变经常被漏诊。腰椎病变沿腰神经丛多放射到大腿的前方，偶牵涉腿后侧，易误诊为椎间盘脱出症；②姿势异常：多由于疼痛致使椎旁肌肉痉挛而引起。颈椎结核患者常有斜颈、头前倾、颈短缩和双手托着下颌。挺胸凸腹的姿势常见于胸腰椎或腰骶椎结构。正常人可弯腰拾物，因病不能弯腰而是屈髋屈膝，一手扶膝另手去拾地上的东西，称之拾物试验阳性。患儿不能伸腰，可让其俯卧，检查者用手提起其双足，正常者脊柱呈弧形自然后伸，而患儿病椎间固定或脊旁肌痉挛，腰部不能后伸；③脊柱畸形：颈椎和腰椎注意有无生理前突消失，胸椎有无生理后突增加。自上而下扪每个棘突有无异常突出，特别是局限性成角后突，此多见于脊柱结核，与青年椎体骨软骨病、强直性脊柱炎、姿势不良等成弧形后突与圆背有别；④寒性脓肿：就诊时70%～80%脊椎结核并发有寒性脓肿，位于深处的脊椎椎旁脓肿通过X线检查、CT或MRI可显示出。脓肿可沿肌肉筋膜间隙或神经血管束流注至体表。寰枢椎病变可有咽后壁脓肿引起吞咽困难或呼吸障碍；中下颈椎脓肿出现在颈前或颈后三角；胸椎结核椎体侧方呈现张力性梭形或柱状脓肿，可沿肋间神经血管束流注至胸背部，偶可穿入肺脏、胸腔，罕见的穿破食管和胸主动脉；胸腰椎、腰椎的脓肿可沿一侧或两侧髂腰肌筋膜或其实质间向下流注于腹膜后，偶穿入结肠等固定的脏器；骶椎脓液常汇集在骶骨前方或沿梨状肌经坐骨大孔到股骨大转子附近。掌握寒性脓肿流注的途径和其出现部位对诊断有所帮助；⑤窦道：寒性脓肿可扩展至体表，经治疗可自行吸收或自行破溃形成窦道。窦道继发感染时，病情将加重，治疗困难，预后不佳，应尽量避免；⑥脊髓压迫征：脊椎结核特别是颈胸椎结核圆锥以上患者应注意有无脊髓压迫征，四肢神经功能障碍，以便早期发现脊髓压迫并发症。

## 二、检查与诊断

1. X线检查　在病早期多为阴性，据Lifeso等观察，认为起病后6个月左右，当椎体骨质50%受累时，常规X线检查才能显示出。

X线检查早期征象表现在大多数病例先有椎旁阴影扩大，随着椎体前下缘受累出现椎间隙变窄、椎体骨质稀疏、椎旁阴影扩大和死骨等。椎体骨质破坏区直径<15mm者，侧位摄片多不能显示出，而体层摄片破坏区直径在8mm左右就能查出。在椎体松质骨或脓肿中时可见大小死骨。

通常椎体结核病例，除陈旧或者将治愈的患者外，椎旁阴影扩大多为双侧。但脊椎肿瘤如椎体骨巨细胞瘤、脊索瘤、恶性淋巴瘤和肾癌脊椎转移等，在正位X线检查上时可见单侧或双侧扩大椎旁阴影，特别限于一侧者，应注意鉴别。

2. CT检查　能早期发现细微的骨骼改变以及脓肿的范围，对寰枢椎、颈胸椎和外形不规则的骶椎等常规X线检查不易获得满意影像的部位更有价值。有学者将脊椎结核的CT影像分为四型。①碎片型：椎体破坏后留下小碎片，其椎旁有低密度的软组织阴影，其中常有散在的小碎片；②溶骨型：椎体前缘或中心有溶骨性破坏区；③骨膜下型：椎体前缘有参差不齐的骨性破坏，椎旁软组织中常可见环形或半环形钙化影像；④局限性骨破坏型：破坏区周围时有硬化带。

脊椎结核CT检查以碎片型最为常见，而脊椎肿瘤也常有与之相似之处，故应结合临床资料综合分析，如椎旁扩大阴影中有钙化灶或小骨碎片时，有助于脊椎结核的诊断。尽管如此分型，CT有时还是无法鉴别脊椎结核和脊椎肿瘤。

3. MRI检查　MRI具有软组织高分辨率的特点，用于颅脑和脊髓检查优于CT，在脊椎矢面、轴面和冠面等均可扫描成像。

（1）椎体病变：$T_1$加权像显示病变处为低信号，或其中伴有短$T_1$信号。$T_2$加权像显示信号增强。图像显示有病变椎体除信号改变外，可见椎体破坏的轮廓、椎体塌陷后顺列改变和扩大的椎旁影像等。

（2）椎旁脓肿：脊椎结核椎旁脓肿在$T_1$加权像显示低信号，而$T_2$加权像呈现较高信号。冠状面能描绘出椎旁脓肿或双侧腰大肌脓肿的轮廓与范围。

（3）椎间盘改变：脊椎结核X线检查椎间盘变窄是早期征象之一。MRI的$T_1$加权像呈现低信号变窄的椎间盘。正常的髓核内在$T_2$加权像有横行的细缝隙，当有炎症时这细缝隙消失，能早期发现椎间盘炎症改变。

MRI在早期脊椎结核的诊断较其他任何影像学检查包括发射型计算机断层显像（ECT）在内更为敏感。临床症状出现3～6个月，疑脊椎结核患者，X线检查无异常，MRI可显示受累椎体及椎旁软组织（脓肿）。早期脊椎结核MRI影像可分为三型：①椎体炎症；②椎体炎症合并脓肿；③椎体炎症、脓肿合并椎间盘炎。值得提出，受累椎体处于炎症期，而无软组织和椎间盘信号改变者，不能与椎体肿瘤相鉴别，必要时应行活检证实。

## 三、鉴别诊断

1. 椎间盘退变　年龄40岁左右特别是体力劳动者，常见于颈椎和腰椎，表现患处慢性疼痛或并有所属神经根放射性疼痛。X线检查椎间隙狭窄，其相邻椎体边缘致密，或有唇样增生改变，椎旁无扩大阴影，患者体温和血沉正常。

2. 先天性椎体畸形　多见于16～18岁，腰背疼痛，外观或有脊柱侧凸等畸形。X线检查可见半椎体、椎体楔形改变或相邻两椎体融合或同时可见肋骨等畸形，两侧椎弓根横突、肋骨的数目不等。这类先天畸形应与治愈型椎体结核鉴别。

3. 腰椎间盘脱出　多见于20～40岁男性，腰痛及坐骨神经痛，咳嗽时疼痛加重。检查可见腰椎侧弯，生理前凸减少或消失，患侧直腿抬高试验阳性，但是患者血沉和体温均正常。$L_{4\sim5}$或$L_5\sim S_1$结核后侧病变常与之混淆。

4. 强直性脊柱炎　全身和局部症状没有化脓性脊椎炎那么剧烈，疼痛范围广，从腰骶椎开始，多数人白细胞抗原B27（HLA-B27）阳性，血清黏蛋白和抗链"O"增高。

5. 脊椎化脓性炎症　发病前，患者多有皮肤疖肿或其他化脓灶，病多骤起、体温高、中毒症状明显、受累部疼痛明显、活动受限、局部软组织肿胀和压痛。X线检查椎体可见骨质破坏、椎间隙变窄，常有死骨形成，多无脓肿形成，应行细菌和组织学检查确诊。

6. 自发性寰枢椎脱位　常继发于咽部炎症之后。10岁以下儿童，患儿常用手托住下颌，有斜颈、颈部活动受限，X线检查环椎向前脱位，齿状突向侧位或后方移位，而无骨质破坏，无寒性脓肿阴影。CT检查有助诊断。

7. 扁平椎体　多见儿童，表现背痛、后凸畸形、脊柱运动受限，无全身症状，本病常见的有两种病因：椎体嗜伊红肉芽肿和骨软骨病。X线检查患椎楔形改变，可残留一薄片，而相邻椎间隙正常，椎旁可见稍扩大的阴影，病变治愈后椎体高度多能不同程度恢复。

8．脊椎肿瘤　可分为原发和转移两大类。

（1）原发性肿瘤：常见30岁以下患者，常见良性的骨巨细胞瘤、骨软骨瘤、血管瘤；恶性的有淋巴瘤、脊索瘤、尤文肉瘤等。

（2）转移癌：多见于50岁左右的患者，常见的原发肿瘤有肺癌、乳癌、肾癌、肝癌、甲状腺癌、前列腺癌等转移到椎体或附件。神经母细胞瘤转移则多见于5岁以下婴幼儿。

# 第四节　脊柱结核的微创治疗

近年来，微创技术在脊柱外科领域中应用迅速发展，微创治疗也成为脊柱结核治疗新手段，以最大限度减少医源性损伤为目的，实现彻底清除病灶，解除神经、脊髓压迫，重建脊柱稳定性等，相比传统术式具有恢复快、疗效确切，围手术期并发症少等的优势。在整个治疗过程中系统化疗是关键，应严格遵循"早期、全程、规律、联合、适量"的原则，并根据药敏实验选择用药，才可能取得满意的疗效。随着微创技术在脊柱结核的研究与实践不断深入，它的发展也符合患者对医疗水平的要求不断提高的趋势，同时为脊柱结核治疗开辟新的路径，本文对其作简单介绍。

## 一、脊柱结核微创技术的发展概况

脊柱结核的微创治疗在我国作为一种新兴技术，发展迅猛。与传统开放性手术相比较，其具有并发症少、复发率低，手术时间缩短，术中出血减少，术后康复快的显著性优势。经多年的不断研究，国内外的学者已取得了一定的成果。詹世强等用微创小切口SynFrame牵开技术，对胸腰椎结核经前路三维直视重建稳定性，手术安全，同时经后路小切口可彻底的病灶清除、减压。张宏其等对结核病患者经后路微创切口对胸椎结核冷脓肿、死骨清除并植骨融合，椎弓根钉棒系统内固定，切口均集中在脊柱后路，降低由手术暴露的损伤，且也能得到确切的临床疗效。Karn等研究并设计了环形拉钩系统在微创治疗胸腰段脊柱结核中能实现术野的开阔，是一种安全、有效的微创治疗方法，是在微创器械上的改进。Zheng等认为微创治疗是外科手术发展的必然，对儿童脊柱结核的治疗予重点研究，研究表明，积极合理的早期微创技术可以有效地降低儿童脊柱结核复杂的脊柱畸形的发病率，并总结了适应证和小儿脊柱结核微创治疗的情况和效果。Ito等通过微创手术治疗脊柱结核性椎间盘炎患者，所有患者均有明显的腰痛，经后外侧内镜清除术和灌洗术，再结合寒性脓肿的穿刺和引流，术后疼痛明显缓解，结果支持对早期结核性椎间盘炎及时进行微创治疗是一种能迅速缓解疼痛和解除神经压迫症状的有效方法，也是防止脊柱病变继续加重和脊柱畸形的有效方法。1993年，Pombo首次报道CT引导下经皮引流术式（PCD）治疗7例腰大肌脓肿及髂腰肌脓肿患者，引流持续时间5～11天，临床效果好。Dinc等研究表明CT引导下经皮穿刺置管冲洗引流化疗治疗脊柱结核是一种安全、有效的介入微创治疗，对耐受传统开放手术差和一般状况差的老年患者是另一种治疗选择。药物持续灌洗国外报道较少，国内张西峰等报道微创方法提高病灶内药物浓度治疗脊柱结核，微创组达到全部临床治愈，疗效满意。目前，微创技术仍存在局限性，在对术者的水平和医院硬件上要求较高，术中患者及术者易发生辐射暴露，且在术后形成窦道的风险较大，虽然应用范围相对小，但只要严格把握手术适应证及指征并合理操作，必然能给患者创造出更好的治疗方式。

## 二、脊柱结核微创治疗的目标

对于具体的微创术式，根据具体病情以实现个体化治疗方案。微创技术不一定以牺牲神经的压迫释放和脊柱稳定性为代价，也不能追求彻底清创以盲目扩大切除范围。因此在术中尽可能多的保留正常骨组织，减少创伤和疼痛，利于术后康复。研究者总结了脊柱结核微创治疗的主要目标：①清除结核寒性脓肿、死骨等病灶；②控制感染；③保护和恢复神经功能；④纠正或预防脊柱畸形；⑤重建脊柱稳定性。随着微创技术的发展、临床工作及研究人员的不断努力，脊柱结核的微创治疗理念也逐渐渗透到上述各个方面。脊柱结核的微创治疗围绕维持形态正常，病灶彻底的清除，然而对于彻底病灶清除的范围标准未达到统一。脊柱稳定性重建的问题，是通过植骨或结合使用内固定来完成，现在普遍均行内固定，内固定可防止椎体滑脱、吸收，同时提高植骨融合时间，矫正脊柱后凸畸形。

## 三、脊柱结核微创手术的适应证及禁忌证

1. 手术适应证　正确的掌握脊柱结核微创技术的适应证和熟练的手术操作，是取得良好临床疗效的基础。张西峰等总结了微创治疗脊柱结核适应范围：①单纯的椎体内结核；②脊柱结核病患者开放性术后，且窦道形成；③轻度神经压迫症状；④胸椎结核患者神经功能Frankel分级在C级以下（含C级）；⑤不能耐受手术脊柱结核患者；⑥脊柱结核伴有冷脓肿，并形成腔内病变，且无明显脊髓神经压迫症的结核病患者。但对于CT或MRI测量显示椎管骨性压迫、存在明显的后凸畸形，需要传统的开放手术完

成，以达到彻底减压和矫正畸形。由于临床病例的复杂性和特殊性，因此骨科医生对适应证的把握也是面临重大困惑。随着器械和技术的迅速发展，以满足各种脊柱结核的微创治疗将继续扩大。在手术时机的把握上，若存在椎旁脓肿，神经脊髓受压明显或截瘫时应尽早手术，其他的情况可在患者全身症状减轻后择期手术，国内学者认为血沉<60mm/h，但血沉的高低只是表现出中毒、感染的轻重，不是限制手术的指标。

2. 手术禁忌证　通过大量文献的查阅与临床经验的总结，我国研究者将脊柱结核微创手术禁忌证总结如下：①患者活动性结核或其他器官严重功能障碍疾病，合并椎管内其他严重疾病，如脊柱肿瘤、脊柱转移癌等；②全身中毒症状，严重贫血，不能耐受手术；③心脏衰竭，严重心绞痛并在3个月内发生急性心肌梗死，心功能Ⅲ级伴严重室性心律失常；④不能耐受单肺通气，有慢性阻塞性肺疾病或肺间质纤维化，肺功能第1秒呼吸量（$FEV_1$）<1000mL者；⑤手术区既往有手术史或脓胸病史，由于各种原因，气管和支气管严重畸形，严重的胸膜粘连；⑥明显的精神障碍或者孕妇，年龄因素无法耐受手术者等。微创手术的禁忌证还需要长期的在临床实践中不断完善，建立循证医学的标准。

发生脊柱结核时，脊柱的前中柱常受到侵犯，脊柱的稳定性遭到破坏，是脊柱不稳和后突畸形的常见原因。病变常侵犯椎管，造成椎管狭窄，脊髓神经受到压迫，出现截瘫和神经功能障碍。手术治疗是脊柱结核的重要治疗方式，其目的主要包括以下五方面：控制感染、清除结核病灶、矫正或预防脊柱畸形、重建脊柱稳定性、保留和恢复神经功能。目前临床上常采用的微创术式包括椎旁肌间隙入路（Wiltse间隙入路）经关节突病灶清除椎体间植骨融合、微创治疗、内镜辅助下手术治疗。

## 四、微创治疗

### （一）椎旁肌间隙入路（Wiltse间隙入路）

经关节突病灶清除体间植骨融合椎旁肌间隙入路最早由Wiltse等于1968年在相关研究中提及，其主要是就腰椎多裂肌与最长肌进行研究，发现当两者间的生理间隙可以到达关节突或横突之时，则便可以达到植骨融合的目的，故又称为Wiltse间隙入路。

经椎旁肌入路可保留椎旁肌，减少后正中入路对椎旁肌的剥离、损伤，术中出血量少，术后腰背痛的程度明显下降，更易显露目标椎间隙、肋横突及肋骨，节约手术时间，置钉更便捷。可充分清除椎体间坏死组织、死骨，椎旁及椎体内脓肿，从而促使脊髓受到的压迫得以解除。在此情况下，可以采取用自体骨完成椎体间的植骨操作，促使其脊柱矢状面曲度能够得到调节，维持脊柱的正常序列。

### （二）微创治疗

1. CT引导下经皮穿刺置管引流以及持续灌注冲洗　CT引导下经皮穿刺置管引流以

及持续灌注冲洗对脊柱结核患者，尤其是对一些存在椎体破坏、出现死骨或有脓肿形成者，还有一些神经症状并不严重的患者来说，其治疗效果将会更好，相较于其他的治疗手段，其优势也更明显。在当前的治疗中，医生往往会将其应用在状况差、难以耐受长时间手术的高龄脊柱结核患者中，促使该类患者的临床症状及生活质量等能得到提升。因为在CT介入下，病灶处的相关情况将能更加直接地为医生所掌控，对其状况，比如病变情况、脓肿程度以及范围、椎管内受压迫状况等都能有清楚的认识。为此，在实施穿刺过程中，能够直抵病灶，同时保留引流管，在此操作之下，椎体所受压迫能够得到有效的缓解，并且提高病灶内药物浓度。

2. 微创通道辅助下结核病灶清除　　Karn等在相关研究中就新型SynFrame撑开系统在实际医疗中应用所带来的效果进行了说明，在对5位胸腰段结核患者实施治疗过程中，为了保证病灶处理，压力缓解、植骨融合等能够得到正常开展，保证手术效果，对其予以应用，发现治疗对象无论是在手术过程中，还是手术结束后并未出现与神经、血管有关的并发症。通过实际应用，他们认为该种系统在应用过程中所需要的切口不大，然而手术过程中，医生的视野较为开阔，显示清晰，为此在此类微创手术中的应用是值得肯定的。甘锋平等对直接外侧椎体间融合术侧路微创融合系统的实际应用效果进行了研究，该系统是由美国美敦力公司研制，国外的医疗中已经得到了大范围的应用，而在国内目前还不多。以15例腰椎结核患者为研究对象，借助该系统从侧方入路，促使其病灶能够得到完全处理，此外，借助螺钉对其进行固定，研究发现患者术后疼痛症状明显改善，无并发症发生。他们认为针对腰椎结核的微创侧路技术的开展，效果更加明显，比如运用在对前、中柱的腰2～腰5节段的病灶清除融合中。Smith等以遗体为实验对象实施了模拟实验，就3例胸椎疾患实施胸椎病损清除，在此过程中其应用了微创技术，在后外侧实施小切口，通过胸膜腔外进入病损位置实施操作，事实证明其临床效果较好。通过实验，其认为借助该种技术无论是对脊髓减压，还是椎体切除来说效果都是极好的。Kandwal通过相关实验就通道辅助下实施微创，从而促使病灶得以清除融合，并采取后路经皮内固定，就其能达到的效果进行了研究，其在研究过程中以15例胸腰椎结核患者为研究对象，发现其在手术过程中出血情况表现较好，术后疗效好。Garg等就微创后路、微创前后路相结合的治疗方案的实际效果进行了研究，其以22例胸腰椎结核患者为研究对象，开展实验研究。Garg等认为，确定微创入路要以椎体的破坏情况或塌陷程度予以明确，一般来说如果程度大于25%，则一般选用前路清除病灶，后外侧入路置入椎弓根螺钉固定；如果程度小于25%时，则无论是病灶清除，还是内固定，均采取后外侧入路。Wang QY等通过极端侧向通道（XLIF）联合外侧或经皮后椎弓根螺钉固定治疗22例腰椎结核患者，术后有效保留了脊柱稳定性，促进了神经功能的恢复。

3. 听诊三角微创切口与腋下微创切口　听诊三角是斜方肌下缘、背阔肌上缘和菱形肌下缘共同构成的区域。何勇毅等通过经听诊三角切口治疗16例胸椎结核患者，术后患者的Cobb角及Frankel分级均较术前改善，随访过程并未发现相关并发症，所有患者的椎体结核均得到治愈。此种入路可避免离断肌肉，不会对肩关节及上肢的功能造成影响，术中出血少，同时能快速显露第4～8肋骨，适用于$T_4$～$T_8$椎体结核。高金楼等采取腋下微创切口，即在腋中线或背阔肌前缘做一长度为6～14 cm的切口治疗55例胸椎结核患者，因为其避免了对肋间隙的过度撑开和背阔肌的离断，术中出血量少、手术时间短，术后患者疼痛较轻，临床效果显著。

### （三）内镜辅助下手术治疗

1. 胸腔镜辅助小切口胸椎结核病灶清除、植骨内固定术　脊柱结核以胸椎受累为主，此类患者占比达到25%。然而以往所采用的开胸手术存在较多的弊端，其对患者来说，创伤大，术后恢复难度大，同时这种手术方式还会对其他的器官或组织产生较大的危害，为此不能够为患者所满意。基于胸腔镜的出现及其在医学中的应用，促使胸椎结核的治疗有了新的路径，微创技术也得到了较大程度的发展。早在20世纪初，胸腔镜就在医学治疗中得到应用，Jacobaeus应用在胸膜粘连的治疗上。

1993年，Mack首次在脊柱外科治疗上采用胸腔镜技术，受到广大关注。Jayaswal等已经证实视频辅助胸腔镜前路手术治疗结核性脊柱炎。目前，胸腔镜技术的应用逐步得到推广，尤其是在胸外科中。在应用过程中，人们发现该技术对胸椎结核病灶清除效果并不明显，其主要是因为胸膜粘连、椎体病灶清除后置钉困难。刘立岷等运用数字技术支撑胸腔镜下病灶清除植骨内固定治疗11例胸椎结核患者，术后神经功能Frankel分级均为E级，肺部和切口出均无感染现象，末次随访根据X线及三维CT所呈现情况显示术中所植入的骨块位置良好，已有部分融合。为此刘立岷等得出结论，视频辅助胸腔镜前路手术是一种安全有效的技术，用于背侧脊柱结核前部清创和融合，术中失血量及术后的神经功能恢复均较开胸手术疗效好。

2. 腹腔镜下小切口腰椎结核病灶清除、植骨内固定术　1991年，Obenchain第一次借助腹腔镜实施前路腰椎间盘切除治疗。Zucherman等借助腹腔镜实施前路椎体间融合治疗。X.Zhang等通过腹膜镜手术治疗39例腰椎结核患者，术后所有患者均明显观察到临床症状和体征立即缓解，影像学和实验室检查显示病情得到改善。陈荣春等通过借助腹腔镜实施腰椎结核治疗，主要是对病灶予以清除，并完成植骨融合、内固定。陈荣春等以22例患者为研究对象，从侧前方实施小切口腹膜后入路来进行病灶清除，从整体手术情况来看，时间在110～250分钟，平均耗时为140分钟，手术过程中患者平均出血量为180 mL，在对患者进行随访时，并无不良状况出现，也无并发症发生。采用该种技术或手术方案，并不需要形成气腹，只需要借助侧前方小切口就能够达到间隙分离的目的，有利于腰椎侧方一期植骨内固定。同时腹腔镜具有良好的冷光源联合小切口后有利于术者直视下辨别视野中的组织结构，学习曲线短，减少了手术时间。

3. 经皮椎间孔镜下病灶清除术　经皮椎间孔镜技术的不断发展，以微创优势和明确疗效已在脊柱外科中得到广泛的应用。椎间孔镜经椎间孔进入椎间隙及椎管内，借助X线监视可进入脓腔的深处，蒋凯等经椎间孔镜进行药物冲洗，在电视监控下确保冲洗病变的所有部位，椎间孔镜下行病灶清除术为有效地微创技术，能直观、有效的清除坏死组织等。椎间孔镜技术在局麻下进行，因此对手术耐受差的患者也能进行，但椎间孔镜技术仍有局限性，腰椎不稳及神经压迫者须严格把握手术适应证及禁忌证。

国内研究者总结其主要优势如下：①小切口，小瘢痕，美观，术后恢复较快；②术后并发症较少，避免了传统手术带来的脊膜破裂、神经根受损等严重的并发症；③手术安全性较高，术前采用局麻，术中手术人员可跟患者很好沟通，且术中出血较少，术中视野较清晰，可详细观察脓肿的具体情况，可避免误伤重要的器官；④经皮椎间孔镜下手术对韧带和椎板无损伤，对黄韧带、椎板等脊柱稳定结构无干扰，有效保证了脊柱的稳定性，有利于术后的恢复；⑤对病灶区附近肌肉、骨骼及周围软组织损伤较小，且术中无需输血，有效避免输血带来的感染；⑥局部化疗药物浓度高，是全身口服用药的1000倍，抗结核效果好于单纯口服抗结核药物；⑦能有效清除病灶和脓液，且可保证后柱结构的完整。

微创作为传统手术的重要补充，是介于保守和开放手术之间的桥梁，经过多年不断地研究，已取得较好的临床疗效和患者的认可，而且降低医疗费用。

微创技术值得在临床中推广，但目前仍存在局限性，对具有显著脊髓神经压迫及严重脊柱畸形症状则不适用，微创技术可致增加手术时间、术后感染的危险，缺乏长期疗效观察，因此必须经过循证医学及临床反复试验、前瞻性长期随访，结果才能被肯定。临床医师及科研者应更为深入研究，必须严格把握适应证、禁忌证，打好解剖学基础，不断积累临床经验，精心准备防护措施来避免术中及术后出现并发症。微创作为21世纪的三大医学趋势之一，吸引着医务工作者的探索。要更进一步认识、掌握及利用好脊柱微创技术，使微创治疗的优势充分体现出来，定会给脊柱结核患者带来更好的治疗效果。

# 第五节　脊髓栓系综合征的微创治疗

## 一、疾病概述

### （一）概述

脊髓栓系综合征（TCS）系各种先天和后天原因引起脊髓或圆锥受牵拉，产生一系列神经功能障碍和畸形的临床综合征。由于圆锥常受牵拉而发生异常低位，故又称低位脊髓。

### （二）病因和发病机制

引起TCS的原因很多，如脊膜脊髓膨出、显性或隐性脊柱裂、脊髓裂、藏毛窦和肿瘤（脂肪瘤、血管瘤和畸胎瘤等）、脊髓术后脊髓与硬脊膜粘连等。

### （三）临床表现

1. 疼痛　最常见。为难以描述的疼痛、触电样痛或不适。无皮肤节段性分布特点，范围广泛，位于腰骶部、尾部、会阴，可向单侧或双侧下肢放射，3B征阳性（不能盘腿坐、不能前弯腰或俯首前弯、站立时不能弯腰抱小孩或提轻物），但直腿抬高试验多阴性。

2. 感觉障碍　多为鞍区感觉减退或麻木，呈进行性加重。

3. 运动障碍　主要是下肢进行性无力，可单侧或双侧，可同时存在上、下运动神经元损伤表现，即失用肌萎缩伴肌张力高和反射亢进，儿童可出现下肢长短和粗细不一，呈外翻畸形，皮肤溃疡等。

4. 膀胱和直肠功能障碍　前者为遗尿、尿频、尿急、尿失禁和尿潴留，后者为便秘或便失禁。

5. 腰骶部皮肤异常　90%的儿童患者有皮下肿块，50%有皮肤窦道、脊膜膨出、血管瘤和多毛症。

## 二、诊断和鉴别诊断

1. 诊断

（1）MRI检查：MRI是诊断该病最佳方法。如圆锥低于$L_2$椎体下缘、终丝直径＞2mm、圆锥或（和）终丝附着$L_5$脊膜、圆锥到终丝由粗到细的正常形态消失、合并脂肪瘤或脊膜膨出等为异常。15%~18%的患者圆锥位置正常。

（2）脊柱X线平片：可了解脊柱侧弯，椎板、棘突缺如。

2．鉴别诊断

（1）胆脂瘤、皮样囊肿和畸胎瘤：多数在出生时就存在，囊内含有皮脂和脱落的上皮，后两者尚有毛发、皮脂腺、汗腺等组织。该病好发于腰骶部，症状与TCS相似，且可出现脊椎骨质受压改变（椎管增宽、椎弓根间距加宽、椎体后缘内凹）或伴发脊柱裂。但本组肿瘤多位于硬脊膜下，部分患者有反复发作的颅内炎症，MRI可明确诊断。TCS有圆锥下移，终丝增粗，而本组疾病没有。

（2）腰椎间盘突出：多见于成人，腰背部和下肢的放射性疼痛、麻木，有节段性分布，症状多由咳嗽、弯腰、踢腿、直腿抬高等动作而诱发。MRI检查可明确诊断。

（3）腰肌劳损：多由劳累或剧烈动作所致，经理疗缓解，MRI上圆锥、终丝、椎体无异常。

## 三、微创治疗

患者俯卧位，头略低15°～30°，以避免脑脊液大量流失，成人组均采用腰骶部正中纵切口，有脊膜膨出的幼儿采用腰骶部横弧形切口或梭形切口。

合并椎管内肿瘤者，切除病变部位棘突、椎板，然后转至显微镜下操作，打开硬膜，暴露椎管内肿瘤，仔细辨认圆锥和终丝交界部，避免伤及圆锥。首先处理肿瘤远侧的粘连和束带，瘤体向头侧牵引，避免反向牵引而加重圆锥损伤。当肿瘤与神经粘连过于紧密而无法分离时，仅切断造成牵拉的束带和肿瘤组织，切勿分离神经、终丝。术毕严密缝合，关闭硬膜。无椎管内肿瘤者，只需于显微镜下低位切断增粗紧绷的终丝即可。

# 参考文献

[1]〔美〕丹尼尔·金，〔韩〕崔贡，〔韩〕李相洪，等.脊柱内镜手术技术[M].北京：北京科学技术出版社出版，2023.

[2]孙鹤，林华阳.超声引导下针刀治疗颈椎病研究进展[M].国医论坛，2023，38（5）：72-74.

[3]韩威振，李力，方兴，等.单侧双通道内镜下与微创通道下经椎间孔腰椎间融合术治疗腰椎间盘突出症的前瞻性对照研究[J].颈腰痛杂志，2023，44（5）：803-807.

[4]王义青，张家立.微创治疗骨质疏松性椎体压缩骨折的进展[J].大众科技，2023，25（290）：85-88.

[5]（美）黛博拉·S，尼古拉斯·拉森.神经康复物理治疗学[M].郭琪，梁贞文，韩佩佩.天津：天津科学技术翻译出版有限公司，2022.

[6]孙绍裘.中医骨伤科临床妙法绝招解析[M].长沙：湖南科学技术出版社，2022.

[7]陈兴国，王广虎，曹明娟，等.骨科疾病临床诊治与康复技术[M].哈尔滨：黑龙江科学技术出版社，2022.

[8]孔凡国，周全，乔杨，等.单侧双通道内镜下与微创通道下经椎间孔腰椎间融合术治疗腰椎退行性疾病的疗效比较[J].中国修复重建外科杂志，2022，36（5）：592-599.

[9]吕剑伟，朱斌，钟华璋，等.单侧双通道内镜下经椎间孔腰椎椎间融合术治疗腰椎退行性疾病的早期疗效分析[J].中国脊柱脊髓杂志，2022，32（7）：586-594.

[10]许正伟，郝定均，程黎明，等.骨质疏松性椎体压缩骨折椎体强化术后康复治疗指南（2022版）[J].中华创伤杂志，2022，38（11）：961-972.

[11]王强，文良元，纪泉，等.老年骨质疏松性椎体压缩骨折患者椎体强化治疗的随机对照临床试验[J].中华老年医学杂志，2022，41（7）：767-771.

[12]王玲，鄢路洲.中医微创疗法治疗椎动脉型颈椎病的研究进展[J].按摩与康复医学，2022，13（8）：68-70.

[13]（美）John M.Rhee.EMORY脊柱外科技巧图解[M].北京：中国科学技术出版社，2021.

[14]王文君.脊柱外科诊疗精要[M].长春：吉林科学技术出版社，2021.

[15]胡豇，郝鹏，张斌主.骨科学教程[M].成都：四川大学出版社，2021.

[16]中国康复医学会骨质疏松预防与康复专业委员会.骨科急性骨丢失防治专家共识[J].中华骨与关节外科杂志，2021，14（7）：577-581.

[17]中国康复医学会骨质疏松预防与康复专业委员会.骨质疏松性椎体压缩骨折诊治专家共识（2021版）[J].中华医学杂志，2021，101（41）：3371-3379.

[18]黄汇宇，胡海刚，林旭，等.弯角弥散导针在单侧穿刺经皮椎体成形术中的应用研究[J].中国修复重建外科杂志，2021，35（12）：1587-1594.

[19]吉田.脊柱内镜下手术[M].沈阳：辽宁科学技术出版社，2020.

[20]沈尚模.骨科疾病临床诊疗思维[M].昆明：云南科技出版社，2020.

[21]赵继宗.神经外科学[M].北京：中国协和医科大学出版社，2020.

[22]李宝丽，刘玉昌.实用骨科护理手册[M].北京：化学工业出版社，2020.

[23]靳安民，汪华侨.骨科临床解剖学（第2版）[M].济南：山东科学技术出版社，2020.

[24]中华医学会疼痛学分会脊柱源性疼痛学组.腰椎间盘突出症诊疗中国疼痛专家共识[J].中国疼痛医学杂志，2020，26（1）：2-6.

[25]中华医学会放射学分会骨关节学组，中国医师协会放射医师分会肌骨学组，中华医学会骨科学分会骨质疏松学组.骨质疏松的影像学与骨密度诊断专家共识[J].中华放射学杂志，2020，54（8）：745-752.

[26]黄辉春，原志红，李建德，等.实用骨伤科诊疗[M].北京：科学技术文献出版社，2020.

[27]中华医学会骨科学分会脊柱外科学组，中华医学会骨科学分会骨科康复学组.腰椎间盘突出症诊疗指南[J].中华骨科杂志，2020，40（8）：477-487.

[28]曹强，段明明，周煜虎，等.弯角椎体成形术治疗骨质疏松性椎体压缩骨折疗效分析[J].疑难病杂志，2020，19（1）：53-56.

[29]杨永龙，付凯，韩世杰，等.颈椎前路微创手术的研究进展[J].中华骨与关节外科杂志，2020，13（12）：1046-1049.

[30]赵志荣，全小明，陈捷.骨科护理健康教育[M].北京：科学出版社，2019.

[31]Frederick.坎贝尔骨科手术学[M].北京：北京大学医学出版社，2019.

[32]肖瑞霞.实用骨科护理规范[M].长春：吉林科学技术出版社，2019.

[33]保罗·法拉斯基.老年骨科学[M].南京：东南大学出版社，2019.

[34]陈斌彬，毛克亚，刘建恒，等.骨质疏松性椎体压缩性骨折微创治疗技术的研究进展[J].中华临床医师杂志，2019，13（4）：294-299.

[35]马航展，马金火，褚学远，等.单侧入路椎体成形术治疗骨质疏松性胸腰椎骨折[J].中国矫形外科杂志，2019，27（12）：1068-1072.

[36]钟小兵，李义强，何国雄，等.单纯后路椎弓根钉内固定治疗下颈椎骨折脱位的可行

性研究[J].现代诊断与治疗，2019，30（15）：2553-2554.

[37]葛均波，徐永健，王辰.内科学（第9版）[M].北京：人民卫生出版社，2018.

[38]陈孝平，汪建平，赵继宗.外科学（第9版）[M].北京：人民卫生出版社，2018.

[39]丁文龙，刘学政.系统解剖学（第9版）[M].北京：人民卫生出版社，2018.

[40]饶敬澄，蔡玉强.脊柱结核微创治疗的研究概况[J].临床医药文献杂志，2018，5（28）：186-188.

[41]李健，蒋毅.骨质疏松性椎体压缩骨折的临床诊疗[J].中国临床医生杂志，2018，46（12）：1389-1392.

[42]丁晓燕，顾明红，温桂兰，等.交感型颈椎病的微创治疗进展[J].解放军医药杂志，2018，30（8）：107-109.

[43]沈慧勇，唐勇.脊柱内镜手术策略与操作图谱[M].广州：广东科技出版社出版，2017.

[44]邓强，李军杰，张彦军，等.脊柱结核的微创外科治疗研究新进展[J].中国中医骨伤科杂志，2017，25（4）：79-82.

[45]张栋梁.微创手术治疗脊柱结核的临床研究[J].人人健康，2017，22：114.

[46]郝申申，刘志斌，王飞.下颈椎椎弓根螺钉固定的研究热点与进展[J].中国组织工程研究，2017，21（35）：5715-5720.

[47]马伊磊，孙文善，姜国芳.微创埋线对椎动脉型颈椎病椎动脉血流的影响[J].上海针灸杂志，2017，36（4）：449-452.

[48]康健，樊碧发.脊柱内镜技术精要[M].北京：人民卫生出版社，2016.

[49]杨家福.脊柱及相关疾病诊治学（上）[M].长春：吉林科学技术出版社，2016.

[50]田伟.实用骨科学（第2版）[M].北京：人民卫生出版社，2016.

[51]侯德才.骨科手术学[M].北京：中国中医药出版社，2016.

[52]裴福兴，陈安民.骨科学[M].北京：人民卫生出版社，2016.

[53]黄锐.临床骨科常见病诊治与急救（下）[M].长春：吉林科学技术出版社，2016.

[54]黄桂成，王拥军.中医骨伤科学（第10版）[M].北京：中国中医药出版社，2016.

[55]詹红生，刘献祥.中西医结合骨伤科学[M].北京：中国中医药出版社，2016.

[56]陈红风.中医外科学（第10版）[M].北京：中国中医药出版社，2016.

[57]龙再现，代叶红.微创手术与传统开放手术治疗脊柱结核的疗效比较[J].世界最新医学信息文摘，2016，12（2）：95-96.

[58]段春岳，胡建中，王锡阳，等.早期后-前路Ⅰ期手术治疗严重新鲜下颈椎骨折脱位[J].中南大学学报（医学版），2016，41（8）：838-845.

[59]薛纯纯，蔡剑峰，李晓锋，等.经皮椎间盘微创治疗交感型颈椎病的效果[J].中华麻醉

学杂志，2016，36（9）：1106-1109.

[60]杨智杰，陈剑峰，杜建明.联合应用小针刀和骶管冲击治疗交感型颈椎病的疗效[J].江苏医药，2016，42（21）：2333-2335.

[61]马泓，王冰，吕国华.内镜辅助经颈前路松解后路内固定治疗难复性寰枢关节脱位远期疗效分析[J].中国骨与关节杂志，2016，5（5）：344-347.

[62]罗展鹏，崔旭，陈兴，等.微创经椎间孔入路与传统后路手术治疗单节段腰椎结核的疗效比较[J].现代生物医学进展，2015，15（35）：6961-6964.

[63]侯著虎.微创手术与传统开放手术治疗脊柱结核的疗效比较[J].中国现代医药杂志，2015，17（2）：79-81.

[64]施建东，卢一生，刘振刚.多节段脊髓型颈椎病与颈椎后纵韧带骨化症单开门椎管成形术疗效分析[J].颈腰痛杂志，2015，36（3）：212-214.

[65]陈刚，夏建龙，杨挺，等.低温等离子髓核成形术微创治疗交感神经型颈椎病疗效的中长期随访[J].中国继续医学教育，2015，7（31）：76-78.

[66]陈刚，杨挺，夏建龙，等.交感型颈椎病低温等离子髓核成形手术疗效及相关影响因素分析[J].中国社区医师，2015，31（35）：26-2，29.

[67]何鹏，张余，尹庆水.微创技术治疗脊柱转移瘤的应用现状[J].实用骨科杂志，2015，21（2）：136-138.

[68]尹军勤，谭峥.小针刀结合针刺治疗颈椎病疗效观察[J].山西中医，2014，30（12）：25-26.

[69]任守松.现代脊柱微创外科学[M].北京：科学技术文献出版社，2013.

[70]斯坦纳德.创伤骨科手术学[M].济南：山东科学技术出版社，2013

[71]骨关节结核临床诊断与治疗进展及其规范化专题研讨会.正确理解和认识骨与关节结核诊疗的若干问题[J].中国防痨杂志，2013，35（5）：384-391.

[72]廖兴华，冯梅，杨松华，等.等离子低温髓核消融术治疗交感型颈椎病的疗效初探[J].中国实用医刊，2013，40（7）：13-15.

[73]张宏其，陈筱，郭虎兵，等.单纯后路病灶清除椎体间植骨融合内固定治疗脊柱结核的适应证及疗效评价[J].中国矫形外科杂志，2012，20（3）：196-199.

[74]田伟.正确认识退行性颈椎管狭窄症[J].中华医学杂志，2012，92（5）：289-291.

[75]罗杰.实用外科诊疗常规[M].武汉：湖北科学技术出版社，2011.

[76]郝杰，胡侦明，蒋电明，等.微创经椎板穿刺注射医用生物蛋白胶治疗骶管囊肿[J].中国骨肿瘤骨病，2011，10（2）：210-212.

[77]鲁玉来，刘玉杰，周东生.骨科微创治疗技术[M].北京：人民军医出版社，2010.

[78]亚历山大.脊柱外科手术技巧（第2版）[M].沈阳：辽宁科学技术出版社，2010.

[79]詹子睿，张西峰.CT导引经皮介入置管灌洗、局部持续化疗治疗脊柱结核的研究[J].吉林医学，2010，31（18）：2807-2809.

[80]刘超贤.创伤性枢椎滑脱的研究[J].临床医学，2010（1）：69.

[81]卢一生，潘兵，许文根，等.颈前路减压融合术治疗多节段颈椎病[J].颈腰痛杂志，2010，31（2）：106-108.

[82]瓦卡罗.脊柱外科手术技术[M].北京：北京大学医学出版社，2009.

[83]段春岳，王锡阳，蒋卫红，等.后路固定颈前路鼻内镜辅助病灶清除治疗上颈椎结核[J].临床骨科杂志，2009，12（4）：367-370.

[84]田慧中，等.实用脊柱外科学[M].广州：广东科技出版社，2008.

[85]孙文善.微创埋线：技术现状与发展趋势[J].中医外治杂志，2008，17（2）：3-5.

[86]贾连顺.正确认识脊髓型颈椎病的基本概念及其内涵[J].颈腰痛杂志，2007，28（5）：355.

[87]章岩.交感型颈椎病的研究进展[J].中国康复医学杂志，2007，22（8）：768-770.

[88]侯铁胜，贺石生.脊柱微创外科技术[M].北京：人民军医出版社.2006.

[89]Hoogland T，Schubert M，Miklitz B，et al.Transforaminal posterolateral endoscopic discectomy with or without the combination of a low-dose chymopapain：a prospective randomized study in 28o consecutive casesJ[J].Spine（Phila Pa 1976），2006，31（24）：E890-897.

[90]夏国强，张廷，陈新晖，等.CT引导下经皮穿刺微创介入治疗脊柱结核脓肿[J].临床放射学杂志，2006，25（12）：1150-1153.

[91]侯树勋.脊柱外科学[M].北京：人民军医出版社，2005.

[92]靳文，李彤宇，鲍圣德.脊髓栓系综合征的临床特征及微创治疗[J].现代神经疾病杂志，2001，1（1）：56-57.

[93]Yeung AT.The evolution of percutaneous spinal endoscopy and discectomy：state of the art[J].Mt SinaiJ Med，2000，67（4）：327-332.

[94]Kambin P，Btager MD.Percutaneous posterolateral discectomy.Anatomy and mechanism0[J].Clin Orthop Relat Res，1987（223）：145-154.